Das RUNTASTIC-LAUFBUCH

Lauf dich schlank und fit in nur 10 Wochen

DAS runtastic LAUFBUCH

Lauf dich schlank und fit in nur 10 Wochen

In Zusammenarbeit mit Sascha Wingenfeld

riva

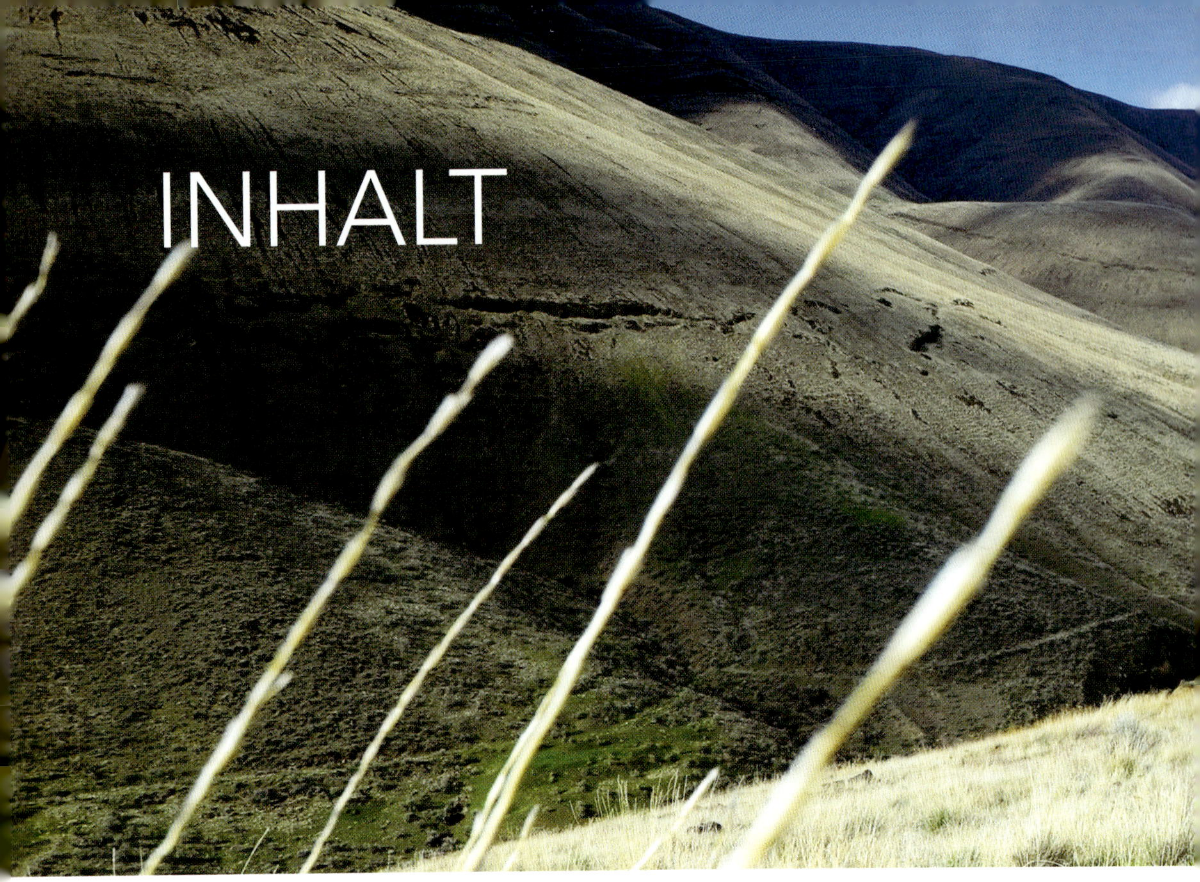

INHALT

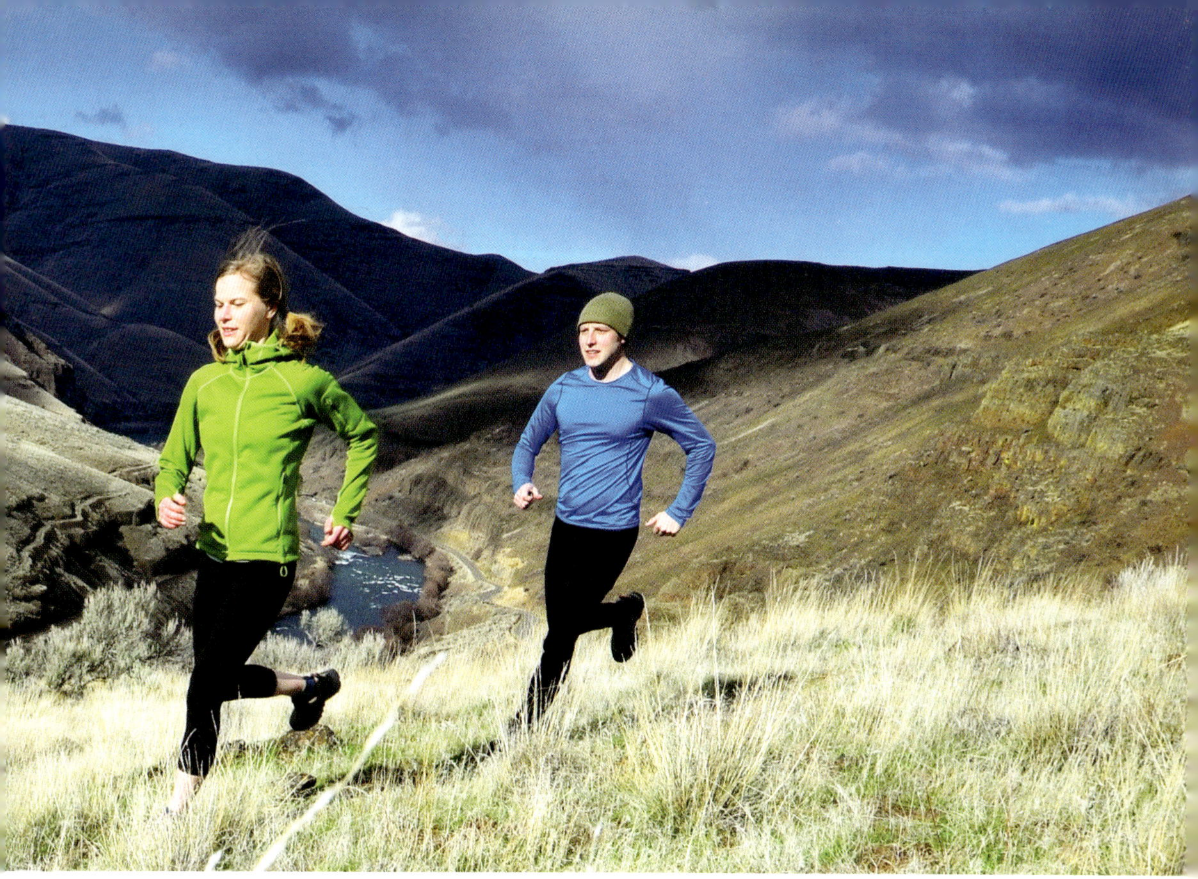

GELEITWORT

Etwas mehr als fünf Jahre ist es nun her, dass ich gemeinsam mit drei tollen Kollegen und Lebensfreunden das Start-up Runtastic gegründet habe. Heute blicken wir stolz auf ein junges Unternehmen mit über 110 Mitarbeitern aus 23 Nationen. Das Allerschönste: Wir dürfen Millionen von Menschen dabei begleiten, fitter zu werden, mit dem Laufen anzufangen, ihre Leistung zu steigern und einfach Spaß an der Bewegung zu haben.
Am Anfang des Unternehmens standen die Runtastic App und das Fitnessportal Runtastic.com. Unsere Hardware-Produkte, mit denen wir mittlerweile auch in die physische Welt eingetreten sind, ergänzen die digitale Welt.

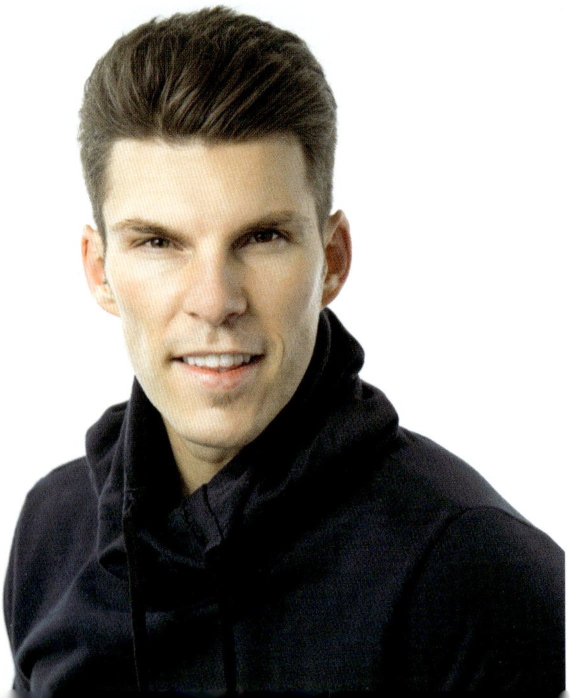

Das Runtastic-Laufbuch entwickelt unsere Runtastic-Vision weiter. Es ist aus einer gemeinsamen Idee unserer Community und unseres Teams entstanden. Wir sind stolz darauf, dass du das Buch heute in den Händen halten kannst.
Als Geschäftsführer des Unternehmens möchte ich die Chance nutzen und mich bei meinen drei Gründerkollegen Alfred Luger, René Giretzlehner und Christian Kaar für die erfolgreiche Zusammenarbeit bedanken, für den oft nächtlichen Einsatz im Unternehmen und einfach für die Freundschaft. Der Dank gilt ebenso unserem tollen Team, den großartigen Mitarbeitern und vor allem der Community, die hinter uns steht, uns Feedback gibt und weiterempfiehlt. Sie alle helfen, unsere gemeinsame Runtastic-Vision zu erfüllen.
Wir freuen uns auf weitere spannende Jahre mit euch.
Viel Spaß beim Lesen und noch viel mehr Spaß beim Laufen.

Runtastische Grüße

Florian Gschwandtner

VORWORT

Laufen ist meine Leidenschaft. Es macht mir Spaß, bringt mir Erfolge und Lebensfreude. Seit ich denken kann, bewege ich mich gerne und so oft es geht. Meine Passion habe ich zum Beruf gemacht: Ich war jahrelang Triathlon-Profi; heute bin ich Laufcoach und freue mich, mein Wissen und meine Erfahrungen aus über 25 Jahren aktiven Sports als Berater in das Runtastic-Laufbuch einfließen zu lassen. Ich weiß aus Erfahrung: Laufen ist die einfachste Sache der Welt – ein Schritt nach dem anderen. Es stellt das menschliche Urbedürfnis dar, denn der Mensch ist ein Bewegungstier. Alle unsere Körperfunktionen sind auf Bewegung ausgelegt. Und dennoch tun wir uns häufig damit nicht leicht. Unsere moderne Zivilisation verlangt oft von uns, still zu sitzen. Schon viele Kinder verbringen mehr als neun Stunden am Tag auf der Schulbank, vor dem Computer oder Fernseher. Die Folge: Der moderne Mensch bewegt sich nur noch durchschnittlich 950 Meter am Tag, während unsere Vorfahren, die Urmenschen, täglich bis zu 40 Kilometer zurücklegten. Es ist paradox: Von klein auf erlernen und verbessern wir das Laufen. Leider entziehen wir uns diese Fähigkeit später durch täglich stundenlanges Sitzen. Als Personal Trainer betreue ich eine Vielzahl Sportler in den Bereichen Gesundheitsförderung, Sportprävention und Leistungsoptimierung. Ich gebe Seminare und trainiere Läufer unterschiedlicher Levels. In meiner täglichen Praxis lehre ich die positiven Effekte des Laufens und motiviere den Einzelnen dazu, wieder Produzent statt bloß Konsument der eigenen Gesundheit zu werden. Du hast mit deinem Körper das beste Trainingsgerät zur Hand. Gib Ausreden keine Chance, sondern deinem Körper das zurück, was er braucht.
Das Runtastic-Laufbuch hilft dir dabei, wieder fit zu werden. Es enthält alle wichtigen Antworten auf die Fragen, welche mir meine Sportler in den letzten Jahren als Laufcoach gestellt haben. Das Buch deckt den komplexen Bereich des Laufens als Ganzkörpertraining ab und unterstützt dich auf deinem Weg, abzunehmen und gesundheitsbewusst zu leben. Praxisnahe Informationen, Tipps und konkreten Anleitungen helfen, dich im Training zu motivieren. Dieses Buch verschafft dir das nötige Know-how über die Zusammenhänge von Lauftechnik

und Trainingsplanung, Beweglichkeit und Kraft sowie Ernährung und allgemeines Körperbewusstsein. Es soll dich inspirieren, das Bestmögliche aus deinem Körper herauszuholen und das Laufen als die natürlichste, effektivste und günstigste Methode für ein gesundes und leistungsfähiges Leben wiederzuentdecken.
Das Buch richtet sich nicht nur an Neueinsteiger, es versorgt auch den routinierten und erfahrenen Fitnessfan und Läufer mit wichtigem Hintergrundwissen, um persönliche Ziele umzusetzen und mehr Qualität in die gelaufenen Kilometer zu bringen.
Ich selbst bin stolz auf meine Erfolge, konnte ich in meiner Laufbahn als Triathlet doch zahlreiche nationale und internationale Titel gewinnen, wurde u. a. Amateurweltmeister im Wintertriathlon (2003), deutscher Meister im X-Terra (2004) der Amateure sowie Amateureuropameister im Crosstriathlon (2008).
Erreiche auch du deine Ziele und bringe deinen Körper auf dein höchstmögliches Fitness- und Gesundheitslevel. Das Runtastic-Laufbuch ist dafür dein bester Begleiter.

Dein Sascha Wingenfeld

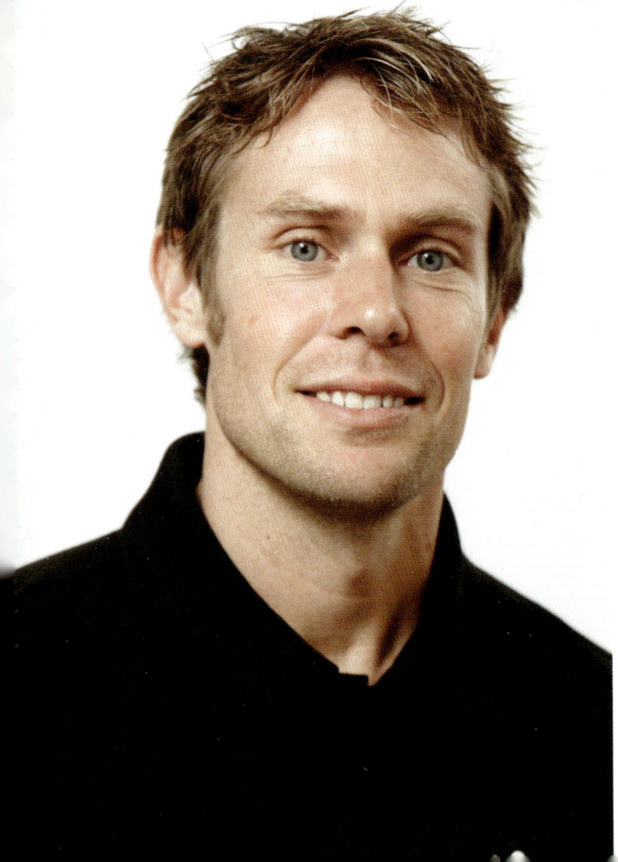

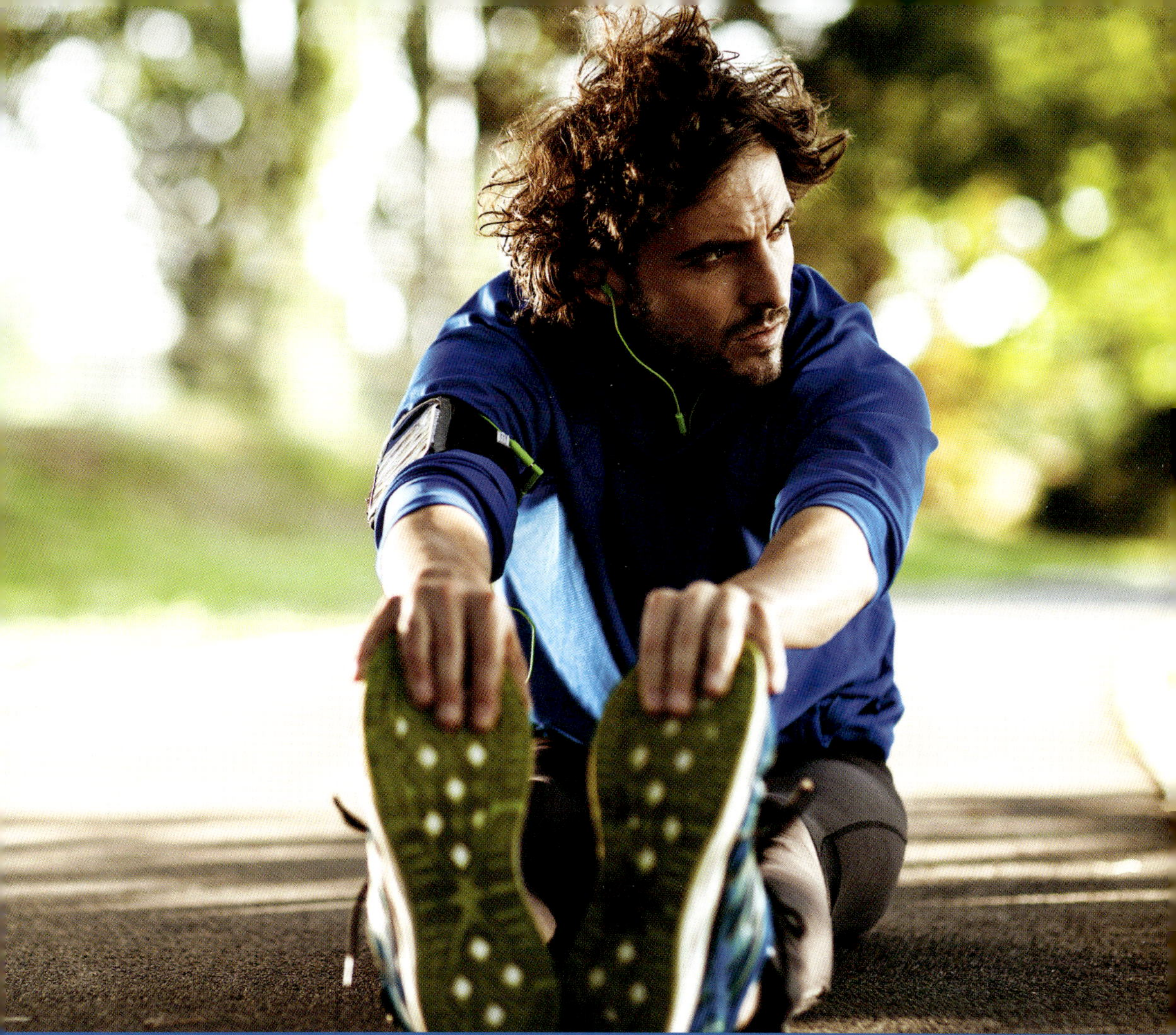

#1

BEREITE DICH VOR

»Mut steht am Anfang des Handelns,
Glück am Ende.« (Demokrit)

GUTE VORSÄTZE FASSEN

Wie fange ich am besten an – das ist die Frage, die sich jeder Laufeinsteiger stellt. Und die Antwort lautet schlicht: Laufe einfach los. Bewegung ist uns naturgegeben und sie kostet nichts, also worauf warten?

Um die ersten Schritte zu tun, braucht es wirklich erst mal nicht viel. Die wichtigste Voraussetzung erfüllst du bereits: Du bist motiviert, du willst etwas in deinem Leben verändern, du willst dich bewegen. Drei Viertel aller Deutschen fassen gute Vorsätze zum neuen Jahr, fast die Hälfte nimmt sich vor, mehr Sport zu treiben. Laufen steht auf Platz eins der Neujahrswünsche. Mehr als jeder Dritte möchte sich zudem gesünder ernähren. Diese Zahlen legen nahe, dass die meisten Menschen wissen, dass sie sich zu wenig bewegen, und dennoch nicht das tun, was sie eigentlich wollen, nämlich fitter durchs Leben zu gehen. Die Einsicht steht am Anfang der Veränderung, doch warum fällt sie uns so schwer?

Eine große deutsche Krankenkasse hat ihre Mitglieder gefragt, warum sie sich nicht mehr bewegen. Aber während nur sieben Prozent angeben, dass sie das einfach nicht gern tun, gibt jeder Zweite zu, dass er zwar möchte, aber sich einfach nicht dazu aufraffen kann.

GRÜNDE, DIE MENSCHEN VOM SPORT ABHALTEN

45 %
fehlende Motivation

37 %
Krankheit oder Übergewicht

33 %
keine Zeit, beruflich zu stark eingespannt

26 %
keine Zeit, privat zu stark eingespannt

21 %
schlechtes Wetter

18 %
fehlende Trainingspartner, zu teuer

9 %
schäme mich beim Sport

8 %
scheue den Leistungsvergleich mit anderen

7 %
kein Interesse an Bewegung

6 %
Verletzungsrisiko ist zu hoch

Quelle: Beweg Dich, Deutschland! TKK 2013

NICHTSPORTLER ÜBERTRUMPFEN SPORTLER

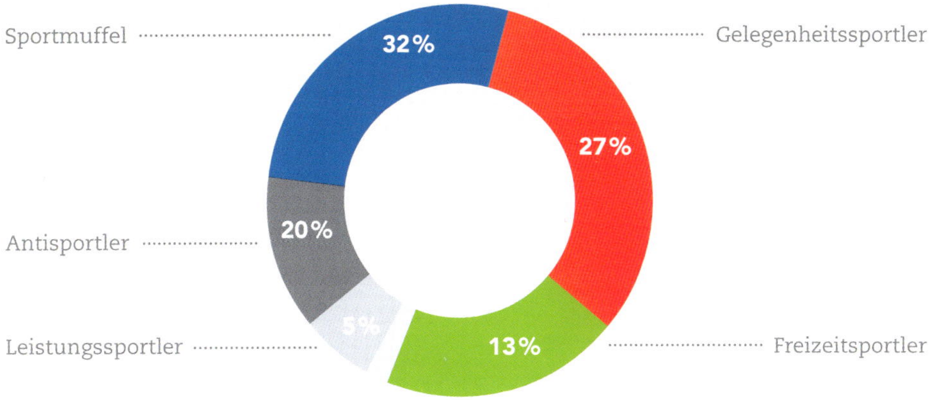

Quelle: Beweg Dich, Deutschland! TKK 2013

Viele Menschen warten auf einen symbolischen Anlass, den Beginn des neuen Kalenderjahres etwa, um etwas zu ändern. Doch warum halten viele Silvestervorhaben nicht länger als bis zum 1. Januar? Einer der Gründe mag sein, dass Anfang Januar womöglich gar kein individuell geeigneter Zeitpunkt ist. Vielleicht trittst du eine neue Stelle an, stehst kurz vor dem Umzug, bist krank oder innerlich nicht wirklich bereit, und das Wetter ist auch mies. Deshalb: Warum warten, wenn du auch sofort loslaufen könntest? Der erste Tag im neuen Jahr ist im Grunde auch nur ein Tag wie jeder andere. Niemand hindert dich, schon heute loszulegen.

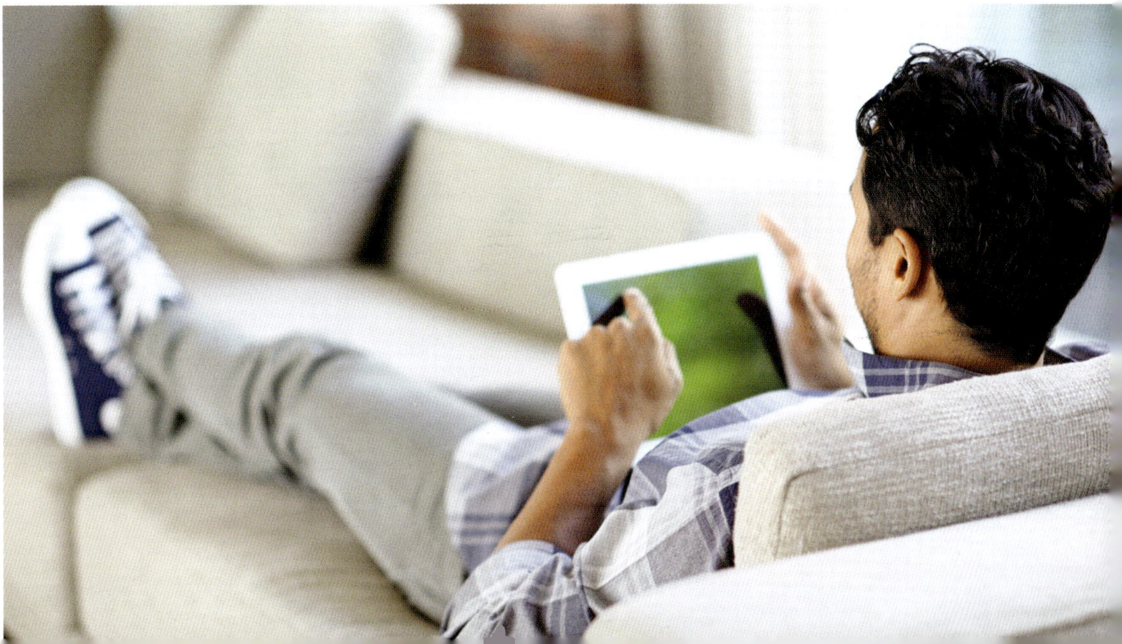

SASCHAS TIPP:
Lass den Fernseher an mindestens einem Tag der Woche ausgeschaltet. Du wirst sehen, wie viel Zeit für aktive Beschäftigung bleibt.

Laut Weltgesundheitsorganisation (WHO) zählt physische Inaktivität zu den weltweit häufigsten vorzeitigen Sterberisiken. Sie steht auf Platz vier. Fettleibigkeit und Herz-Kreislauf-Erkrankungen können die Folge sein. Schon eine Viertelstunde körperliche Aktivität täglich senkt das Risiko, vorzeitig zu sterben, um 14 Prozent, haben Mediziner um Chi-Pang Wen von Taiwans nationalem Gesundheitsforschungsinstitut ermittelt. Schon bei anderthalb Stunden wöchentlich tut man seiner Gesundheit Gutes.

Die Weltgesundheitsorganisation empfiehlt in einer Studie von 2010 150 Minuten moderate Anstrengung oder 75 Minuten intensives Training in der Woche, dazu zweimal Kräftigungsübungen für die Muskulatur. Wer läuft, sich gesund ernährt und womöglich noch seine Muskeln kräftigt, kommt nicht nur garantiert in Form, sondern erhöht die Chancen auf ein längeres Leben.

Laufen entspannt, hält fit und macht Spaß. Aber stell dich darauf ein, dass es auch mal wehtut. Vor allem am Anfang wirst du Muskeln spüren, von deren Existenz du bislang noch nichts wusstest. Dir werden die Schweißperlen den Rücken hinabrinnen, und du wirst nicht immer eine gute Figur abgeben. Mache dir bewusst, dass du dabei bist, dein Leben umzukrempeln. Das ist nicht leicht und wird dich oft an Grenzen führen. Aber denke daran, das alles machst du nur für dich, für niemanden sonst. Deshalb sei auch einmal nachsichtig mit dir. Vor allem aber habe Geduld, du wirst belohnt werden. Womit? Dazu hilft zunächst ein Blick in die Wissenschaft. Denn womöglich brauchst du noch ein paar Argumente, um restlos überzeugt zu werden. Neben vielen individuellen gibt es auch zahlreiche objektive Gründe, das Sofa zu verlassen und die Laufschuhe zu schnüren.

Miss deinen Abnehmerfolg nicht nur mithilfe der Waage, sondern auch mit dem Maßband oder an deiner Kleidung. Wird dein Hosenbund weiter, bist du auf dem richtigen Weg.

6 WAHRHEITEN ÜBER DAS LAUFEN

1

Laufen kann praktisch jeder. Es ist eine ganz natürliche Fortbewegungsart und verlangt von Anfängern keinen hohen technischen Aufwand.

2

Laufen ist günstig. Man muss keine Eintrittsgelder oder Mitgliedschaften bezahlen und auch nicht in teure Ausrüstung investieren.

3

Laufen ist ein hervorragendes Mittel, um abzunehmen. Es kurbelt die Fettverbrennung an und formt eine wunderbare Figur.

4

Laufen kann man fast überall. Ob Stadt, Park oder freies Land: Mit etwas Erfahrung und ein paar Tricks kann man auf jedem Untergrund und zu jeder Tageszeit Spaß am Laufen haben.

5

Laufen ist eine der besten Sportarten, um Fitness und Kondition aufzubauen.

6

Das Wichtigste: Laufen stärkt die Gesundheit. Es regt die Sauerstoffversorgung des Gehirns an und stärkt das Immunsystem.

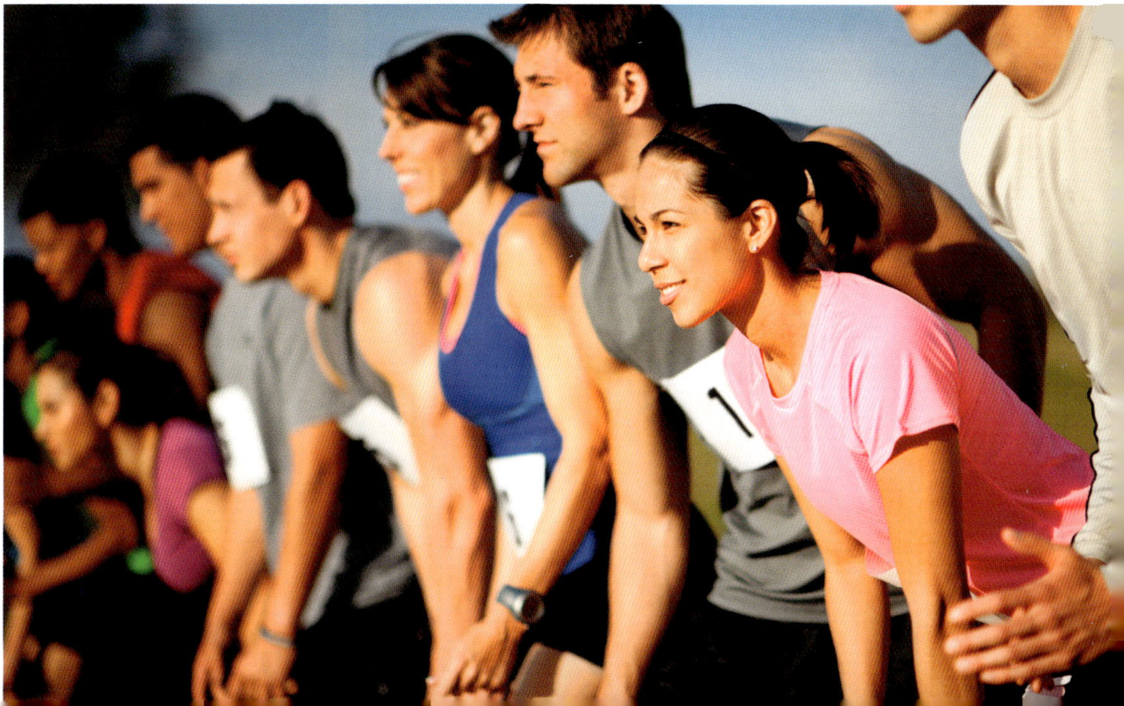

DIE 6 GRÖSSTEN IRRTÜMER ÜBER DAS LAUFEN

1

Wer läuft, verbrennt viele Kalorien.
Das stimmt nicht zwangsläufig. Wer langsam durch die Gegend schleicht, muss noch lange nicht viele Kalorien verbrennen. Der Energieverbrauch hängt vom eigenen Körper ab, vom Trainingszustand, vom individuellen Stoffwechsel, von Laufstrecke und -tempo.

2

Wer läuft, nimmt automatisch ab.
Das muss nicht sein. Entscheidend ist die Energiebilanz, denn wer zwar läuft, aber mehr isst als zuvor, muss noch lange nicht dünner davon werden. Richtig ist dennoch, dass Laufen als integraler Teil eines Fitnesskonzepts einer der besten Wege überhaupt zu Gesundheit und Wohlfühlgewicht ist.

3

Spazierengehen bringt nichts.
Falsch. Gerade Sportanfänger profitieren vom Spaziergang. Die leichte Belastung regt das Herz-Kreislauf-System an. Der Körper antwortet darauf mit besserer Leistung. Außerdem gilt: Besser erst mal langsam bewegen als gar nichts tun.

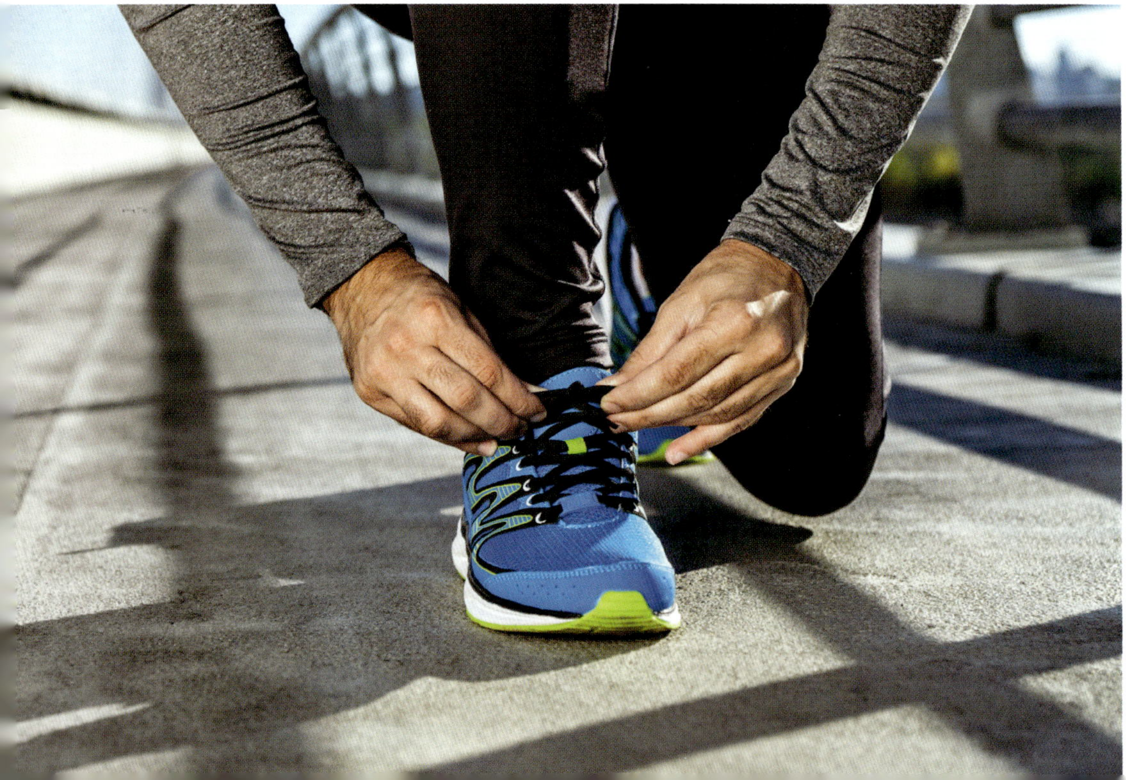

4

Laufen ist nur etwas für junge Leute.
Das ist nicht richtig. Das beweist nicht nur die Alltagserfahrung. Amerikanische Forscher der Stanford University haben in einer Langzeitstudie gezeigt, dass sich Ausdauersport für ältere Menschen besonders lohnt. Gesundheitliche Probleme treten dann bei ihnen verzögerter auf als bei ihren nichtlaufenden Altersgenossen.

5

Die Fettverbrennung setzt erst nach 30 Minuten ein.
Diese Annahme gehört ins Reich der Mythen. Der Körper verbrennt permanent Fett für die Energiegewinnung, auch wenn man faul auf dem Sofa liegt. Beim Sport verbrennt er vom ersten Schritt an Fett und Glukose. Allerdings steigt der Fettabbau im Laufe des Trainings.

6

Sex vor dem Laufen mindert die Leistungsfähigkeit.
So hieß es früher immer. Eine Studie der Oxford University ist dem nachgegangen und hat herausgefunden: Das Gegenteil ist richtig. Sex macht nicht langsam, sondern schnell. Die Wissenschaftler befragten 2000 Teilnehmer des London Marathons und ermittelten, dass die sexuell aktiven durchschnittlich fünf Minuten schneller waren.

Zähle deine Schritte mithilfe eines Pedometers. Setze dir dabei ruhig kleine Ziele, das motiviert, in Bewegung zu bleiben. 10000 Schritte am Tag sollten es mindestens sein. Dabei verbrennst du übrigens 300 Kalorien. Ein zügiger Spaziergang von 30 Minuten bringt etwa 3000 Schritte. Zum Vergleich: Büroarbeiter, die mit dem Auto zur Arbeit fahren und ihre Freizeit auf dem Sofa verbringen, legen gerade einmal 1500 Schritte pro Tag zurück.

STUDIEN BELEGEN VORTEILE DES LAUFENS

Wissenschaftliche Untersuchungen zeigen, dass es neben den gesundheitlichen Vorteilen auch eine Reihe weiterer Argumente für das Laufen gibt. Denn ein Blick in die Studien beweist: Wer läuft, hat auch die Chance, ein anderer Mensch zu werden.

1

Läufer sind klüger.
Schon als das Laufen noch lange nicht so populär war wie heute, hat Young (1979) mittels eines klassischen Intelligenztests ermittelt, dass Laufen schlau macht. Innerhalb eines zehnwöchigen Fitnessprogramms mit Schwerpunkt Laufen nahm die Intelligenz bei den Teilnehmern deutlich zu, unabhängig von Alter und Geschlecht. Eine Studie der Universität Ulm von 2008 bestätigt: Das Potenzial des Gehirns lässt sich durch Lauftraining steigern. Die Forscher um den Neurowissenschaftler Manfred Spitzer haben ermittelt, dass Läufer manche Reize schneller und effektiver verarbeiten können. Schon sechs Wochen intensives Laufen verbesserten das visuell-räumliche Gedächtnis und die Konzentrationsfähigkeit.
Umgekehrt schädigt dauerhaftes Sitzen das Gehirn sogar. US-Forscher der University of Illinois um Agnieszka Burzynska (2014) haben herausgefunden, dass Trägheit auch zu einer schlechteren Hirnsubstanz führen kann. Die fitteren Kadetten an der amerikanischen Militärakademie West-Point besaßen einen höheren IQ (Studie von van Aaken 1984). Und auch bei Studenten zeigte sich, dass die fitteren weniger häufig durch Prüfungen fielen (Studie von Gruber 1975).
Auch wenn am Lernen niemand vorbeikommt, so ist doch nachgewiesen, dass Bewegung die Nervenzellen stimuliert, sich zu bilden und zu verschalten. Sie verstärkt den Lerneffekt und unterstützt das Gehirn, Informationen zu vernetzen und zu speichern.

2

Läufer haben weniger Angst.
Die Sozialpädagogin Britta Reule hat im Jahr 2000 in ihrer Diplomarbeit mehr als 30 Arbeiten (Zeitraum 1972 bis 1997) zum Thema „Auswirkungen des Laufens auf Angst und Depressionen“ untersucht. Sie kommt zu dem Ergebnis: Alle Studien belegen, dass Laufen Angst reduziert. Der Bad Lippspringer Pädagoge und Psychologe Alexander Weber etwa hat 1984 als einer der ersten Laufen als Psychotherapiemethode eingebaut, denn er war überzeugt von den positiven Effekten des Joggens auf die Psyche. Für eine Studie teilte er in einer Suchtklinik Patienten in eine Läufer- und eine Nichtläufergruppe ein, das übrige Therapieprogramm war gleich. Nach 16 Wochen zeigten die Läufer deutlich weniger Angst als die Nichtläufer.

3

Läufer schlafen besser.
Eine Reihe wissenschaftlicher Untersuchungen belegt, dass Laufen Schlafstörungen abbaut. Aktiver Sport am Abend fördert das Einschlafen. Dies ergab eine neue Studie von 2001 über Schlafstörungen in Deutschland. Die Ergebnisse von Jürgen Zulley vom Schlafmedizinischen Zentrum der Universität Regensburg widersprechen bisherigen Schlafexperten, die abendlichen Sport als schlafhindernd ablehnen.
Studien zeigen: Wer mindestens einmal pro Woche Sport treibt, hat deutlich weniger Schlafstörungen. Der Körper stellt seinen Hormonhaushalt um und produziert mehr Delta-Sleep-Inducing-Peptide (DSIP). Dieser Schlafstoff sorgt für eine ungestörte Nachtruhe.

4

Laufen macht kreativ.
Daniel Schwartz von der Stanford University und seine Kollegin Marily Oppezzo von der Santa Clara University baten 179 Studenten zum Test. Die Forscher ließen ihre Probanden kreative Wortspiele bei einem Spaziergang an der frischen Luft, auf dem Laufband und im Sitzen lösen. Im Ergebnis waren die Studenten in und nach der Bewegung einfallsreicher. Warum genau, das wollen die Wissenschaftler in weiteren Studien ermitteln. Möglicherweise, so legt eine andere Untersuchung nahe, ist dafür neben der erhöhten Sauerstoffversorgung des Hirns das Kreativitätshormon ACTH verantwortlich, das bei moderatem Ausdauertraining vermehrt ausgeschüttet wird. ACTH senkt den Blutdruck und wirkt entspannend, deshalb wird es auch als Kreativitätshormon bezeichnet.

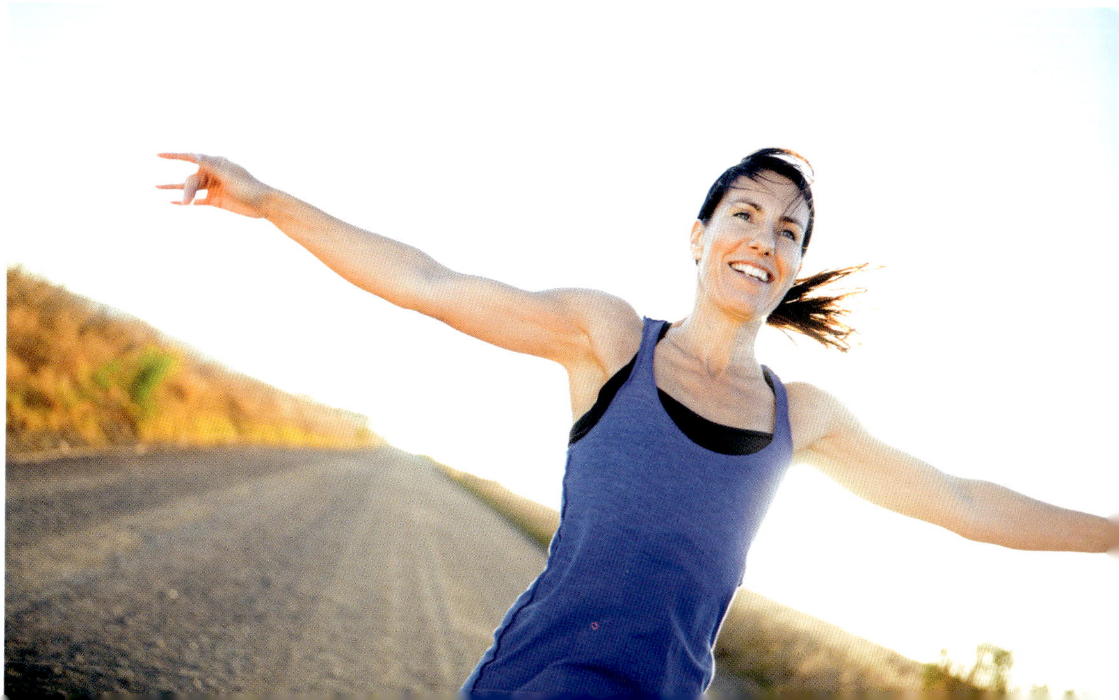

5

Läufer sind selbstbewusster.
Sport ist ein hervorragendes Mittel, um Selbstbewusstsein aufzubauen. Den inneren Schweinehund zu überwinden und Lauferfolge einzuheimsen stärkt das eigene Selbstwertgefühl. Das ist auch wissenschaftlich erwiesen. Sportpsychologin Robin Vealy von der Miami University ist überzeugt, dass Sport zwar den Charakter eines Menschen nicht grundlegend verändert, aber Bedingungen schafft, unter denen sich mehr Selbstbewusstsein entwickelt. Erfolgreiche Sportler denken anders, so Vealy in ihrem 2005 erschienenen Buch *Coaching for the Inner Edge*. Sie glauben daran, Erfolg zu haben, aber sie verfügen auch über Strategien, die ihnen über Misserfolge hinweghelfen.

6

Sportliche Schwangere bekommen aktivere Kinder.
Ein Forscherteam von der University of Bristol um Calum Mattocks hat in einer Studie das sportliche Verhalten von 5500 Kinder im Alter von elf bis zwölf Jahren überwacht. Die Probanden trugen über einen Zeitraum von sieben Tagen ein Messgerät, das jede ihrer körperlichen Aktivitäten registrierte. Die Wissenschaftler werteten die Daten aus und kamen zu dem Ergebnis, dass diejenigen Kinder sich mehr bewegten, deren Mütter auch in der Schwangerschaft aktiv waren, schnell gingen, moderat liefen oder schwammen. Einer der Gründe ist, dass sportliche Frauen auch nach der Schwangerschaft aktiv sind und ihren Nachwuchs motivieren, dies ebenfalls zu tun.

7

Läufer fühlen sich besser.
Regelmäßiges Laufen steigert das Wohlbefinden – das zeigt nicht nur die individuelle Erfahrung, sondern auch die Wissenschaft. Mary B. Harris von der University of New Mexico fand 1981 heraus, dass Läuferinnen im Gegensatz zu Nichtläuferinnen nicht nur glücklicher, entspannter und selbstzufriedener waren, sondern sich auch signifikant attraktiver und femininer fühlten, seitdem sie liefen. Bei den über 55-Jährigen wiesen Läufer eine erheblich größere Lebenszufriedenheit auf als ihre nichtaktiven Altersgenossen. Bei leichten seelischen Verstimmungen wirkt es aufhellend und kann den Antrieb ankurbeln. Wenn man schlechte Laune hat, sollte man nicht darauf warten, bis sie besser wird, und dann loslaufen. Sondern umgekehrt: Wer losläuft, fühlt sich wohler.

8

Läufer haben besseren Sex.
Regelmäßiges Laufen mindert den Spaß am Sex – das ist eine der vielen Legenden rund um das Thema Laufen und Sex. Das ist falsch. Die Mehrheit der Frauen gab in einer Umfrage des Marktforschungsunternehmens TNS im Auftrag von Nike an, dass Sport die Lust am Sex sogar steigert. Schon wer täglich beim Sport 200 Kalorien verbrennt, hat besseren Sex, ergibt eine Studie der Universität Boston.

Erfolgs-geschichte

»Ich steigerte meine Leistung bei fast jedem Lauf.«

Ralph Rausch, 26 Jahre

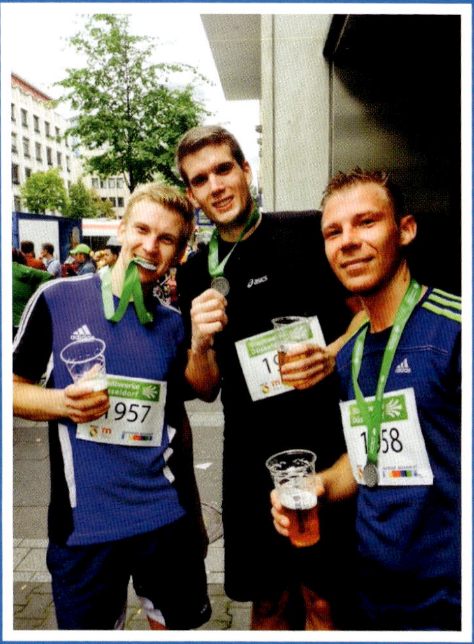

Ich komme aus der Nähe von Düsseldorf und arbeite hauptsächlich im Büro, also sitzend. Ich habe immer gut und gerne gegessen – und das natürlich nicht immer gesund. So schlichen sich die zusätzlichen Kilos ein. Durch meine Größe von 194 cm fiel es am Anfang unter den Klamotten allerdings nicht so auf, dass der Hüftbereich breiter und breiter wurde. Doch irgendwann im Frühjahr kamen von Kollegen und Freunden plötzlich immer öfter Kommentare wie: „Na, du lässt es dir ja gut gehen."

Und so beschloss ich Mitte Mai, mit einem Gewicht von 103 Kilogramm, einen Schlussstrich zu ziehen. Ich stellte nach und nach meine Ernährung um, setzte dabei auf weniger Kohlenhydrate und fing wieder mit dem Laufen an. In meinem Trainingstagebuch sah ich, dass meine Laufzeiten immer besser wurden, und das motivierte ganz ordentlich. Ich wollte nicht nur die überschüssigen Kilos verlieren, sondern auch immer besser werden. Die Herausforderung, gegen mich selbst zu laufen, funktionierte, und ich steigerte meine Leistung bei fast jedem Lauf.

Derzeit wiege ich 85 Kilogramm und versuche, weiterhin jeden zweiten Tag laufen zu gehen. Durch eine Knieverletzung musste ich allerdings fast einen Monat Pause machen. In dieser Zeit machte ich Kräftigungsübungen, um trotzdem sportlich am Ball zu bleiben und mich in Form zu halten. Ich habe es geschafft, 18 Kilogramm abzuspecken und mein Wunschgewicht zu erreichen, und ich bin allgemein viel fitter geworden.

- Gewichtsverlust: 18 Kilogramm
- Läuft jeden zweiten Tag

BEWEGUNG IM ALLTAG

Wer für mehr Bewegung im Alltag sorgt, schafft beste Voraussetzungen für sportliche Vorhaben. Es klingt banal, aber es genügt oft schon, einfach die Treppe zu nehmen statt den Fahrstuhl, das Auto stehen zu lassen und stattdessen aufs Rad zu steigen. Der Effekt auf das körperliche Wohlbefinden ist erheblich. Mehr als ein Drittel der Deutschen bewegt sich täglich nicht einmal eine halbe Stunde. Ein weiteres Drittel ist höchstens eine Stunde zu Fuß oder mit dem Rad unterwegs. Unter Experten gilt, dass 30 Minuten Bewegung am Tag mindestens nötig sind, um sich wohlzufühlen und etwas für die Gesundheit zu tun.

Wer nie Sport treibt, bewegt sich auch im Alltag kaum. Doch gerade hier kann man einfach ansetzen und alltägliche Situationen nutzen, aktiver zu sein. Denn fast jeder zweite Deutsche sitzt täglich bis zu acht Stunden, jeder vierte sogar neun Stunden und mehr. Schuld daran ist meistens der Beruf, der einen an den Computer zwingt. Wer dann noch einen Großteil seiner Freizeit vor dem Bildschirm verbringt, bewegt sich im Alltag nur wenig.

Ein paar simple Tricks können helfen, dem Bewegungsmangel Abhilfe zu schaffen. Mache morgens beim Zähneputzen 15 Kniebeugen. Das Training kann man auf dem Weg zur Arbeit fortsetzen. Es mag merkwürdig klingen, aber wer während des Wartens auf den Bus die Pobacken 20-mal zusammenkneift, hat die erste Übung des Tages bereits absolviert. Auch während der Fahrt in Bus und Bahn stehen zu bleiben, lohnt sich, das allein trainiert über 300 Muskeln. Halte ständig nach Bewegungsalternativen Ausschau. Mit dem Fahrrad zur Arbeit zu fahren bedeutet, fit und munter in den Tag zu starten. Bewegung an der frischen Luft sorgt für Wohlbefinden und füllt die Energiereserven auf. Statt die Mittagspause in der Kantine zu verbringen, kann man sich ein Lunchpaket schnüren und in den nahe gelegenen Park spazieren. Oder wenn es die Kantine sein soll, nimmt man

DAUER DER TÄGLICHEN WEGE PER RAD ODER ZU FUSS

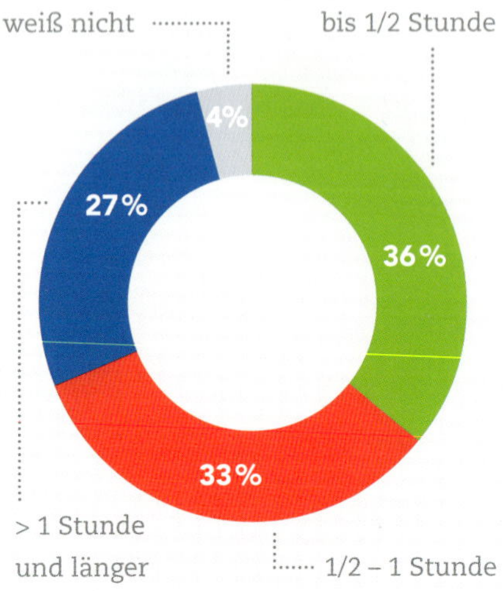

Quelle: Beweg Dich, Deutschland! TKK 2013

SITZZEIT AN EINEM WOCHENTAG

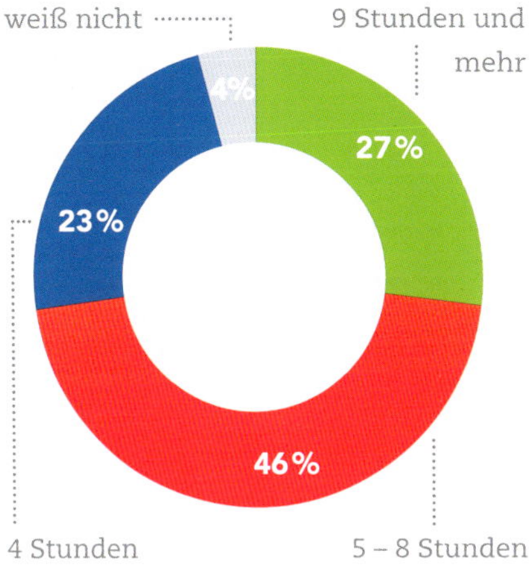

Quelle: Beweg Dich, Deutschland! TKK 2013

sich anschließend ein paar Minuten Zeit für einen kleinen Verdauungsspaziergang. Kleine Sache – große Wirkung. Schon fünf Minuten Bewegung an der frischen Luft machen dich munter, und du musst dafür noch nicht einmal in die Sportsachen schlüpfen. Stehe zwischendurch ab und zu vom Schreibtisch auf und gehe zum Kaffeeautomaten oder zum Drucker oder einfach nur auf und ab. Nicht nur dein Rücken, sondern auch dein Herz-Kreislauf-System wird es dir danken. Mache es wie die Kinder: Kommst du in einem Park an einer Schaukel, Wippe oder einem Trampolin vorbei, nutze die Gelegenheit. Übrigens ensprechen zehn Minuten Trampolinspringen sogar 30 Minuten Joggen. Steht ein Ausflug, eine Party oder Sonstiges an? Sag einfach Ja. Raffe dich vom Sofa auf und gehe raus. Begib dich am Wochenende auf die Tanzfläche, statt an der Bar zu sitzen. Habe Spaß und sei aktiv. Mache den Sonntag zum Spaziergeh-Tag und drehe entweder vor oder nach dem Mittagessen eine ausgiebige Runde. Du kannst sie aufpeppen, indem du das Tempo variierst und einige Meter mal in richtig schnellem Schritt zurücklegst. Statt bei Kaffee und Kuchen im Café zu sitzen, verabrede dich mit deinen Freunden zu einer Outdoor-Runde im Park. Ein weiterer positiver Nebeneffekt: Sonnenstrahlen hellen deine Stimmung auf und vertreiben Gedanken ans Essen. Wenn du mit kleinen Kniffen erst einmal mehr Bewegung in deinen Alltag gebracht hast, ist das Fundament zu einem gesünderen Leben bereits gelegt. Der Schritt zum Laufen und zum gezielten Training ist dann nur noch ein kleiner.

SASCHAS TIPP:
Fotografiere dich von Zeit zu Zeit selbst, damit du vergleichen kannst, wie sich dein Körper durch Bewegung und Laufen verändert. Der Vorher-Nachher-Effekt wird dich ungemein motivieren.

GRUNDAUSSTATTUNG FÜR LÄUFER

Laufen ist eine der ausrüstungstechnisch anspruchslosesten Sportarten. Für den Anfang genügen ein gutes Paar Schuhe, ein altes T-Shirt, eine Jogginghose und im Optimalfall ein Handy mit App, um deine Laufdaten vom ersten Schritt an zu sammeln und deine Fortschritte zu dokumentieren.

LAUFSCHUHE

Das wichtigste Kleidungsstück sind die Schuhe. Hier solltest du einerseits nicht sparen, andererseits aber auch nicht nach dem Motto vorgehen: „Nur teuer ist gut." Auch preiswertere Schuhe können ihren Zweck erfüllen. Forscher der Dundee University in Schottland haben herausgefunden, dass teure Sportschuhe die Füße nicht besser schützen als billigere Varianten. Die Kunst ist es, den Schuh zu finden, der zu deinem Fuß passt, egal, ob er 30 oder 150 Euro kostet. Der Schuh trägt dich über viele Hundert Kilometer und muss perfekt sitzen. Die wichtigste Regel lautet: Nimm dir Zeit für den Kauf. Geh am besten spätnachmittags los, dann hat sich dein Fuß im Vergleich zum Morgen etwas ausgedehnt und entspricht eher der Form, die er auch beim Laufen hat. Wenn du deine alten Treter noch hast, nimm sie mit in den Laden – der Verkäufer kann von ihnen wichtige Rückschlüsse für deinen neuen Kauf ziehen. Lass dich beraten und nimm nicht den erstbesten Schuh. Probiere mehrere Paare von unterschiedlichen Herstellern an, so kannst du besser vergleichen. Ideal sind Läden, die eine Videoanalyse anbieten – dabei sieht man genau, wie du in dem Schuh läufst. Auswahlkriterien sind neben deinem Gewicht und der Körpergröße die Form des Fußes sowie der Untergrund, auf dem du laufen willst, etwa sandiger Boden im Wald, Sportplatz mit Tartanbahn oder Straße. Es gibt leichtere und schwerere Schuhe, mehr oder weniger gedämpfte – sie alle haben Vor- und Nachteile, je nach deinen individuellen Anforderungen. Auf eines solltest du aber nicht verzichten, und das sind ein fester Halt und eine gute Passform. Du musst dich in den Schuhen wohlfühlen, denn du wirst sehr viel Zeit in ihnen verbringen.

SASCHAS TIPP:

Bevor du anfängst zu trainieren, lass dich beim Arzt durchchecken. Bist du älter als 40 Jahre oder willst du für einen Marathon trainieren? Dann solltest du das unbedingt tun. Der Sportarzt macht einen Check-up mit Lungenvolumentest, Ruhe- und Belastungs-EKG und ermittelt so, ob du sportgesund bist.

Laufschuhe müssen bei jedem Schritt das bis zu Fünffache des Körpergewichts aushalten. Nach 1000 Laufkilometern sollten sie ersetzt werden.

Läufer fragen sich häufig, wie viele Paar Schuhe sie brauchen. Die Antwort ist einfach: Wenn du nicht öfter als zweimal in der Woche unterwegs bist, genügt ein Paar. Möchtest du anspruchsvoller trainieren, lege dir ein zweites zu und trage sie abwechselnd. Die Schuhe können dann auch an unterschiedliche Ansprüche und Untergründe angepasst sein.

SMARTPHONE-APP

Ein Smartphone mit einer Fitness-App oder eine Smartwatch sind sinnvoll, wenn man vom ersten Kilometer an seine Strecken tracken und gerannte Minuten und Meter aufzeichnen möchte. Auf diese Weise sammelst du wertvolle Informationen über die Anzahl der Schritte, Geschwindigkeit und Distanzen, verbrauchte Kalorien, Fitness- und Erholungsphasen. Die meisten Apps bieten noch viel mehr, doch für den Anfang genügen diese grundlegenden Informationen, um deine Ziele und Ergebnisse zu verfolgen. Mit dem Rest kannst du dich beschäftigen, wenn du die ersten Kilometer zurückgelegt hast. Die Daten kannst du in dein Trainingstagebuch auf dem Computer laden und deine Fortschritte genau verfolgen. Es gibt kaum jemanden, der beim Blick auf das Geleistete nicht Motivation tanken würde. Das lästige

LÄUFERLEXIKON

ÜBERPRONATION

Häufig hört man unter Läufern den Begriff der Überpronation. Er bedeutet nichts anderes, als dass der Fuß übermäßig nach innen knickt. Schuld daran können schwache Fußmuskeln, ein Knick-Senk-Fuß oder falsche Schuhe sein. Während in Fachkreisen lange Zeit galt, die Überpronation unbedingt zu verhindern, wird heute von Fall zu Fall entschieden. Nicht jeder, der überproniert, bekommt zwangsläufig Probleme oder ist verletzungsanfälliger.

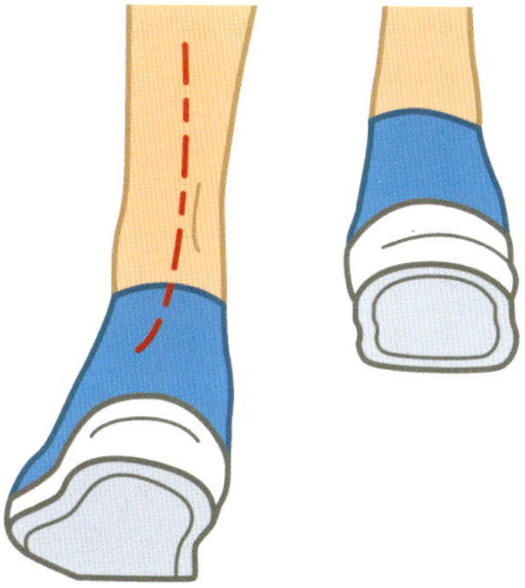

Die Steinzeit-Menschen liefen täglich einen Marathon. Unsere Vorfahren in der Savanne mussten 40 Kilometer am Tag zurücklegen, meint Evolutionsmediziner Detlev Ganten. Unser Körper ist für die Lebensweise als Jäger und Sammler optimiert und damit auch für das Laufen.

tragen in eine Papier- oder Excel-Tabelle, das man ja doch immer vergisst, entfällt mit den digitalen Helfern. Achte darauf, dass die App übersichtlich und einfach zu handhaben ist, sonst wirst du sie kaum benutzen. Funktionalität steht im Vordergrund.

HEMD, HOSE UND BH

Zu guter Letzt die Laufklamotten: Für Frauen unabdingbar ist ein Sport-BH. Er sitzt enger und bietet mehr Halt als der normale. Auch Frauen mit kleinem Busen sollten darauf nicht verzichten. Die Brust besteht aus Haut, Fett, Drüsen, Bändern und Bindegewebe und hat keine Muskeln, die sie halten. Bei jedem Schritt bewegt sich der Busen mit. Verspannungen im Rücken und Nacken, Brustschmerzen sowie ein erschlafftes Gewebe können unerwünschte Folgen sein. Sport-BHs verzichten auf Bügel, Knöpfe oder Spitze, da diese die Haut reizen können. Tragekomfort spielt bei der Wahl des richtigen BHs die Hauptrolle, denn wie viel Halt guttut, ist sehr individuell.

Ansonsten reichen anfangs ein einfaches, gerne gebrauchtes T-Shirt aus der guten alten Baumwollfaser, je nach Jahreszeit eine kurze oder eine lange Hose sowie ein Sweatshirt oder eine Trainingsjacke. Ob eng oder weit ist Geschmackssache. Nimm das, worin du dich wohlfühlst, achte aber darauf, dass Stoff und Nähte nicht einschneiden oder einengen. Das kann zu schmerzhaften Wunden führen, insbesondere wenn der feuchte Stoff unter den Armen oder im Schritt scheuert. Du solltest auch auf dem Heimweg nicht auskühlen, wenn das nasse Shirt am Oberkörper klebt. Nimm dir dafür was Warmes zum Drüberziehen mit.

Auch bei den Klamotten gilt, nicht der Preis entscheidet, sondern die Qualität. So ausgerüstet gibt es keine Ausreden mehr. Mache dir deinen Plan – wie das geht, erfährst du im vierten Kapitel – und mache dich auf den Weg. Begib dich auf die ersten Laufschritte in dein neues, fittes Leben.

SASCHAS TIPP:

Wiege dich vor Beginn des Lauftrainings und messe wenn möglich deinen Körperfettanteil. Eine generelle Empfehlung für diesen Wert gibt es nicht, da er stark von individuellen Voraussetzungen abhängt. Er kann aber als Vergleichswert bei späteren Messungen dienen.

LÄUFERLEXIKON

BODY-MASS-INDEX

Der Body-Mass-Index (BMI) ist ein Wert, anhand dessen beurteilt werden kann, ob Übergewicht vorliegt. Der BMI vernachlässigt Geschlecht, Alter und Statur und gilt nur für Erwachsene. Er berechnet sich aus dem Körpergewicht in Kilogramm geteilt durch die Körpergröße in Metern zum Quadrat.

Beispielrechnung:

$$\frac{\text{Körpergewicht 80 kg}}{\text{Körpergröße 1,75 m}^2} = \text{BMI 26}$$

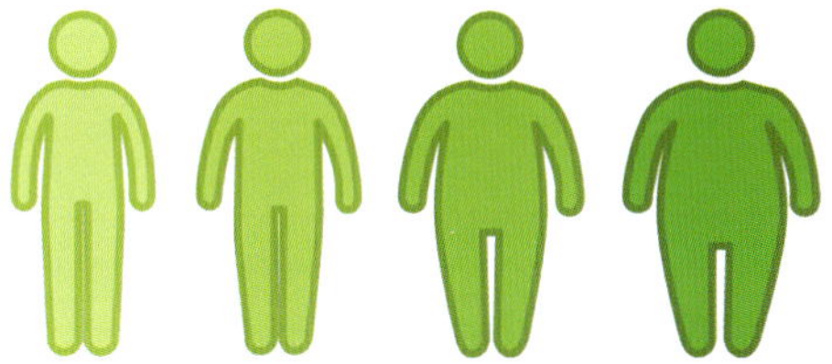

TAILLENUMFANG

Übergewicht liegt vor, wenn der Taillenumfang

≥ 88 cm bei Frauen

≥ 102 cm bei Männern

beträgt.

„Taillenumfang geteilt durch Körpergröße" – die sogenannte Waist-to-Height-Ratio (WHtR) wird von vielen Experten als aussagekräftiger betrachtet als der BMI. Wer viel Muskelmasse hat, kann einen hohen BMI haben, ohne übergewichtig zu sein. Viel Bauchfett gilt hingegen als Gesundheitsrisiko. Bei der WHtR gilt ein Wert unter 0,5 (bei Älteren unter 0,6) als erstrebenswert.

Beispielrechnung:

$$\frac{\text{Taillenumfang 75 cm}}{\text{Körpergröße 165 cm}} = \text{WHtR 0,45}$$

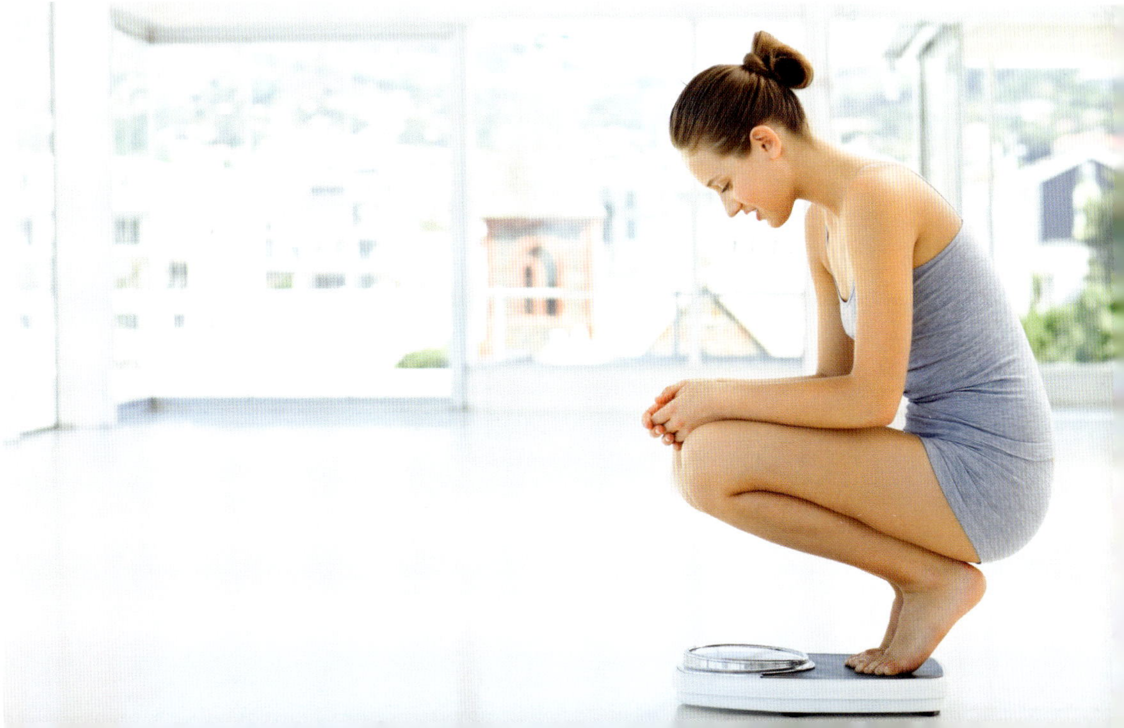

MEINE STATISTIK

		Bemerkungen
Alter		
Größe		
Gewicht		
BMI		
Körperfettanteil		
Taillenumfang		
Ruhepuls		
maximale Herzfrequenz		
Tägliches Bewegungspensum		
Gesundheit		
Meine Motivation		
Meine Ziele		

Bitte das Formular selber ausfüllen. Vergleiche deine Ausgangswerte regelmäßig mit deinen neuen Werten.

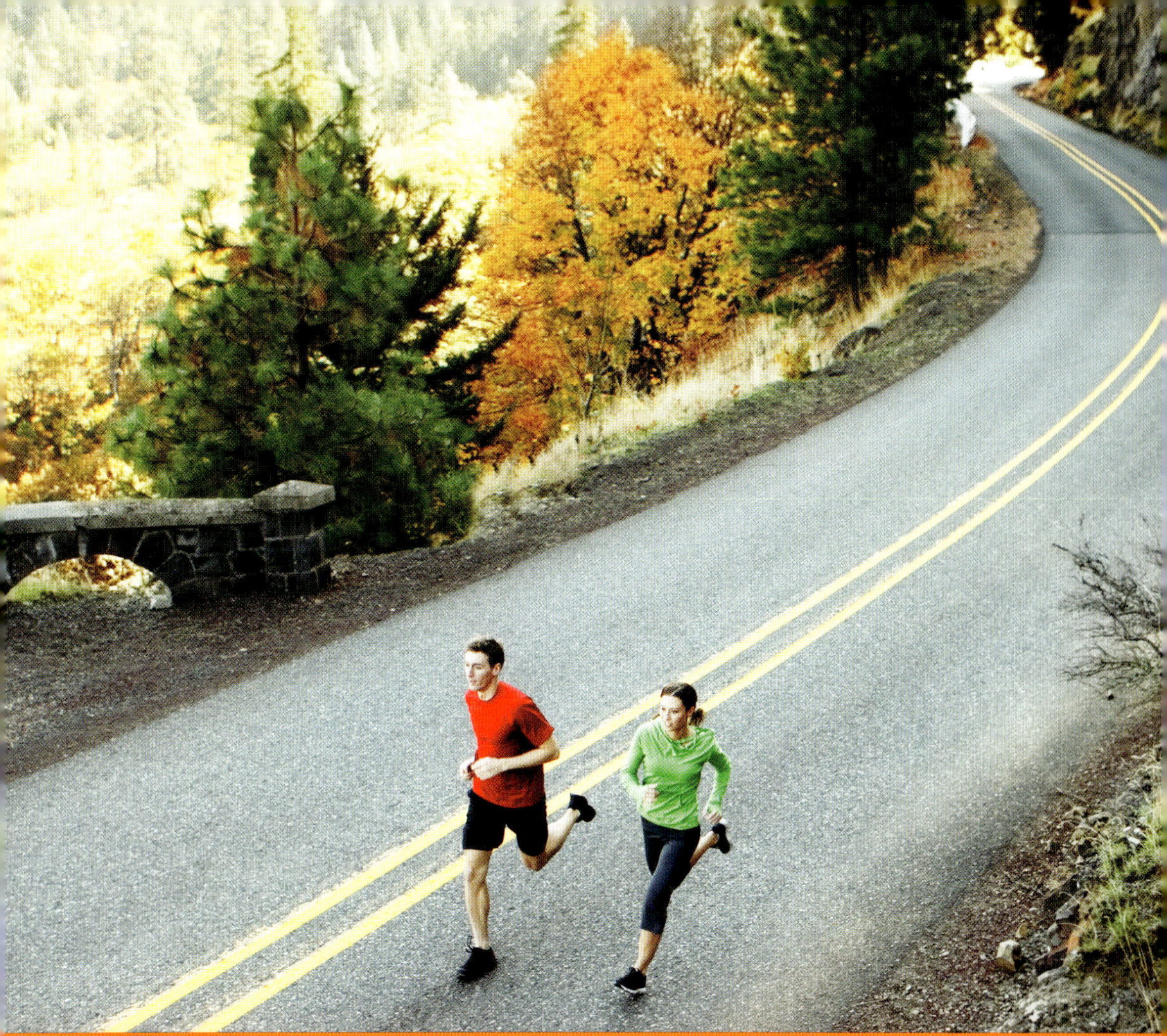

#2

LAUFE DIE ERSTEN SCHRITTE

»Das Geheimnis des Erfolgs ist anzufangen.«
(Mark Twain)

LAUFEN UND ABNEHMEN

Wer mit dem Laufen beginnt, will in der Regel auch Gewicht verlieren. Regelmäßiges Ausdauertraining ist tatsächlich eines der besten Abnehmprogramme überhaupt. Es ist gesundheitsschonend, kann im Prinzip von jedem jederzeit praktiziert werden und lässt die Pfunde nachweislich purzeln.

Der Kalorienverbrauch beim Laufen lässt sich einfach und relativ genau berechnen. Das Körpergewicht in Kilogramm multipliziert mit der Anzahl der Kilometer ergibt den Energieumsatz.

70 kg x 2 km = 140 kcal
90 kg x 5 km = 450 kcal
60 kg x 10 km = 600 kcal

Ein 90 Kilogramm schwerer Läufer verbraucht über 5 Kilometer etwa 450 Kilokalorien. Das entspricht fast einer Tafel Vollmilchschokolade (530 Kilokalorien). Eine Tafel Schokolade (100 Gramm) besteht aus 20 Stück à 5 Gramm. Wenn er nach dem Laufen nur vier Stück isst (106 Kilokalorien) statt der ganzen Tafel, hat er beim Laufen immer noch 424 Kilokalorien mehr verbrannt, als er dies ohne die Ausdauerrunde getan hätte – wenn man einmal den Grundumsatz an Energie vernachlässigt, den jeder auch beim Schlafen oder Faulenzen auf dem Sofa hat. Wer sich nach dem Training allerdings mit einem großen Stück Schwarzwälder Kirschtorte belohnt (450 Kilokalorien), hat vom Laufen im Hinblick aufs Abnehmen nichts gehabt.

Doch Vorsicht, das Training wird sich nicht sofort auf der Waage bemerkbar machen. Das hat mehrere Gründe. Wer fleißig läuft, hat auch viel Hunger. Man neigt dazu, mehr zu essen als nötig, auch weil man sich belohnen möchte. Wer sich nach einer Trainingseinheit aber den Magen mit Hochkalorischem vollstopft, wird kaum Veränderungen auf der Waage bemerken. Im Grunde ist es ganz einfach: Wer abnehmen will, muss mehr Energie

Beim Energieverbrauch unterscheidet man zwischen Ruheenergieumsatz, dem sogenannten Grundumsatz, und dem Arbeits- bzw. Aktivitätsumsatz. Der Grundumsatz hängt im Wesentlichen von Geschlecht, Alter und Gewicht ab. Diese Energie wird benötigt, um die Körpertemperatur und Körperfunktionen aufrechtzuerhalten. Dazu kommt der Aktivitätsumsatz, der sich je nach Art der Tätigkeit steigert. Je mehr man sich bewegt, desto höher ist er.

Als Faustregel gilt: Der Grundumsatz für einen Erwachsenen beträgt durchschnittlich 1 Kilokalorie pro Kilogramm Körpergewicht und Stunde. Frauen benötigen etwa zehn Prozent weniger Energie als Männer, da sie weniger Muskelmasse haben.

Setze dir ein realistisches Ziel. Dein Wunschgewicht sollte deiner Größe, deinem Körperbau und Alter entsprechen.

verbrauchen, als er zu sich nimmt. Das bedeutet entweder weniger zu futtern oder sich mehr zu bewegen – günstigstenfalls beides kombiniert.
Überschätze den Sport nicht: Beim Laufen allein verbraucht man erst einmal nicht so signifikant mehr Kalorien als bei anderen Tätigkeiten, sodass derjenige Läufer, der normal weiterisst wie bisher oder sich einen Teller Pasta mehr genehmigt, nicht gleich Gewicht verliert. Anfangs gilt folgender Richtwert: Um abzunehmen, solltest du durch Bewegung etwa 1000 Kilokalorien pro Woche zusätzlich verbrennen. Auf diese Weise kannst du dein Gewicht nach und nach reduzieren. Der Körper stellt sich übrigens auf die neue Belastung ein und arbeitet umso effizienter, je häufiger gelaufen wird. Deshalb sollte diese Kalorienmenge nach einiger Zeit erhöht, das heißt das Training gesteigert werden. Außerdem baut, wer regelmäßig Sport treibt, Muskeln auf. Muskeln sind schwerer als Fett. Wer über einen längeren Zeitraum wenig Veränderung im Spiegel feststellt oder sogar zunimmt, sollte dies als Grund mit in Betracht ziehen.

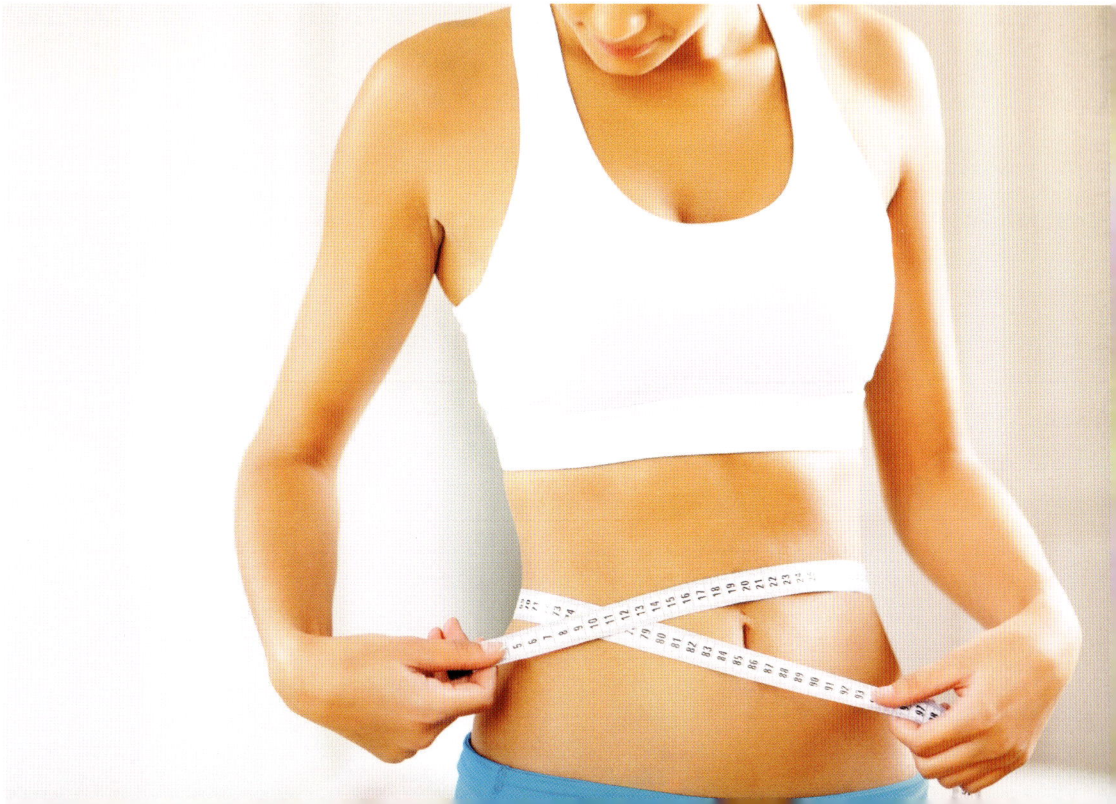

3 FETTVERBRENNUNGSMYTHEN

Über Sport, Fettverbrennung und Abnehmen kursieren eine Menge Gerüchte. Verständlich, denn der Wunsch, auf schnellem Wege schlanker und fitter zu werden, lässt die Fantasie blühen. Die meisten Gerüchte erweisen sich jedoch als Irrtum und lassen sich einfach widerlegen.

1

Wer langsam läuft, verbrennt mehr Fett.
Hartnäckig hält sich unter Läufern die Annahme, dass, wer langsam unterwegs ist, mehr Fett verbrennt als derjenige, der schnell läuft. Doch das widerspricht allem logischen Denken. Warum sollte derjenige, der langsam durch die Gegend schleicht, schneller schlank werden als derjenige, der in gleicher Zeit mehr Kilometer zurücklegt? Ein intensives Training verbraucht natürlich mehr Energie und lässt die Fettpölsterchen schneller schwinden als ein lockeres. Die Intensität beim Laufen sollte also nach einiger Zeit erhöht werden, um die gewünschten Effekte zu erzielen.

2

Fett verbrennt man erst nach 30 Minuten intensiven Trainings.
Das ist falsch, der Körper verbrennt auch bei langsamen Läufen und schon von Beginn an Fett. Während man früher meinte, die Fettverbrennung setze erst nach etwa einer halben Stunde Sport ein, gehen Experten heute davon aus, dass beim Ausdauertraining alle Energiespeicher nahezu gleichzeitig geöffnet werden. Das heißt: Kreatinphosphat, Zucker und Fett stehen von Anfang an gleichermaßen zur Verfügung. Richtig ist, dass anfangs nur wenig Fett verbraucht wird und sich dessen Anteil im Laufe des Trainings steigert. Nach ungefähr einer halben Stunde ist der Anteil der Fettverbrennung zur Energiegewinnung am höchsten.

3

Nüchtern laufen verbrennt mehr Fett.
Auch das ist nicht richtig. Wer morgens ohne Frühstück losläuft, kurbelt nicht automatisch die Fettverbrennung an. Da morgens die Kohlenhydratspeicher leer sind, greift der Körper zur Energiegewinnung nicht etwa auf die Fettreserven zurück, sondern auf das in den Muskeln gespeicherte Glykogen. Insbesondere Anfänger unterzuckern deshalb schnell, sind rasch erschöpft und kommen nicht weit.

SASCHAS TIPP:
Apfelschorle ist das ideale Sportlergetränk. Es enthält Flüssigkeit und Elektrolyte, die man unterwegs benötigt. Saft und Wasser im Verhältnis 1:3 mischen. Über spezielle Sportgetränke brauchst du erst nachzudenken, wenn du mehr als eine Stunde unterwegs bist oder sehr intensiv trainierst.

Der Mensch speichert Fett mit einem Brennwert von durchschnittlich 100000 Kilokalorien. Es ist damit unser größter Energiespeicher.

DIE 7 HÄUFIGSTEN ANFÄNGERFEHLER UND WIE MAN SIE VERMEIDET

Um den Speckröllchen den Garaus zu machen, sollten Einsteiger nicht gleich losspurten. Im Gegenteil, beim ersten Mal in Laufschuhen kann man einiges falsch machen. Diese häufigen Fehler gilt es zu vermeiden.

1

Laufeinsteiger rennen zu schnell los.
Aus übersprudelndem Elan und Übermotivation heraus spurtet man los. Und bekommt die Quittung entweder schon nach ein paar Metern, nach der Hälfte der Strecke oder wenn man sich anschließend gemütlich aufs Sofa fallen lässt. Der schnelle Start überfordert den Körper, der einige Jahre keinen Sport mehr getrieben hat. Schmerzen oder gar Verletzungen, Frust und Trainingsabbruch können die Folge sein. Der Körper muss sich an die neuen Anforderungen erst einmal anpassen.
Du solltest in moderatem Tempo loslegen und dieses über die gesamte Strecke beibehalten. Moderat ist es, wenn du dich dabei noch unterhalten kannst, ohne aus der Puste zu kommen. Auch wenn dir das erst einmal zu lässig vorkommt, der weitere Trainingsverlauf wird dir recht geben. Nur wer sich schonend an die neuen Anstrengungen gewöhnt, hat langfristig Erfolg.

2

Laufeinsteiger setzen sich selbst unter Druck.
Nur zwei Minuten laufen, dann schon wieder gehen? Klingt wenig, denkst du dir und nimmst dir einfach vor, gleich fünf Minuten durchzuhalten. Oder doch lieber zehn? Hast du im Schulsportunterricht doch auch geschafft. Unterwegs bleibt dann die Puste weg, die Waden fangen an zu brennen, die Sohlen auch, der Kopf wird dunkelrot. Dennoch willst du nicht aufgeben, hast dir ja schließlich ein Ziel gesetzt. Und bist in die klassische Druck-Falle getappt.
Für den Anfang gilt, nimm dir lieber weniger vor als mehr. Wenn du dann am Ende noch Luft hast und zwei Minuten dranhängen willst, kein Problem, dann tu das, aber setze dich nicht selbst unter Druck. Wichtig ist, dass du überhaupt unterwegs bist. Laufe die ersten Schritte bewusst und überfrachte sie nicht mit hohen Erwartungen. Du wirst sonst schnell die Lust verlieren.

1 Kilo Fett hat rund 9000 Kalorien. Um das abzubauen, muss man eine ganze Weile unterwegs sein. Soll das Fett weg, müssen effektiv 7000 Kalorien verbrannt werden, da Fett auch Wasser bindet.

3

Einsteiger wollen sofort wieder loslaufen.
Der erste Lauf war großartig. Vor allem wenn du darauf zurückblickst. Die Glückshormone sprudeln nur so. Vergessen sind die Zipperlein. Du willst sofort wieder los. Und damit bist du nicht alleine.
So wie dir geht es vielen Anfängern. Nach Jahren der sportlichen Untätigkeit hat dir dein erstes Mal richtig Auftrieb gegeben. Aber mache nun nicht den Fehler, sofort wieder durchzustarten. Denn zunächst einmal muss dein Körper den ersten Sport seit Jahren verkraften. Für Muskeln, Herz und Kreislauf stellt er eine neue Belastung dar, an die er sich gewöhnen muss. Gib ihm Zeit und plane dein Training sinnvoll, so dass sich Ruhe- und Beanspruchungsphasen abwechseln. Viele Anfänger glauben, dass sie umso fitter werden, je häufiger sie nun laufen. Das stimmt aber nur bedingt. Umfänge und Intensität dürfen nur langsam gesteigert werden und müssen zum individuellen Leistungsvermögen passen.

KALORIENVERBRAUCH EINER 70 KG SCHWEREN PERSON

504 kcal
8 Stunden Schlafen

280 kcal
1 Stunde leichte Gartenarbeit

245 kcal
1 Stunde Putzen

210 kcal
1 Stunde Spazierengehen

187 kcal
20 Minuten Radfahren

163 kcal
20 Minuten Laufen

158 kcal
30 Minuten Tanzen

140 kcal
2 Stunden Fernsehen

32 kcal
5 Minuten Treppensteigen

Trinke gleich nach dem Aufstehen ein großes Glas Wasser. Es erfrischt dich, regt deinen Stoffwechsel an und reinigt deinen Körper von innen.

4

Vorher zu viel oder zu wenig gegessen

„Nach dem Essen soll man ruhn oder 1000 Schritte tun“, weiß Volkes Mund. Doch gilt dies für das Training nur bedingt. Sicher kann ein Spaziergang nach einem umfangreichen Mahl guttun. Doch ein voller Magen läuft nicht gern. Wer den Tag über normal gegessen hat, muss sich vor dem Training nicht den Bauch vollschlagen aus Sorge, unterwegs einen Hungeranfall zu erleiden. Im Gegenteil, Bauchschmerzen, Seitenstechen oder Atemnot können ein Hinweis darauf sein, dass die letzte Mahlzeit vor dem Lauf zu üppig war oder der Abstand zwischen Essen und Training zu gering. Der Magen wird stärker durchblutet, andere Organe ermüden rascher. Wer mit vollem Magen läuft, behindert seine Verdauung. Übelkeit und Durchfall können die Folge sein.
Das andere Extrem ist der leere Magen, der einem Training ebenso hinderlich entgegensteht. Denn der Hunger verstärkt sich unterwegs eher, als dass er verschwindet. Man hat weniger Energie. Wer schon vor dem Lauf einen leichten Hunger verspürt, sollte sich die Zeit nehmen, etwas Leichtes zu essen. Aber wirklich nicht mehr.

5

Zu wenig getrunken

Was für das Essen gilt, ist gleichermaßen für die Flüssigkeitszufuhr wichtig. Für den Wasserhaushalt des Körpers ist es wichtig, nicht durstig an den Start zu gehen. Das gilt besonders, wenn es draußen warm ist und der Körper schneller schwitzt. Ein Glas Wasser oder Apfelschorle vor dem Lauf trinken, dann hat der Durst keine Chance. Auch wer frühmorgens seine Runde dreht, sollte zuvor etwas zu sich genommen haben, am besten gleich nach dem Aufstehen. Wichtig ist, über den Tag verteilt ausreichend zu trinken und nicht kurz vor dem Start einen Liter hinunterzustürzen. Dann ist man für das Einsteigertraining gut hydriert.

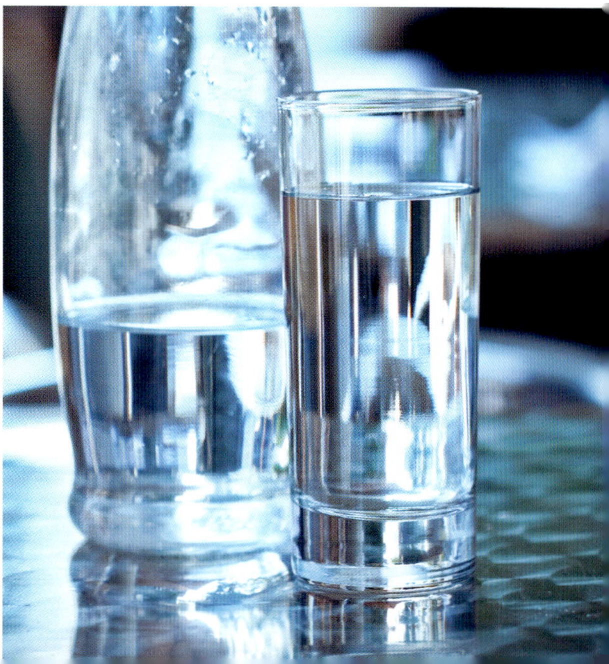

6

Zu dick angezogen

Laufanfänger neigen aus Vorsicht dazu, zu viel anzuziehen. Jacke, Shirt, Hose, Sweatshirt, Regenhose, Mütze und, ach ja, die Handschuhe besser auch noch – könnte ja sein, dass unterwegs der Winter einbricht. Schon hat man zu viel an, aus Angst zu frieren. Doch das Gegenteil ist der Fall, nach wenigen Metern läuft der Schweiß. Man will die Klamotten nur noch loswerden. Doch wohin mit all den Sachen? Um Hüfte und Schulter knoten und wie ein Kleiderständer behangen den Lauf beenden? Nicht so praktisch.

Meistens ist die Angst zu frieren unbegründet. Am besten erst gar nicht zu viel anziehen. Für den Anfang hilft folgende Richtschnur: Wenn man losläuft, sollte einem idealerweise leicht kühl sein. Die letzte Schicht lieber weglassen, sie ist am Ende doch zu viel. Denn nach wenigen Minuten hat der Körper Betriebstemperatur erreicht, und man friert nicht mehr. Was die ideale Ausstattung ist? Um das herauszufinden, wird man um eigene Tests nicht herumkommen.

7

Zu lange Schritte

Viele Anfänger verfügen logischerweise noch nicht über eine optimale Lauftechnik. Ihre Koordinationsfähigkeit ist weniger gut entwickelt, ebenso haben sich über die Jahre womöglich muskuläre Dysbalancen eingeschlichen, und so machen sie beim Laufen zu lange Schritte. Das ist nicht günstig, weil sie den Schwung ausbremsen, sodass für den nächsten Schritt mehr Kraft aufgewendet werden muss. Kürzere Schritte sind effektiver.

LÄUFERLEXIKON

SEITENSTECHEN

Besonders Anfänger leiden häufig unter Seitenstechen während des Laufens. Woher es rührt, ist unter Experten umstritten. Wurde lange Zeit angenommen, dass Kontraktionen des Zwerchfells, die Milz oder die Leber hierfür verantwortlich sind, besagt eine Theorie heute, dass es vom Magen herrührt. Wer häufig von Stichen in der Seite geplagt wird, sollte sein Essverhalten kritisch überprüfen und zwei bis drei Stunden vor dem Training auf feste Nahrung verzichten. Hören die Schmerzen dann auf, so war die letzte Mahlzeit tatsächlich schuld. Auch eine Kräftigung der Bauchmuskulatur kann lindernd wirken. Erste Hilfe bringt eine Gehpause. Ruhig ausatmen. Dabei die Hände auf die schmerzende Stelle pressen. Erst weiterlaufen, wenn die Schmerzen wieder vollständig verschwunden sind. Falls die Seitenstechen zurückkommen, Tempo drosseln und die Übung wiederholen.

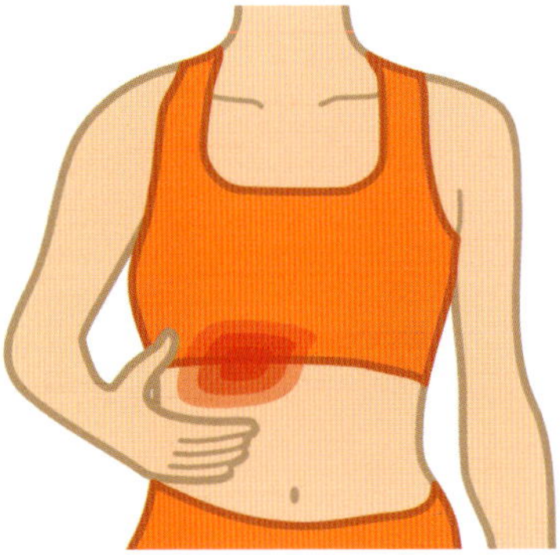

Verlasse das Haus immer satt. Nimm dir einen Apfel oder ein paar Nüsse mit. So kommst du nicht in Versuchung, dir bei einer Hungerattacke beim nächsten Bäcker den Magen mit Kuchen und Keksen vollzuschlagen.

LAUFEN MIT ÜBERGEWICHT

Laut einer Studie des Institute for Health Metrics and Evaluation der Universität von Washington ist weltweit etwa jeder dritte Mensch übergewichtig. In Deutschland wiegen sogar 64 Prozent der Männer und 49 Prozent der Frauen zu viel, wie Forscher berichten. Die Wissenschaftler schätzen, dass jährlich drei bis vier Millionen Todesfälle weltweit auf Übergewicht zurückzuführen sind.

Nicht immer sind die Betroffenen allein durch Bewegungsmangel und Fehlernährung schuld an den Fettpölsterchen, sondern häufig sind es auch genetische Anlagen, Stress, Schlafmangel oder Medikamente, die zu starker Adipositas führen. Dennoch birgt Übergewicht ein hohes Gesundheitsrisiko. Die Gefahr, an Diabetes, Krebs und Herz-Kreislauf-Leiden zu erkranken, erhöht sich mit steigendem Gewicht.

Dabei ist für fast alle Übergewichtigen Laufen eine hervorragende Ausdauermethode. Für sie gelten jedoch einige Besonderheiten, da Gelenke und Halteapparat sowie Herz- und Kreislaufsystem besonders beansprucht sind.

Auf die Auswahl der Schuhe sollte großes Augenmerk gelegt werden, da Passform und Dämpfungseigenschaften für schwerere Läufer besonders wichtig sind. Auch das Trinken sollte nicht vernachlässigt werden, da Übergewichtige schneller ins Schwitzen geraten. Über den Schweiß verliert der Körper neben Flüssigkeit auch Elektrolyte, die wieder zugeführt werden müssen. Vor dem Start ins Training sollte ein Arzt die gesundheitlichen Voraussetzungen abklären. Untrainierte Übergewichtige müssen das Training besonders ruhig angehen und Geschwindigkeit und Strecke behutsamer steigern als normalgewichtige Anfänger. Unter Umständen ist es ratsam, die ersten Einheiten im raschen Walkingschritt zurückzulegen, bevor zum Laufen übergegangen wird. Denn der Laufschritt fordert die Knie-, Fuß- und Hüftgelenke sowie Bänder und Sehnen, die sowieso schon schwer zu tragen haben, um ein Vielfaches. Erst wenn das Gewicht reduziert ist, sollte zum Joggen übergegangen werden.

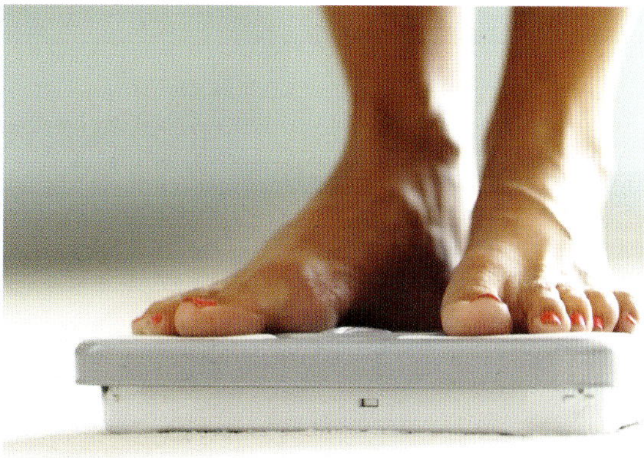

DAS ERSTE MAL

Wie laufe ich am besten los? Das ist eine der drängendsten Fragen, die sich Novizen vor ihrem ersten Lauf stellen. Die letzte Trainingseinheit liegt Jahre, wenn nicht Jahrzehnte zurück. Der Körper hat an Umfang gewonnen, der Rücken schmerzt häufiger, die Lunge pfeift. Und die Jogginghose schmeichelt dem Körper auch nicht mehr so, wie sie das einst tat.

Der erste Gang vor die Tür in Sportklamotten kostet Überwindung. Je nachdem, wie viel Übergewicht auf den Hüften sitzt, macht du beim ersten Mal eine mehr oder weniger gute Figur. Du merkst jedes Gramm Fett zu viel und hast das Gefühl, dass alle dich und deinen gerundeten Körper anstarren. Trage es selbstbewusst. Jeder hat mal angefangen, und auch wenn es dir anders vorkommt, nicht jeder schaut auf dich und deine ersten Sportversuche. Selbst wenn doch, sollte dich das nicht von deinen Vorhaben abhalten. Wenn es dir allzu unangenehm ist, verabrede dich mit einem Freund oder einer Freundin. Gemeinsam werdet ihr das erste womöglich unangenehme Gefühl überwinden oder einfach wegreden. Außerdem wird dich die Verabredung dazu zwingen, den geplanten Lauf auch wirklich anzutreten. Denn dann gibt es keine Ausreden mehr. Ist die Scheu zu groß, traust du dich gar nicht aus dem Haus, suche zunächst ein Fitnessstudio auf und lege die ersten Kilometer auf dem Laufband zurück. Indoortraining ersetzt zwar nur teilweise den Lauf an der frischen Luft, kann für den Anfang aber eine sinnvolle Alternative sein.

Zögere nicht zu lange, sondern nutze den Impuls und ziehe die Laufschuhe an. Je mehr du nachdenkst, ob du jetzt wirklich starten solltest, die Argumente abwägst, umso mehr Gründe werden dir einfallen, warum gerade jetzt doch nicht der richtige Zeitpunkt ist. Das Wetter ist zu schlecht, eigentlich ist die Zeit doch zu knapp, der nächste Termin wartet. Der unerledigte Abwasch drängt sich auf, und deine Mutter wolltest du doch auch längst anrufen. Über all diesen Gedanken vergeht kostbare Zeit, die du schon längst hättest unterwegs sein können, und du wirst über allem Abwägen vermutlich die Lust und das Ziel aus den Augen verlieren. Deshalb schalte den Kopf aus, und los geht's.

Womöglich willst du die ersten Minuten erst einmal flott gehen. Dann mache das – solange du nicht durch die Gegend schleichst, ist alles in Ordnung. Gehe rasch, bis du dich warm genug fühlst, um das Tempo zu steigern. Laufe, auch wenn es beim ersten Mal nur ein paar Meter

LÄUFERLEXIKON

NACHBRENN-EFFEKT

Häufigere, unter Umständen kürzere Trainingseinheiten sind sinnvoller als wenige längere. Je öfter du unterwegs bist, desto größer ist der sogenannte Nachbrenn-Effekt. Der Stoffwechsel ist nach dem Laufen noch einige Stunden aktiviert, sodass auch in Ruhe noch Kalorien verbraucht werden.

sind, und wechsle einige Male zwischen Gehen und Laufen hin und her. Beende die Laufrunde nicht mit einem Sprint, sondern gemächlich, damit dein Kreislauf die Chance hat, langsam herunterzufahren.
Laufe nicht zu schnell. Baue das Training langsam auf. Du wirst nicht sofort Rekorde brechen, weder auf der Waage noch im Laufumfang. Weder wirst du sofort schlank noch schnell und ausdauernd. Am Anfang heißt das Zauberwort: Geduld. Höre in deinen Körper hinein und überlaste ihn nicht. Schmerzen solltest du nie ignorieren. Versuche nicht, darüber hinwegzulaufen.
Nach dem Lauf ist vor dem Lauf. Setze dir Ziele und mache dir deinen Plan. Versuche nicht, die versäumten unsportlichen Jahre mit einem Streich aufzuholen. Sehr wahrscheinlich wird dir erst einmal etwas wehtun. Überall zwackt der Muskelkater. Du bist erschöpft und wirst einige Zeit brauchen, um dich zu erholen. Trinke viel und gönne dir einige Tage Ruhe, bevor du dich wieder auf den Weg machst.

LÄUFERLEXIKON

MUSKELKATER

Muskelkater ist eine schmerzhafte Erscheinung, die infolge intensiven Trainings und besonders bei Anfängern auftreten kann, für die das Laufen noch eine ungewohnte Bewegung ist. Meistens meldet er sich verzögert erst einige Stunden nach dem Lauf und kann bis zu einer Woche anhalten. Früher nahm man fälschlicherweise an, dass der Muskelkater infolge übersäuerter Muskeln entsteht. Auch Blutergüsse galten als mögliche Ursache. Neuere Theorien besagen, dass stärkere Belastungen winzige Verletzungen in der Muskulatur nach sich ziehen können. Daran sind besonders Abbremsbewegungen schuld, weshalb er häufiger nach dem Bergablaufen als nach Bergansteigen auftritt. Um weiteren Schädigungen auszuweichen, ziehen sich die Muskelfasern vorsorglich zusammen und verursachen die Anspannung, die man Muskelkater nennt. Bestes Gegenmittel ist körperliche Aktivität. Es soll auch helfen, sich nach einem langen Lauf die Beine mit eiskaltem Wasser abzuspritzen. Dennoch kann man Muskelkater nicht vollständig vorbeugen. Das beste Rezept ist, das Training langsam anzupassen. Ist er einmal da, lindert ein warmes Bad oder ein Besuch in der Sauna die Beschwerden. Muskelkater ist nicht gefährlich. Die Muskeln regenerieren sich, und Folgeschäden bleiben nicht. Nur wenn der Muskelkater nach einer Woche noch immer nicht verschwunden ist, sollte man den Arzt aufsuchen, um abzuklären, ob man sich womöglich ernsthaft verletzt hat.

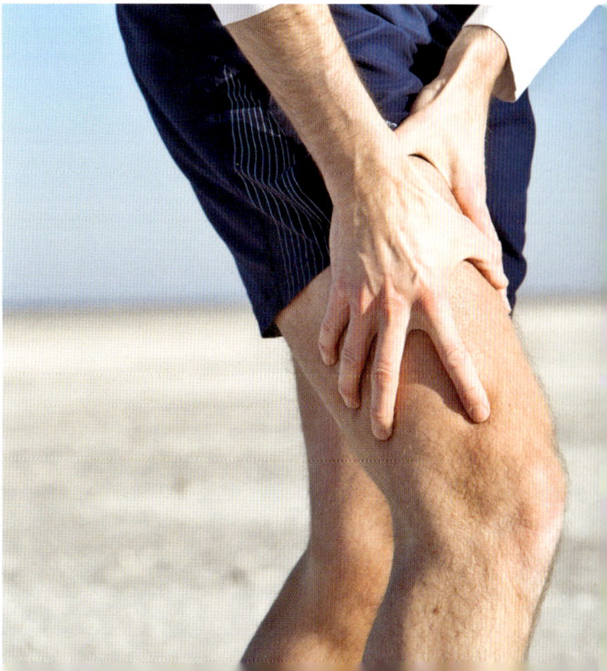

Auch wer erst im fortgeschritteneren Alter mit dem Sport beginnt, kann noch 60 Prozent der verlorenen Herz-Kreislauf-Leistungsfähigkeit zurückgewinnen.

LAUFEN UND RAUCHEN

Jeder dritte Erwachsene zwischen 18 und 79 Jahren raucht. Etwa ein Viertel von ihnen verbraucht täglich eine Packung und mehr. Rauchen ist in den Industrienationen das bedeutendste einzelne Gesundheitsrisiko und die maßgebliche Ursache vorzeitiger Sterblichkeit. Als Nie-Raucher gilt, wer in seinem ganzen Leben nicht mehr als 100 Zigaretten geraucht hat.
Laufen ist eine gute Maßnahme, sich das Rauchen abzugewöhnen. Großer Vorteil: Bei vielen Rauchern senkt das Laufen den Suchtdruck. Sie laufen den Zigaretten davon oder reduzieren zumindest den Konsum.Allerdings wird es starken Rauchern schwerfallen, lange und ausdauernd zu laufen. Sie kommen schneller außer Atem, das Herz pumpt stärker, denn die Zigaretten verengen die Atemwege und schädigen die Lunge. Schuld daran ist das Kohlenmonoxid, das der Raucher inhaliert und das den Sauerstofftransport im Blut behindert.
Ob regelmäßiges Ausdauertraining die gesundheitlichen Risiken des Rauchens tatsächlich mindert, ist nicht bewiesen, aber positive Effekte hat es in jedem Fall. So kann es beispielsweise Bluthochdruck senken und verbessert natürlich auch die sportliche Kondition.
Für Raucher gilt wie für alle Anfänger, sich langsam an die neuen Belastungen anpassen. Nicht direkt nach dem Laufen zur Zigarette greifen.
Wer es sogar schafft, sich das Rauchen abzugewöhnen, wird unmittelbar belohnt. Schon nach einem Jahr reduziert sich das Herzinfarktrisiko um die Hälfte. Nach 15 zigarettenfreien Jahren steigt die durchschnittliche Lebenserwartung wieder auf die eines Nie-Rauchers.

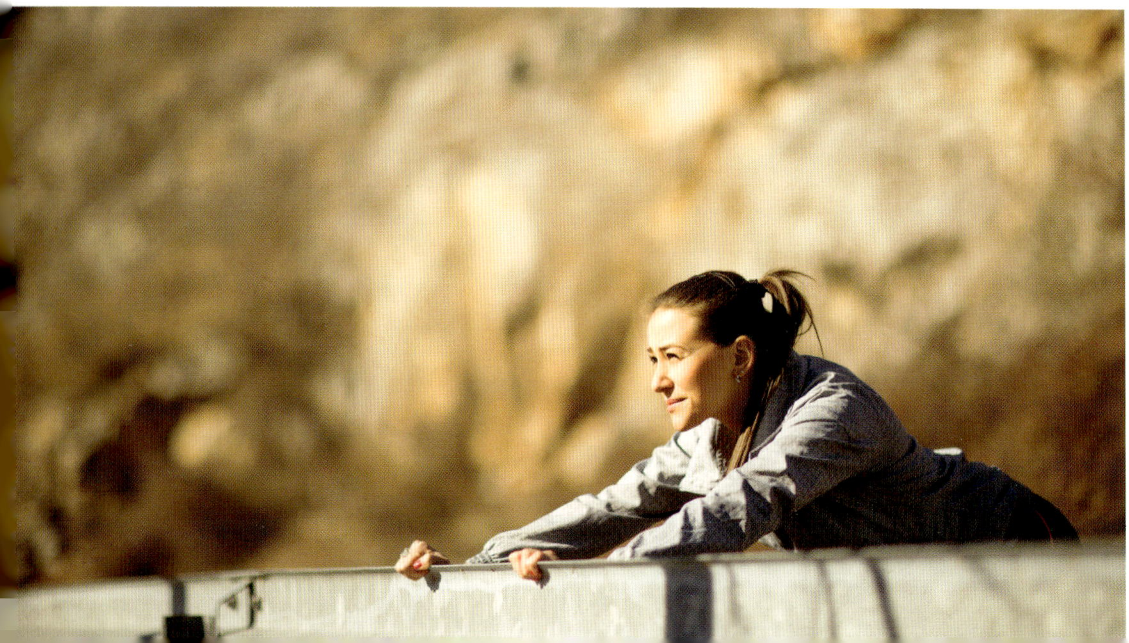

Ohne Training verlierst du pro Jahr zwei Prozent deiner Kraft und ein Prozent deiner Ausdauerleistungsfähigkeit.

AUFWÄRMEN UND DEHNEN

Unter Experten ist umstritten, ob das Dehnen bei Ausdauerlauftraining sinnvoll ist.

PRO: Das Dehnen bereitet den Körper auf intensivere Belastungen vor. Die Muskeln sollten jedoch bereits erwärmt sein. Kommt es unterwegs zu Verspannungen, sind häufig eine falsche Haltung und Dysbalancen die Ursache, was eine gute Dehnung ausgleichen kann. Sie fördert und erhält die Beweglichkeit der Gelenke.

CONTRA: Eine Forschergruppe der Universität Sydney in Australien hat sich zehn Studien zur Wirksamkeit des Dehnens angeschaut. Sie kommt zu dem Ergebnis, dass keine der Untersuchungen nachweislich zeigen konnte, dass Stretching das Verletzungsrisiko minimiert oder einem Muskelkater vorbeugt.

Kritiker sind der Ansicht, dass sich beim Ausdauerlauf die Muskeln nicht verkürzen und Läufer daher vom Dehnen nicht profitieren. Überhaupt sei es nicht bewiesen, dass Dehnen die Muskeln entspannt bzw. verlängert und Muskelkater lindert. Jedoch wissen wir alle, wie gut es uns tut, wenn wir unsere verspannten Körperpartien einmal lang ziehen. Was ist nun richtig oder falsch?

Die Antwort lautet: Beide Aussagen sind richtig! Du wirst durch ein regelmäßiges Stretching nach dem Laufen weder schneller oder leistungsfähiger, noch kann dich ein solches Programm vor Sportverletzungen bewahren. Es ist jedoch interessant, dass man in der Vergangenheit sehr gute therapeutische Erfolge durch ein systematisches Dehnprogramm verzeichnen konnte. Es gilt also vorab zu klären, warum es uns so guttut, unsere Muskelverkürzungen auszugleichen, und vor allem, wie sie entstehen. Wir sitzen zu viel im Lauf des Tages. Dies beginnt auf der Fahrt zur Arbeit, dann Stunden am Schreibtisch und endet sitzend beim Abendessen. Durch diese über Stunden andauernde einseitige Belastung neigt der Körper zu starken Fehlhaltungen, die es erschweren, orthopädisch entlastend und dynamisch zu laufen. Natürlich lässt sich dies durch ein kurzes Dehnen allein nicht korrigieren. Man kann jedoch durch regelmäßige Übungen die abgespeicherte Motorik aufbrechen und die Bewegungsmöglichkeiten wieder positiv beeinflussen, um nicht zunehmend beim Laufen gegen körpereigene Widerstände ankämpfen zu müssen. Stretching hilft uns, den Körper gesund zu belasten.

1

Stretching zum Warm-up:
Natürlich ist es gut, sich vor dem Lauftraining muskulär aufzuwärmen. Ein gedehnter Muskel hat einen besseren Stoffwechsel und kann mehr Nährstoffe aus dem Blut aufnehmen. Er ist also leistungsfähiger und neigt weniger zur Verspannung. Es handelt sich hierbei um ein dynamisches Warm-up, um den Muskel beweglich zu machen, jedoch ohne die Muskelspannung zu reduzieren.

Trainingsvorschlag:
- 10 Minuten lang langsam und fließend einlaufen
- Zwei Serien zu je 10 Wiederholungen
- Haltedauer max. 2 bis 3 Sekunden

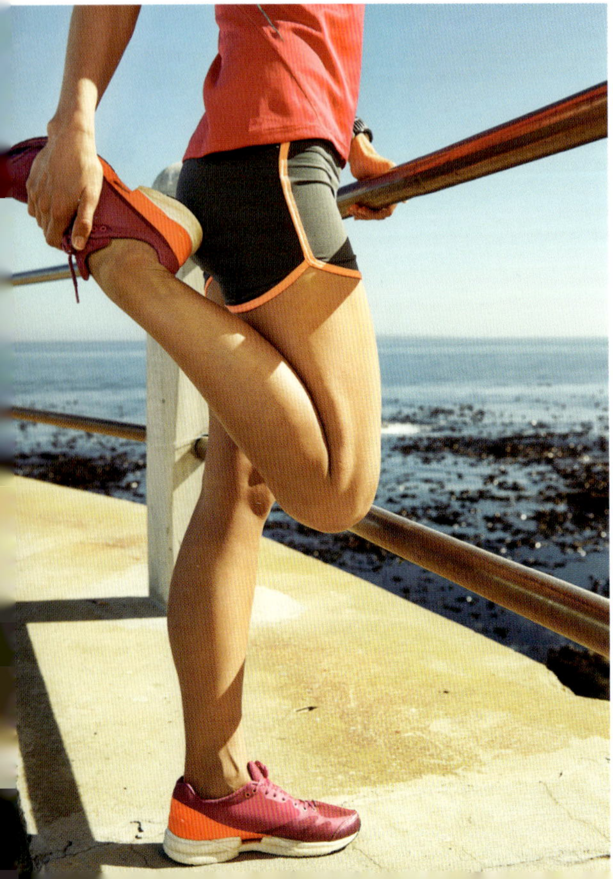

2

Stretching zum Cool-down:
Bitte nach intensiven Trainingsbelastungen nicht ausgiebig dehnen: Das kann den Muskelschaden erhöhen. Hier ist es völlig ausreichend, nach dem Auslaufen die verspannten Muskeln leicht anzudehnen, um erste Verspannungen zu lösen und regenerative Prozesse im Körper einzuleiten.

Trainingsvorschlag:
- Kurzes Andehnen der verspannten Arbeitsmuskulatur
- 1 bis 2 Serien mit max. 10 bis 20 Sekunden Haltedauer
- Nach jedem Lauf

Nach lockeren Ausdauereinheiten oder regenerativen Belastungen hilft ein intensives Dehnprogramm und unterstützt die Phase der Regeneration. Du kannst somit die Beweglichkeit erhalten, Ablagerungen werden aus der Muskulatur abtransportiert, und es wirkt entspannend für Körper und Geist, was die Erholung nach dem Training unterstützt und beschleunigt.

Trainingsvorschlag:
- Ausgiebiges Dehnprogramm im erwärmten Zustand
- 2 bis 3 Serien aus den im folgenden beschriebenen Übungen mit mindestens 60 Sekunden Haltedauer
- 3- bis 4-mal pro Woche
- Tief und ruhig atmen – der Muskel benötigt den Sauerstoff!

Erfolgs-
geschichte

»Du musst bereit sein, ganz von vorne anzufangen.«

Mahmoud, 26 Jahre

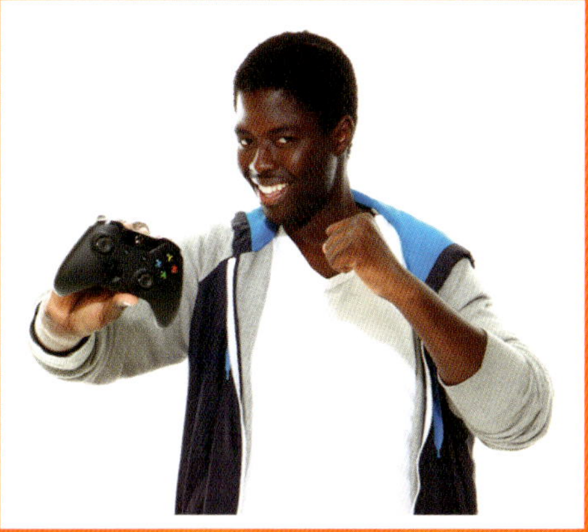

Nach vielen Jahren, in denen ich unter meinem Übergewicht gelitten hatte, beschloss ich vergangenen Sommer, endlich etwas dagegen zu tun. Damals war das Thema wirklich ein heikles für mich, da mich mein Gewicht in vielen Situationen stark einschränkte. Das Hinsetzen wurde teilweise zur Tortur, vor allem in schmalen Sitzen mit Armlehnen, wie zum Beispiel im Flugzeug oder Zug. Auch das Gehen war eine Qual. Meine Beine schmerzten, und ich war sofort in Schweiß gebadet. Klamotten kaufen? Davon will ich gar nicht erst anfangen. Ich war allerdings immer ein sportlicher Mensch gewesen, habe gerne mit Freunden Fußball oder Tennis gespielt – trotz meines Gewichts. Am 9. August war es so weit – an diesem Tag änderte sich alles. Es waren viele verschiedene Faktoren, die mich dazu motiviert hatten. In erster Linie wollte ich meine Lebensqualität verbessern. Sobald der Stein mal ins Rollen kommt und du bereit bist, musst du Möglichkeiten und Wege finden, die dir helfen, ganz von vorne anzufangen. In meinem Fall musste ich herausfinden, wie ich Sport betreiben und dabei Spaß haben konnte. Ich beschloss, mit dem Laufen anzufangen, da ich diesen Sport früher schon mal etwa einen Monat lang ausprobiert und Spaß dabei gehabt hatte. Außerdem dachte ich, es sei die effektivste Sportart zum Abnehmen. Über die Monate habe ich richtige Fortschritte gemacht. Wenn sich meine Leistung nicht verbesserte, konnte ich ableiten, dass ich intensiver trainieren oder schneller laufen sollte. Und es funktionierte tatsächlich. Jetzt brauche ich nur noch den Herzfrequenzmesser, um meine Trainingskontrolle zu perfektionieren, aber selbst ohne ihn konnte ich bereits riesengroße Fortschritte machen. Bis dato habe ich über 60 Kilogramm abgenommen, und ich werde weiter am Ball bleiben.

- Gewichtsverlust: 60 Kilogramm
- Macht regelmäßig Sport

3

Stretching, um die allgemeine Beweglichkeit zu erhöhen und um muskuläre Dysbalancen auszugleichen:
Das Dehnen zum Auflösen von alltagsbedingten Dysbalancen ist als Work-out für den gesamten Körper zu sehen. Zu jedem Gelenk in unserem Körper gehört ein streckender und ein beugender Muskel. Eine verkürzte Muskelpartie kann sich nur dann wieder richtig entspannen und zu 100 Prozent mitarbeiten, wenn sie im richtigen Verhältnis zu ihrer gegenspielenden Muskelgruppe steht. Das heißt, dass zu jeder Dehnung des Beugemuskels auch eine Kräftigung der streckenden Muskulatur und umgekehrt gehört. Eine richtige Kombination aus Dehnung und Kräftigung hilft dir, körperliche Dysbalancen auszugleichen und typischen Überlastungen vorzubeugen.

Trainingsvorschlag:

- Ausgiebiges Kombitraining aus Dehnung und Kräftigung im erwärmten Zustand
- Je nach Bedarf Übungen auswählen
- 2 bis 3 Serien mit mindestens 30 Sekunden Haltedauer
- 2- bis 3-mal pro Woche

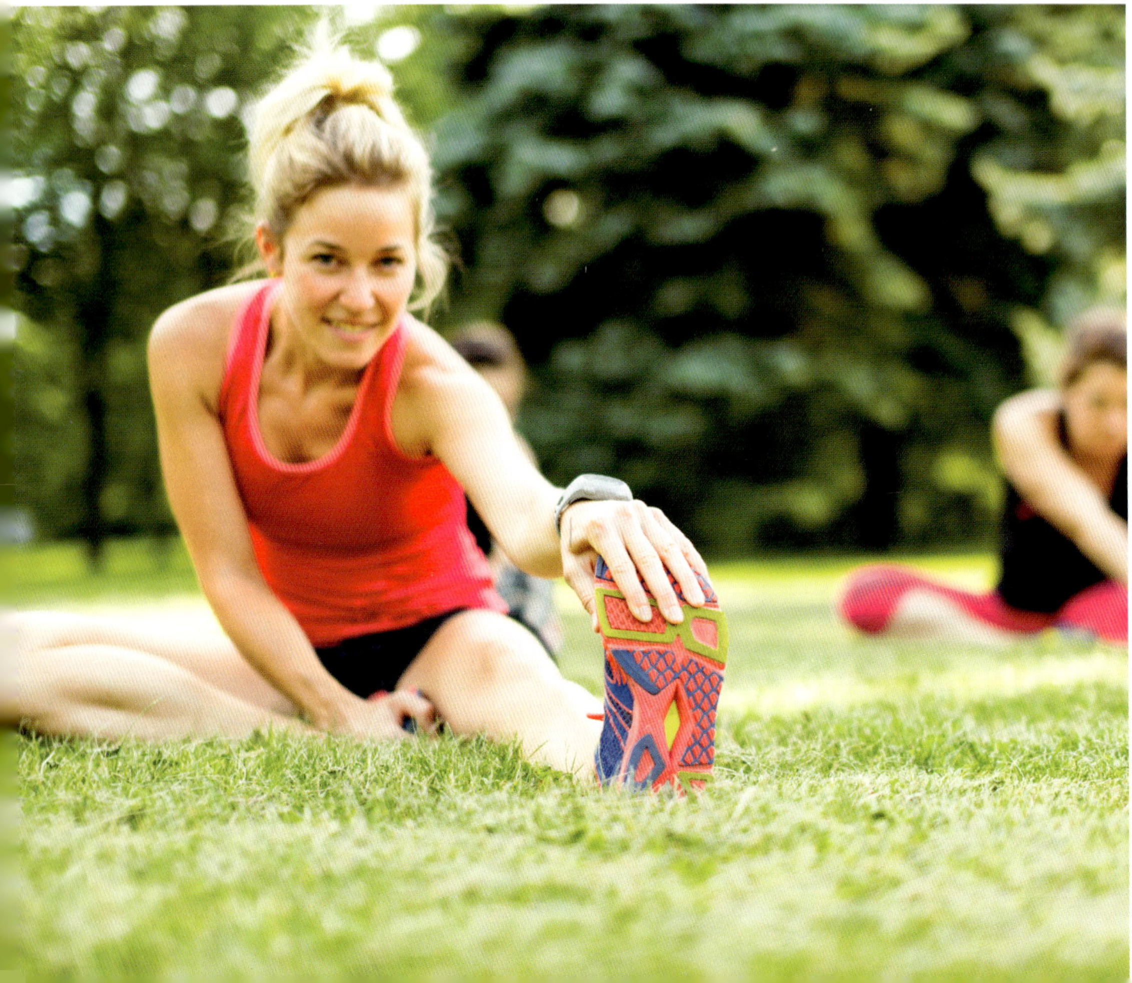

SASCHAS TIPP:
Nicht nur die Beine, sondern auch der Rest des Körper sollte gedehnt werden. Für eine optimale Lauftechnik ist eine richtige Körperhaltung wichtig. Die kann unterstützt werden durch Dehnübungen für Schultern, Oberkörper und Rumpf.

DEHNUNGSÜBUNGEN

Aus den folgenden Standardübungen kannst du dir ein individuelles Programm zusammenstellen. Auch beim Dehnen gilt: Übung macht den Meister. Je öfter du die Übungen absolvierst, umso genauer wird es dir gelingen, sie auszuführen. Du wirst die Muskeln besser spüren, je häufiger du sie dehnst. Der Trainingseffekt wird rasch spürbar.

BEINE:

1

Wadenmuskulatur

So geht's:
Stelle dich hierzu in einen leichten Ausfallschritt und achte darauf, dass beide Füße in dieselbe Richtung zeigen. Beuge das vordere Bein und schiebe deinen Körperschwerpunkt langsam nach vorn, bis die Ferse des hinteren Beins den Boden leicht verlässt. Drücke nun die Ferse wieder Richtung Boden. Du solltest nun eine angenehme Dehnung im Bereich der oberen Wadenmuskulatur verspüren.

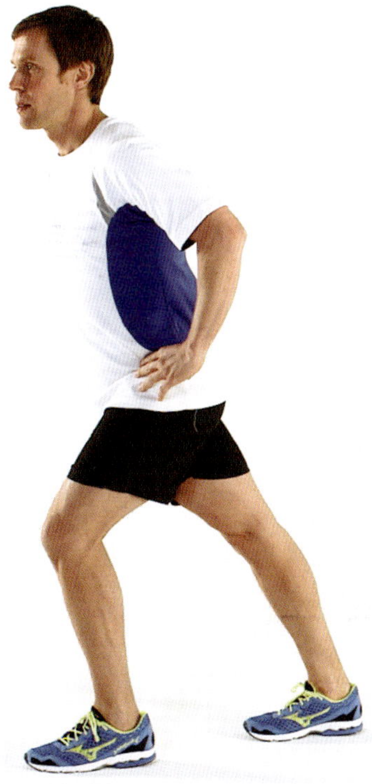

Der Nutzen für deinen Laufstil:
Ein dynamischer Laufstil zeichnet sich durch einen explosiven Abdruck des Fußes vom Boden aus. Durch eine flexible Muskulatur der Wade ermüdet der Körper bei dieser Aktion weniger schnell, und die orthopädisch entlastende Technik lässt sich länger durchführen.

2

Oberschenkelvorderseite

Variante im Stehen ▸

So geht's:

Stelle dich auf ein Bein und beuge hierbei leicht dein Knie, um stabiler stehen zu können. Führe die Ferse des zu dehnenden Beins in Richtung Gesäß und schiebe die Hüfte nach vorn, um die Dehnung zu verstärken. Versuche dabei, die Oberschenkel und deine Knie parallel zu halten, und vermeide es, in ein Hohlkreuz auszuweichen.

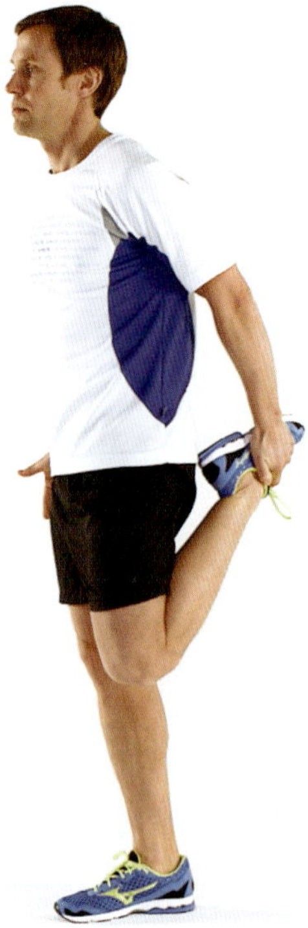

Variante in Bauchlage ▾

So geht's:

Platziere deinen Kopf in Bauchlage bequem auf der linken Hand und strecke das linke Bein nach unten aus. Ziehe nun mit der rechten Hand den rechten Fuß zum Gesäß, schiebe die Hüfte in Richtung Boden und versuche dabei, die Oberschenkel und deine Knie parallel zu halten. Hebe dein Knie hierbei leicht an, um die Dehnung zu verstärken.

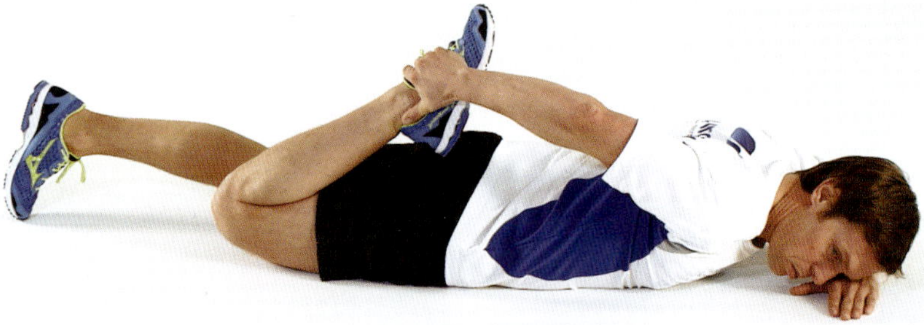

Der Nutzen für deinen Laufstil:

Eine gut bewegliche Oberschenkelmuskulatur lässt die Ferse während der Schwungphase höher in Richtung Gesäß schnellen. Diese Aktion bildet die Basis für höhere Geschwindigkeiten und mehr Schrittlänge im Laufstil.

3

Oberschenkelrückseite

Variante im Stehen ▸

So geht's:

Stelle den rechten Fuß auf der Ferse auf, stemme die Hände in die Hüfte und schiebe das Gesäß nach hinten. Neige nun den Oberkörper mit geradem Rücken nach vorn und ziehe die Zehen zu dir heran.

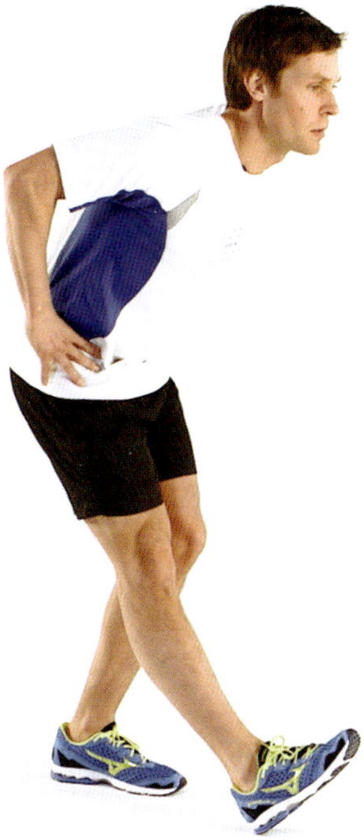

Variante im Knien ▾

So geht's:

Knie dich in einen Ausfallschritt. Strecke ein Bein nach vorn aus und stelle die Ferse auf. Ziehe nun die Zehen zu dir heran und drücke das Knie durch. Stemme deine Hände in die Hüfte und schiebe den Brustkorb mit geradem Rücken nach vorn und dein Gesäß nach hinten. Du solltest hierbei eine angenehme Dehnung in der kompletten rückwärtigen Beinmuskulatur verspüren.

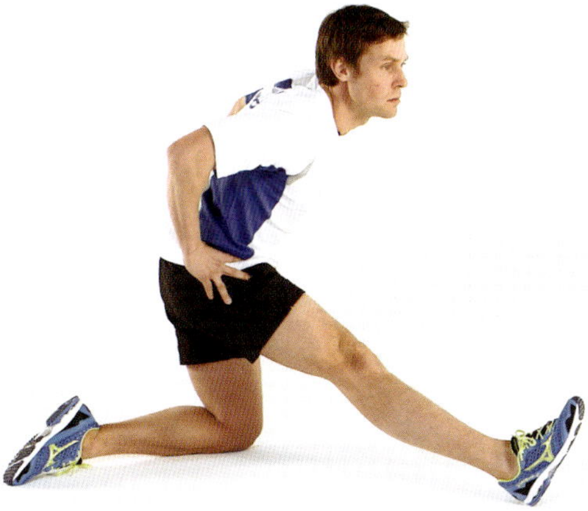

Der Nutzen für deinen Laufstil:

Die Oberschenkelrückseite ist maßgeblich für die Beschleunigung verantwortlich. Je beweglicher dieser Bereich der Beinmuskulatur ist, desto kraftvoller gestaltet sich die Abdruckphase.

GESAMTER KÖRPER:

4

Seitliche Muskelkette (gesamt)

So geht's:
Stelle das rechte Bein vor das linke Bein und greife mit der rechten Hand um das linke Handgelenk. Ziehe dich nun so weit du kannst zur rechten Seite herüber und schiebe dabei deine Hüfte zur linken Seite.

Der Nutzen für deinen Laufstil:
Dein Körper muss bei jedem Schritt aufrecht und gerade gehalten werden. Nur so lassen sich die Laufschritte auch in Vortrieb umsetzen. Diese nötige Stabilität bringt die seitliche Stützmuskulatur. Um einem vorzeitigen Ermüden vorzubeugen ist es sinnvoll, auch diese beweglich zu erhalten.

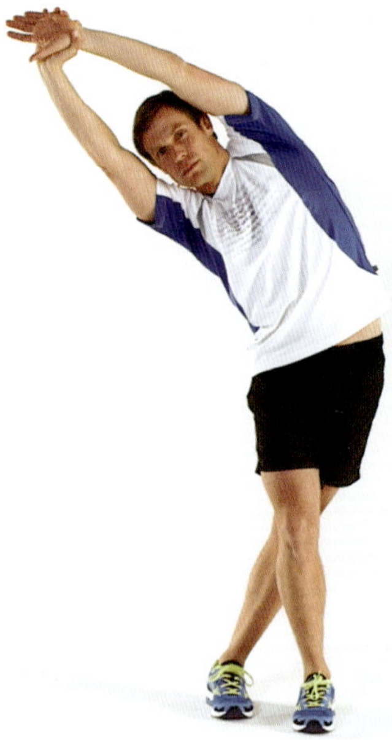

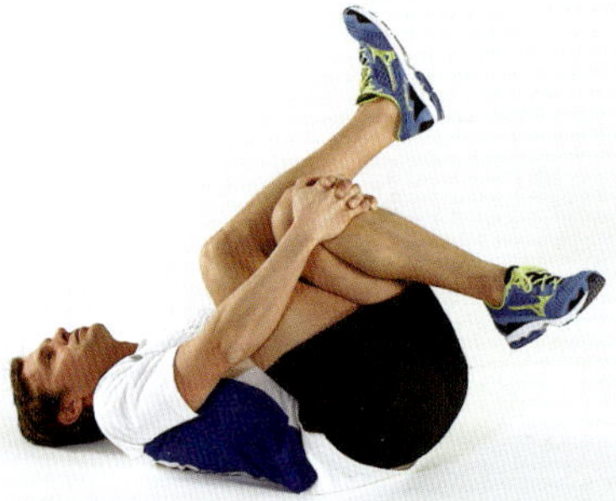

5

Gesäß und Rücken

So geht's:
Lege dich auf den Rücken und schlage das rechte Bein über das linke. Greife nun mit beiden Händen um dein linkes Knie, ziehe das gesamte Päckchen zur Brust und lege den Rücken entspannt ab.

Der Nutzen für deinen Laufstil:
Die Gesäßmuskulatur hält dein Becken während des Laufens in der richtigen und aufrechten Position. Um eine Fehlstellung der Hüfte zu vermeiden und damit du aufrecht laufen kannst, benötigt dieser Muskel die nötige Beweglichkeit.

6

Rücken (im Fersensitz)

So geht's:
Setze dich auf deinen Fersen ab, greife an deine Füße und ziehe dich langsam zu einem Päckchen zusammen. Rolle den Kopf ein, lege die Stirn ab und mache den Rücken rund. Rolle dich im Anschluss daran langsam wieder Wirbel für Wirbel auf.

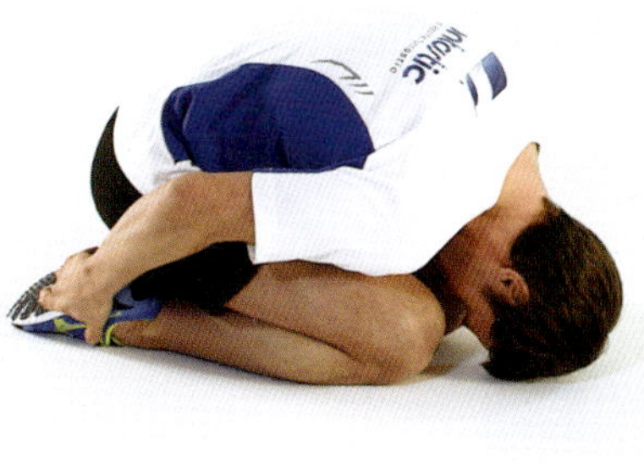

Der Nutzen für deinen Laufstil:
Je aufrechter und stabiler der Oberkörper gehalten wird, desto niedriger gestaltet sich die Belastung des Laufens auf die Bandscheiben. Eine bewegliche und leistungsfähige Muskulatur des Rumpfes und des Rückens schützt den Körper vor Überlastungen in Nacken, Schultern und Rücken.

7

Rücken, Schultern und Oberkörper – gesamte Rückenkette (im Fersensitz)

So geht's:
Setze dich auf deinen Fersen ab und neige den Oberkörper nach vorn. Lege dich auf den Oberschenkeln ab und strecke dabei die Arme weit nach vorn aus. Lasse den Kopf hierbei zwischen den Armen bequem hängen und achte darauf, dass dein Gesäß während der Übung auf den Fersen bleibt. Lege dich nun mit deinem gesamten Gewicht in die Arme hinein. Rolle dich im Anschluss daran langsam wieder Wirbel für Wirbel auf.

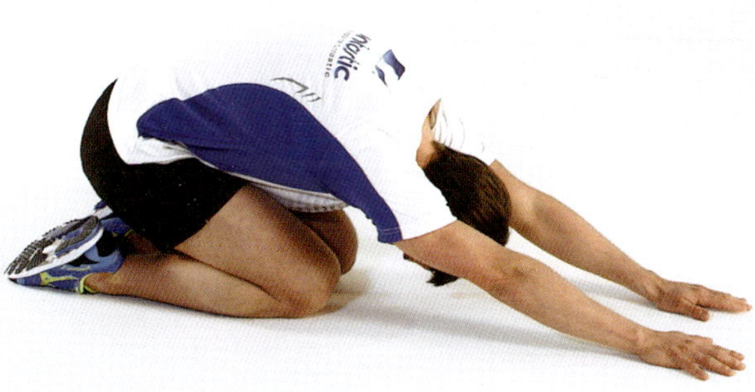

8

Hüfte, Rücken diagonal und Oberkörper

So geht's:

Lege dich auf den Rücken, stelle die Beine auf und schlage das linke über das rechte Bein. Verschränke nun deine Hände hinter dem Kopf und lasse deine Beine zur linken Seite hinübersacken. Ziehe hierbei mit dem übergeschlagenen linken Bein das rechte in Richtung Boden. Achte darauf, dass beide Schultern am Boden bleiben. So intensivierst du gleichzeitig auch die Dehnung im Brustbereich.

Der Nutzen für deinen Laufstil:

Das Laufen zeichnet sich durch eine sogenannte Diagonalkoordination aus, d.h. der rechte Arm ist für die Aktion des linken Beins verantwortlich. Regelmäßige Querdehnungen dieser Arbeitsmuskulatur ermöglichen einen gut ausbalancierten Laufstil.

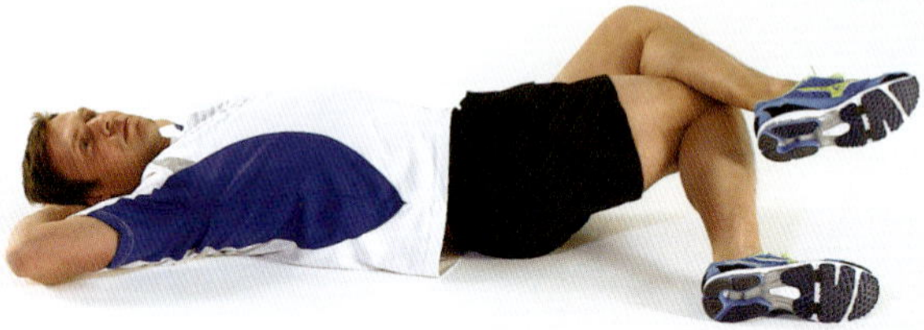

9

Hüftbeuger

So geht's:

Begib dich in einen Ausfallschritt und setze dein rechtes Knie auf dem Boden auf. Schiebe die Hüfte aus dieser Position heraus nach vorn und ziehe den rechten Arm nach oben. Spanne während dieser Übung die Bauch- und Gesäßmuskulatur an, um den Effekt zu erhöhen.

Der Nutzen für deinen Laufstil:

Die Flexibilität des Hüftbeugemuskels ist für die Schrittlänge verantwortlich. Je länger die Schritte, desto höher wird die Laufgeschwindigkeit bei gleicher Belastungsintensität.

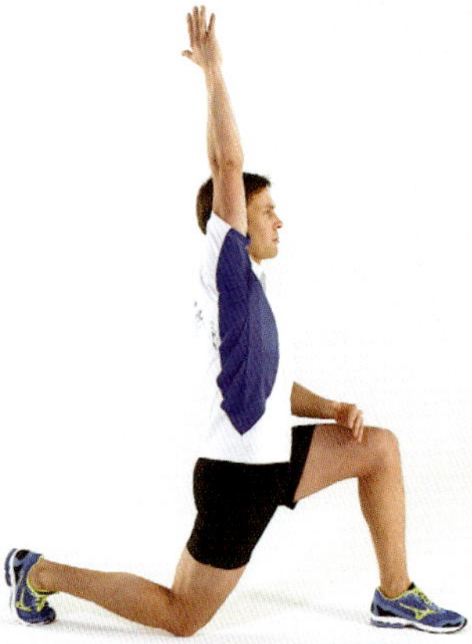

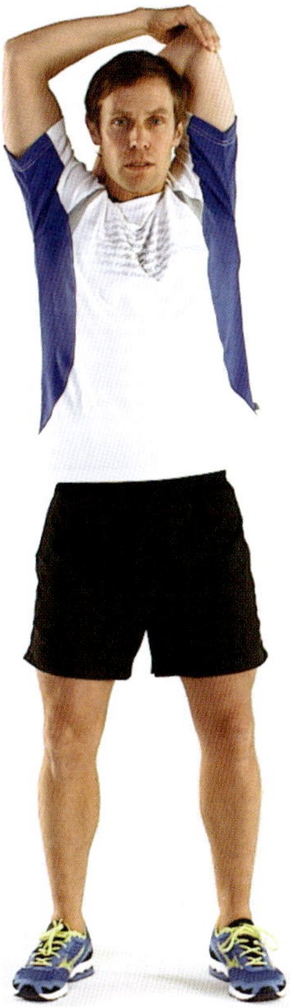

ARME:

10

Oberarmrückseite und Trizeps

So geht's:

Lege deine linke Hand zwischen die Schulterblätter und greife mit der rechten an den linken Ellenbogen. Ziehe nun langsam den Ellenbogen hinter den Kopf. Achte während der Übung auf eine gute Rumpfspannung, um nicht in ein Hohlkreuz auszuweichen.

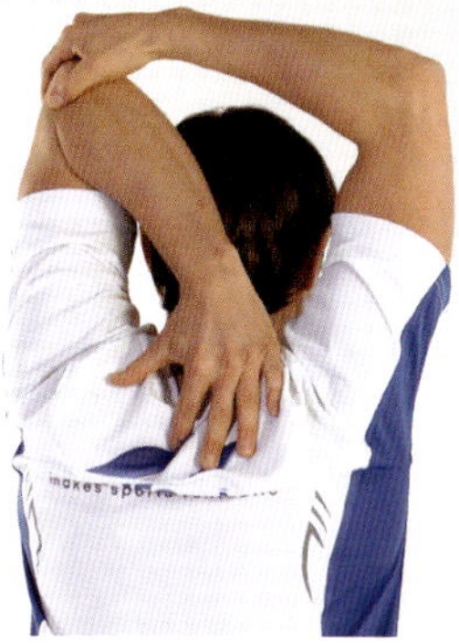

Der Nutzen für deinen Laufstil:

Unsere Arme geben das vor, was die Beine im diagonalen Verhältnis umsetzen sollen. Mit einem verkrampften Oberkörper und zu hoher Muskelspannung in der Oberarmrückseite können die Beine keinen locker schwingenden Laufstil umsetzen.

SASCHAS TIPP:

Je mehr Kilometer du zurücklegst, umso mehr Kalorien verbrauchst du. Diese Grundregel sollte sich jeder Laufanfänger zu eigen machen. Das Tempo ist dabei erst mal zweitrangig.

ASPHALT ODER WALDBODEN?

Fast jeder Einsteiger steht vor der Frage, welcher Untergrund besser zum Laufen geeignet ist. Die Antwort lautet: Dafür gibt es keine allgemeingültige Empfehlung. Die Wahl richtet sich nach den Bedürfnissen und Anforderungen, die jeder Einzelne hat. Generell gilt, Asphalt ist härter, deshalb ist das Risiko des Umknickens geringer. Andererseits kann er bereits vorhandene Knieprobleme verstärken, was wiederum für einen weicheren Untergrund spricht. Um Testreihen wird man nicht herumkommen. Wenn man jedoch die freie Wahl hat, ist anfangs der weichere Boden vorzuziehen, weil er das Gewicht besser abfedert und die Gelenke schont.

ASPHALT

PRO: Man kommt schnell voran, die Gefahr umzuknicken ist gering, ist überall verfügbar.
CONTRA: Dämpft kaum und belastet bei jedem Schritt die Gelenke mehr (auf gute Schuhe achten).

WALD ODER PARK

PRO: Ist weich, dämpft und schult die Koordination, weil man Unebenheiten ausweichen muss, geländebedingte Rhythmuswechsel bringen Abwechslung.
CONTRA: Wurzeln und Steine sind Stolperfallen und erhöhen die Verletzungsgefahr, der nächste Wald oder Park ist nicht immer direkt um die Ecke, durch eine längere Anfahrt ist der Zeitaufwand höher.

SAND

PRO: Kräftigt die Muskeln, da man mehr Kraft aufwenden muss.
CONTRA: Ist schnell kräftezehrend, die Gefahr von Überlastungsschäden ist hoch, wenn der Sand sehr weich ist, wird die Achillessehne stark beansprucht.

TARTAN

PRO: Für Tempotraining sehr gut geeignet, Strecke ist genau vermessen; geringe Gefahr umzuknicken; Stadien sind häufig beleuchtet, sodass man auch im Herbst und Winter abends laufen kann; gut dämpfend.
CONTRA: Die 400-Meter-Runde wird über längere Distanzen schnell eintönig, verstärkt Achillessehnenprobleme.

LAUFBAND

PRO: Wetterunabhängiges Trainieren ist möglich, wechselnde Programme verschaffen Abwechslung; gute Dämpfung.
CONTRA: Es ist unter Umständen eintönig und gewöhnungsbedürftig, sich beim Laufen nicht von der Stelle zu bewegen; der Fuß rollt und drückt sich anders ab, weil sich der Untergrund wegbewegt, deshalb sollte immer eine leichte Steigung eingestellt werden, um eine ähnliche Abdruckstärke wie draußen zu erreichen; Ansprüche an die Muskeln sind geringer; schnelleres Schwitzen, weil der kühlende Wind fehlt; die Mitgliedschaft im Fitnessstudio kostet Geld.

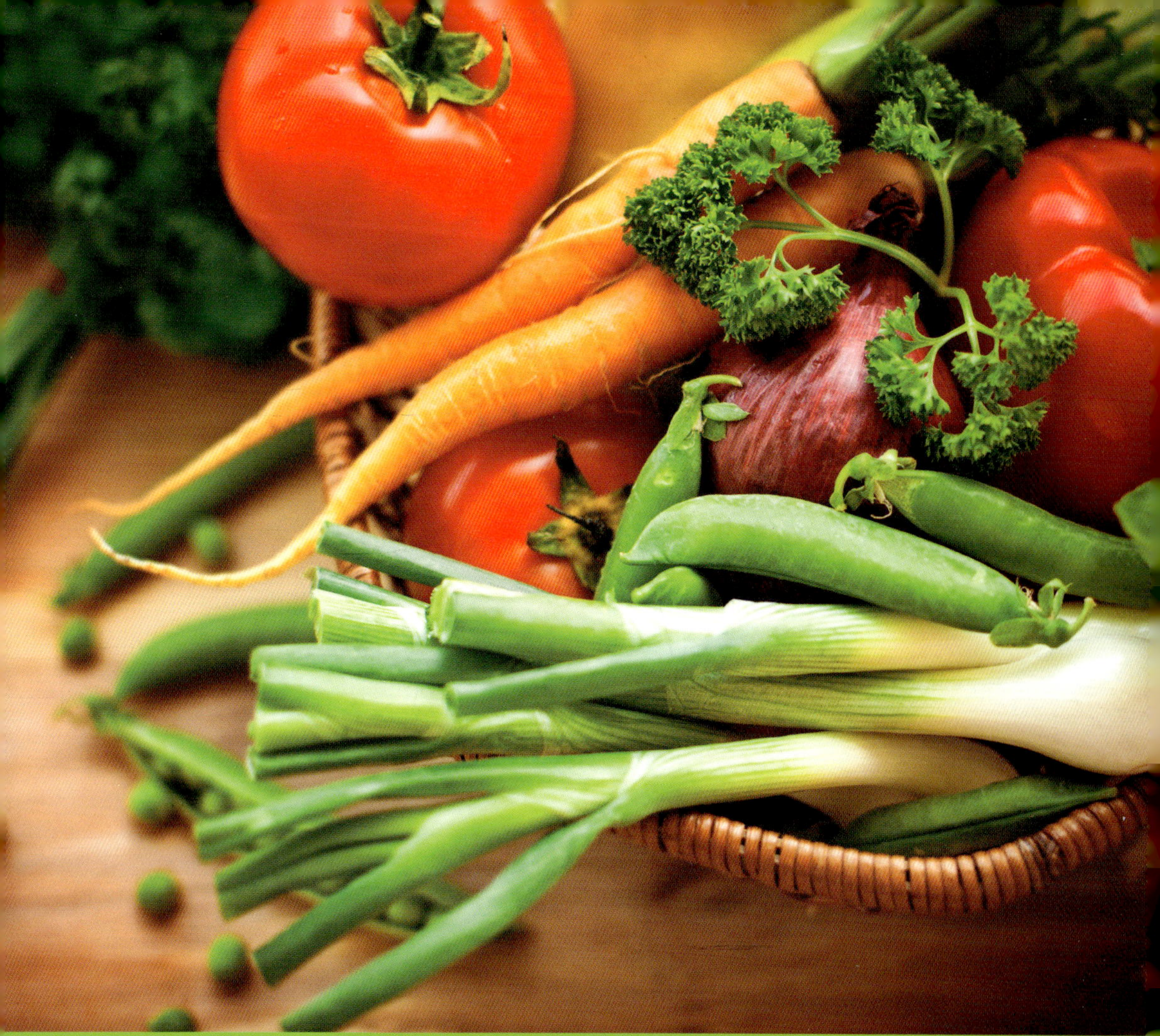

#3

ERNÄHRE DICH GESUND

»Die Basis unseres Seins ist die Ernährung.«
(Johann Lafer)

10 ERNÄHRUNGSMYTHEN

Unser Essverhalten ist durch mannigfaltige Faktoren, wie z.B. erlernte Verhaltensmuster, die Prägung durch das soziale Umfeld, Erbanlagen sowie durch physiologische Mechanismen beeinflusst. Ernährung ist eine komplexe Angelegenheit, bei der eine Vielzahl von Aspekten ineinandergreifen.

Will man die Ernährungsweise ändern, muss man an ebenso vielen Punkten ansetzen. Zuerst gilt es, das eigene Essverhalten kritisch unter die Lupe zu nehmen und sich über folgende Dinge bewusst zu werden:

- Wann esse ich?
- Wo?
- Wie viel?

Im nächsten Schritt muss der Kühlschrank überprüft werden:

- Was ist drin?
- Was fehlt?
- Wovon habe ich immer zu viel oder zu wenig?

Doch was bedeutet es eigentlich, gesund zu essen, und wie bekommt man es hin, nicht nur schlanker zu werden, sondern auch zu bleiben? Zuerst muss mit einigen Mythen aufgeräumt werden. Denn zu kaum einem Thema kursieren so viele Gerüchte wie zum Essen.

1

Salat ist leicht und reich an Vitaminen. Viele Menschen meinen, Salat sei eine leichte, vitaminreiche Mahlzeit, aber das ist nicht der Fall. Salat liegt aufgrund seiner Ballaststoffe und Fasern oft schwer und lange im Magen. Ein Blick in die Nährwerttabellen zeigt zudem, dass Salat nur halb so viel Vitamin C hat wie Tomaten, ein Drittel des Weißkohls und ein Achtel der Paprika.

2

Schokolade macht dick. Der Genuss von Schokolade macht nicht zwangsläufig dick, sondern kann sich sogar positiv auf den Stoffwechsel auswirken. Zu diesem Ergebnis kommt eine repräsentative Studie der University of California in San Diego. Bisherige Annahmen hätten oft nur den reinen Kaloriengehalt der Schokolade berücksichtigt, nicht aber die Wirkung der

SASCHAS TIPP:

Führe Tagebuch über deine Essgewohnheiten und deinen Kalorienverbrauch. Trage ein, was du wann und wie viel gegessen und getrunken hast. Nach einiger Zeit wirst du ein Bewusstsein dafür entwickeln, was du ändern musst. Stelle deinem durchschnittlichen Kalorienbedarf deinen tatsächlichen Kalorienverbrauch gegenüber. Du wirst erkennen, wo die heimlichen Dickmacher lauern.

Ärzte und Ernährungsexperten wissen längst: Nur wer auf lange Sicht seine Ernährungs- und andere Gewohnheiten ändert, hat dauerhaft Erfolg.

Inhaltsstoffe, erklärt die Medizinerin Beatrice Golomb. Ihre Studie zeige, dass Menschen, die häufiger zu Schokolade greifen, sogar dünner seien. Übrigens, hinsichtlich der Kalorienzahl sind dunkle und Vollmilchschokolade vergleichbar. Schokolade besteht hauptsächlich aus Kakaobutter, Kakaomasse und Zucker. Dunkle Schokolade unterscheidet sich von der Milchschokolade vor allem darin, dass keine Milch und kein Milchzucker enthalten sind. Der Anteil der Kakaomasse ist höher.

3

Müsli sättigt anhaltend. Ein zentrales Dogma der Vollwertlehre lautet: Ein Müsli aus geschrotetem Getreide sättige anhaltender als eine Marmeladensemmel. Tatsächlich aber ist der Blutzuckerspiegel nach dem Genuss von beidem nach fünf Stunden wieder am niedrigsten. Allerdings

LÄUFERLEXIKON

HEILFASTEN

Beim sogenannten Heilfasten (nach der Buchinger-Methode) ernährt man sich einige Zeit fast ausschließlich von Gemüsebrühen und Säften, begleitet von einer sogenannten Darmsäuberung. Die Kur soll dazu dienen, den Körper zu reinigen. Doch viele positive Wirkungen des Heilfastens und der damit verbundene Begriff des Entschlackens sind wissenschaftlich kaum belegt. Zwar verliert der Körper schnell etwas Gewicht, doch als Methode zum Abnehmen eignet sich das Heilfasten nicht, da der Jo-Jo-Effekt besonders stark wirkt. Vorsicht ist auch deshalb geboten, weil der Körper dabei nicht nur Fett aus den Fettzellen abbaut, sondern auch Muskeln. Die DGE billigt dem ärztlich begleiteten Fasten jedoch zu, dass es ein Einstieg in eine gesunde Ernährungsweise sein kann.

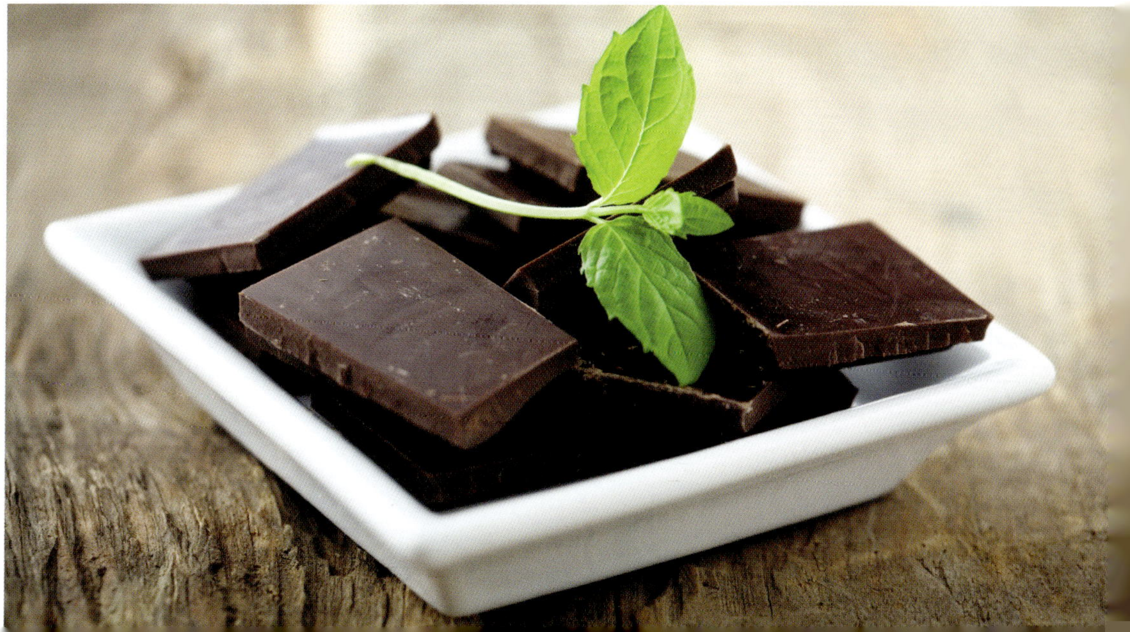

wird beim Müsli weniger Zucker freigesetzt, weshalb der Körneresser früher wieder Hunger haben müsste. Dass das häufig nicht so ist, liegt einfach daran, dass das von den schwer verdaulichen Körnern hervorgerufene Magendrücken als Sättigung interpretiert wird. Übrigens: Eine Menge Müslis enthalten viel Zucker und damit viele Kalorien.

4

Rohkost ist gesünder als Gekochtes. Frische, nicht erhitzte pflanzliche Nahrung soll dem Mythos nach gesünder sein als angeblich „Totgekochtes". Doch kann es dabei zu Problemen mit der Hygiene der Nahrungsmittel kommen, da sie nicht durch Erhitzen desinfiziert werden. Infektionen können die Folge sein. In zwei Gießener Studien stellte sich zudem heraus, dass 30 Prozent der Rohköstler Untergewicht hatten. Probanden, die fast ausschließlich rohe Nahrung aufnahmen, hatten mehr Zahnschäden. Auch bekommen die meisten Rohköstler mit der Zeit erhebliche Verdauungsstörungen. Nicht zu vergessen der Nährstoffmangel, den eine dauerhafte reine Rohkosternährung auslöst, insbesondere an Vitamin B12, Vitamin D, Vitamin B2, Eisen, Jod und Zink. Nach Einschätzung der DGE ist die Wahrscheinlichkeit eines Nährstoffmangels umso größer, je stärker die Lebensmittelauswahl eingeschränkt wird und je weniger abwechslungsreich die Ernährung ist.

5

Der Körper muss regelmäßig entgiftet werden. Detox ist in Mode. Während man auf verarbeitete Lebensmittel wie Zucker, Weißmehl, Gluten oder Hefe verzichtet, sollen das Gewicht reduziert und schädliche Substanzen im Körper schneller abgebaut werden. Es gibt aber laut der Deutschen Gesellschaft für Ernährung (DGE) keine wissenschaftlichen Beweise, dass solche Maßnahmen die Ausscheidung von Giftstoffen fördern, geschweige denn, dass sich im Körper Gift überhaupt ablagert, das entfernt werden muss. In einem gesunden menschlichen Körper gibt es keine Ansammlung von Schlacken. Nicht verwertbare Stoffe werden über den Darm und die Nieren ausgeschieden.

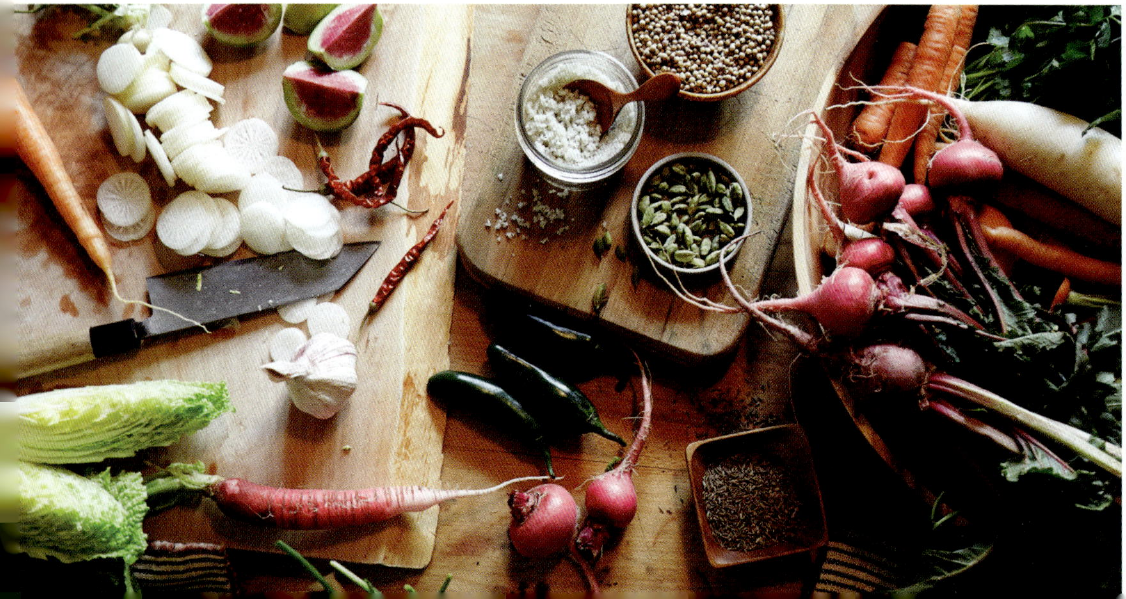

6

Pommes frites sind ungesund. Frittierte Kartoffelspalten ähneln in ihrer Zusammensetzung der Butterstulle: Sie liefern 36 Prozent Stärke (Butterbrot 33 Prozent), 15 Prozent Fett (16), 4 Prozent Eiweiß (5), 2 Prozent Mineralstoffe (1,5), enthalten im Gegensatz zum Brot aber sogar Vitamin C. Dennoch sollten Fans nun nicht das Brot komplett durch Pommes ersetzen, aber hin und wieder eine Portion schadet nicht.

7

Der Säurehaushalt muss reguliert werden. „Basenfasten ist Großputz für den Körper", liest man in einschlägigen Magazinen. Doch nach Ansicht von Experten ist nichts dran am Säure-Basen-Problem. Verschiedene Puffersysteme des Körpers regulieren das Säure-Basen-Verhältnis im Blut von selbst. Dass Gesunde durch die Ernährung übersäuern, ist nicht zu befürchten. Zusätzliche „basenfördernde" Nahrungsergänzungsmittel einzunehmen ist deshalb unnötig. Außerdem kann es sogar schädlich sein, sich hauptsächlich basisch zu ernähren, denn wichtige Lebensmittel wie Getreide- und Milchprodukte werden in zu geringen Mengen aufgenommen.

8

Salz lässt den Blutdruck steigen. Hoher Salzkonsum gilt als Risikofaktor für Herz-Kreislauf-Erkrankungen. Die These basiert auf der Erkenntnis, dass Salz Wasser bindet. Je mehr Salz im Blut sei, desto höher sei das Blutvolumen und der Druck auf die Gefäße. Wer auf Salz verzichte, verringere die Flüssigkeitsmenge in den Gefäßen, und der Druck könne sinken. Genährt wurde die Theorie von der 1988 veröffentlichten Intersalt-Studie, bei der die Wissenschaftler den Salzkonsum von 52 Völkern weltweit untersuchten. Sie stellten fest, dass sich ein Volk am Amazonas, die Yanomami-Indianer, nahezu salzfrei ernährten und Bluthochdruck dort nicht vorkam. Neuen Studien zufolge senken Salzverzicht oder Salzreduktion den Blutdruck aber höchstens minimal. Auch Rauchen und Übergewicht können einen hohen Blutdruck hervorrufen. Sel-

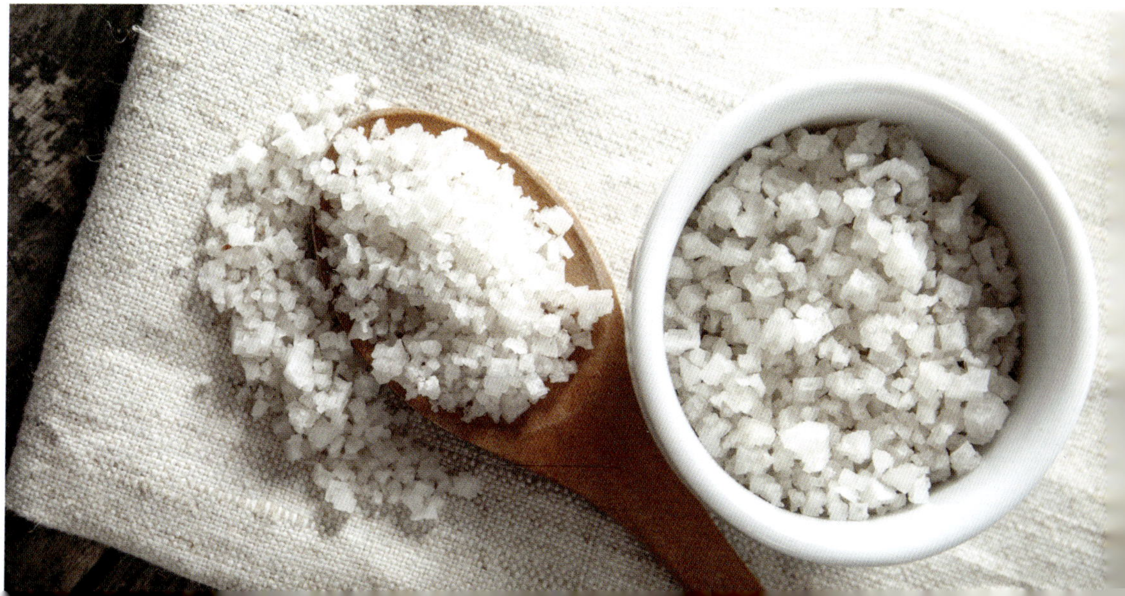

ten ist Bluthochdruck allein auf ein Zuviel an Salz zurückzuführen; dennoch kann vielfach darauf verzichtet und stattdessen mit gesunden Kräutern gewürzt werden.

9

Light-Produkte machen schlank. „Light", „fettarm", „kalorienreduziert" – immer mehr Angebote im Supermarkt locken mit solchen Labeln. Aber nicht selten führen die Versprechen in die Irre, denn die Angabe auf der Verpackung bezieht sich in der Regel nur auf einen Nährwert. „Light" ist kein gesetzlich geschützter Begriff. Er kann für „nährstoffreduziert", „alkoholarm", „fettarm", „wenig Zucker" oder „wenig Salz" stehen. Weniger Fett kann aber gleichzeitig mehr Zucker oder Salz als Geschmacksträger bedeuten und umgekehrt. Eine Diätschokolade mit Zuckeraustauschstoffen etwa hat genauso viel Fett wie eine herkömmliche. Deshalb immer in die Nährwertangaben schauen. Süßstoff als Zuckerersatz enthält wiederum chemische Zusätze, die auch nicht gesundheitsfördernd sind, und kann Heißhungerattacken auslösen. Ein Hauptgrund aber, warum Light-Produkte nicht per se schlank machen: Viele Menschen essen mehr, weil ja (angeblich) weniger Kalorien drin sind.

10

Spinat enthält besonders viel Eisen. Noch aus Kindertagen kennt man den Spruch: Spinat macht stark. Zweifelsohne ist Spinat gesund, enthält er doch Ballaststoffe, Vitamine, pflanzliche Eiweiße und Folsäure; dass er aber Superkräfte freisetzt, darf bezweifelt werden. Die Legende geht vermutlich auf den Schweizer Wissenschaftler Gustav von Bunge zurück, der im Jahr 1890 den Eisengehalt von 100 Gramm getrocknetem Spinat korrekt mit 35 Milligramm bezifferte. Doch leider wurde in der Folge die Angabe auf frischen Spinat übertragen, obwohl dieser nur ein Zehntel der Eisenmenge enthält. Hülsenfrüchte wie Linsen oder Erbsen enthalten viel mehr Eisen als Spinat.

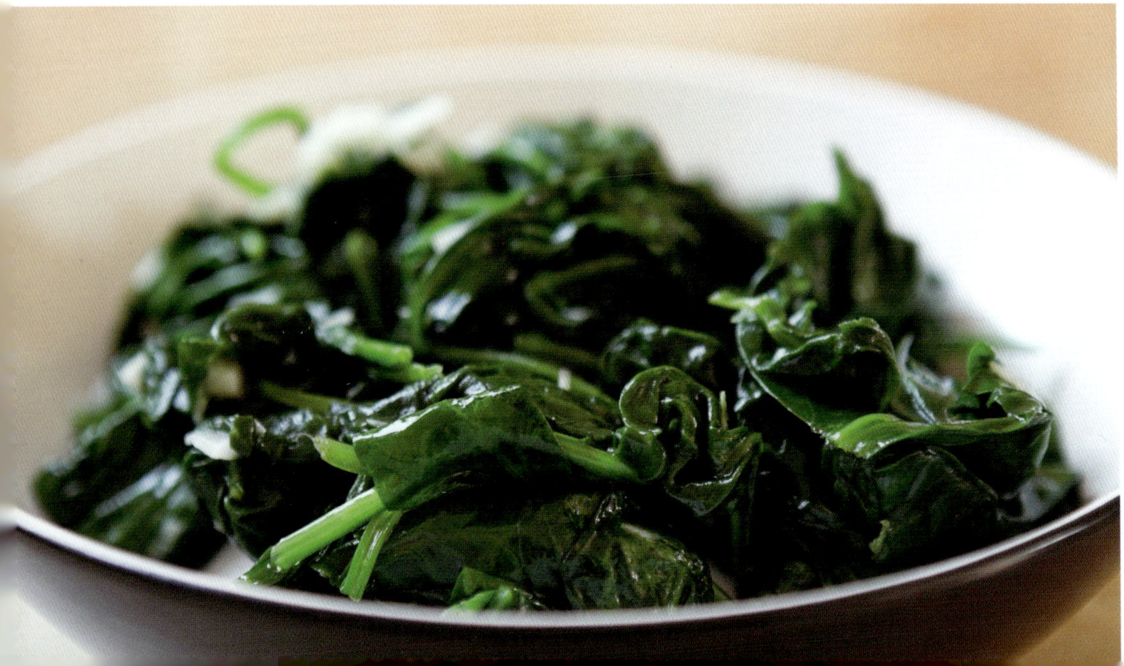

Erfolgs-
geschichte

»Die wichtigste Grundregel zum Abnehmen ist in meinen Augen, nicht auf eine Diät zu vertrauen.«

Thomas Lackner, 34 Jahre

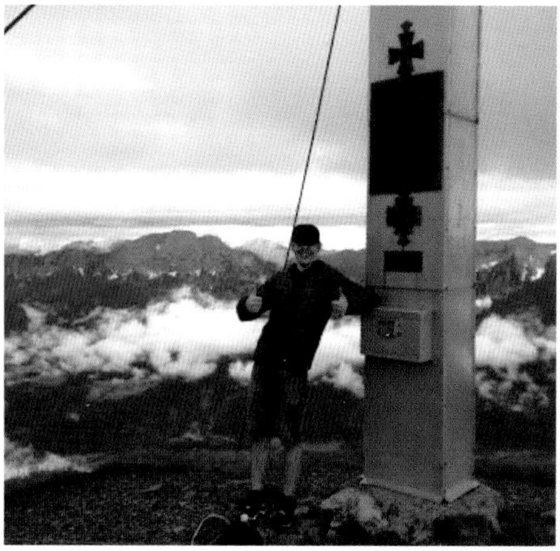

Vor etwa fünf Jahren bin ich schwer erkrankt und musste mehrmals operiert werden. Ich war mit 192 Kilogramm Körpergewicht ins Krankenhaus eingeliefert worden. Die Physiotherapie war entsprechend schwer. Auch die Kraftanstrengungen, welche Pfleger, Schwestern und Ärzte bei einem übergewichtigen Menschen wie mir im Krankenhaus aufbringen mussten, waren mir extrem peinlich. Nach der Entlassung wog ich immer noch 165 Kilogramm. Von da an habe ich zu Hause meine Ernährung komplett umgestellt. Wenig Kohlenhydrate, viel Eiweiß, ganz wenig Zucker, kaum Fett. Kein Schweinefleisch, kein Weißmehl mehr. Beim Trinken habe ich mich auf Wasser beschränkt, Alkohol nur gelegentlich in Maßen genossen. Und ganz wichtig: mindestens vier bis fünf kleine Mahlzeiten am Tag. Die wichtigste Grundregel zum Abnehmen ist in meinen Augen aber, nicht auf eine Diät zu vertrauen, sondern sich bewusst mit der Ernährung auseinanderzusetzen. Diäten sind nur für einen bestimmten Zeitraum ausgelegt und nicht ein Leben lang durchführbar. Eine Ernährungsumstellung dagegen ist etwas Langfristiges. Jedoch nur machbar, wenn man sich dessen auch bewusst ist und in den ersten Monaten die notwendige Disziplin hat. Nach einem halben Jahr wurde mir klar, dass ich auch mit Sport anfangen musste, um weiterzukommen. Zuerst waren es nur wenige Minuten auf dem Ergometer, bei wenig Widerstand. Woche für Woche wurde es länger und intensiver. Ich trainiere an sechs Tagen mit einem Ruhetag pro Woche, meist morgens eine Stunde und dann noch mal mittags oder abends eine bis anderthalb. Ab dem Frühjahr fahre ich mit dem Rad zur Arbeit (60 Kilometer täglich). Damit habe ich dann schon etwa zwei Stunden Training und komme auch kostengünstig zur Arbeit. Heute schwanke ich zwischen 73 und 78 Kilogramm.

- Gewichtsverlust: 114 Kilogramm
- Trainiert an 6 Tagen pro Woche

DIÄTEN – (K)EIN SINNVOLLER WEG ZUM WUNSCHGEWICHT?

Diäten gelten als probater Weg zum Wunschgewicht. Fast jeden Monat wird ein neues Programm mit Schlankheitsversprechen erfunden, mit dem ultimativen Weg zur Traumfigur. Doch Vorsicht, kaum eine Diät hält, was sie verspricht. Im Gegenteil: Der langfristige Nutzen populärer Diätprogramme ist nicht erwiesen, einige schaden sogar.

Mark J. Eisenberg, Mediziner an der McGill University in Montreal, hat in einer Studie für das Canadian Institute of Health Research ermittelt, dass Diätprogramme schaden. Nicht nur, dass sie nicht zu dauerhaftem Gewichtsverlust führen, sie können den Körper sogar stärker belasten als Übergewicht. Er verglich die Effekte von Diäten wie Atkins und Weight Watchers mit denen einer allgemeinen Ernährungsumstellung. Das Ergebnis: Nahmen die Probanden im ersten Jahr noch zwischen einem und sechs Kilogramm ab, und damit genauso viel wie die in der Kontrollgruppe, hatten sie nach zwei Jahren das ursprüngliche Gewicht wieder erreicht. Auch die DGE zweifelt den Nutzen beliebter Diäten an. Intervallfasten, Entgiftungsdiäten, Paläo oder die HCG-Diät stünden bei Abnehmwilligen zwar hoch im Kurs, wirkten aber nicht dauerhaft und gefährdeten eine ausgewogene Nährstoffzufuhr. Die dauernde Reduktion einzelner Nahrungskomponenten kann zu Mangelerscheinungen führen oder einzelne Organe, wie den Darm, belasten. So profitieren beispielsweise Menschen mit Eisenmangel vom regelmäßigen Verzehr von rotem Fleisch. Fällt dies weg, muss es durch andere Lebensmittel ersetzt werden, was in vielen Fällen aber kein vollwertiger Ersatz ist.

LÄUFERLEXIKON

JO-JO-EFFEKT

So wird die schnelle Gewichtszunahme nach einer Diät genannt. Futtert man danach so wie zuvor, legt man schneller wieder an Gewicht zu, weil der Körper während der Diät auf Sparflamme geschaltet hat und der Grundumsatz sinkt. Das Gewicht kann sich bei häufigen Diäten stark auf- und abbewegen – wie ein Jo-Jo – wobei es am Ende oft höher ist als zuvor. Wissenschaftler haben herausgefunden, dass das Auf und Ab für Herz und Kreislauf sogar belastender ist als konstantes Übergewicht.

Laufen und gesunde Ernährung lassen das Fett schmelzen. Aber wo wandert das Fett eigentlich hin? Es löst sich im wahrsten Sinne des Wortes in Luft auf. Der größte Teil (84 Prozent) wird in Kohlendioxid umgewandelt und ausgeatmet, der Rest wird zu Wasser und ausgeschieden.

6 POPULÄRE DIÄTEN IM ÜBERBLICK

1

Low Carb (Atkins)-Diät

Die Atkins-Diät liegt im Trend. Sie beruht auf dem Prinzip der Kohlenhydratreduktion. Fett und Eiweiß, d.h. Obst, Gemüse, Fleisch, Quark, Nüsse oder Eier, sind die wichtigsten Energielieferanten. Die kohlenhydratarme Kost soll den Blutzuckerspiegel niedrig halten und die Fettverbrennung steigern. Die Diät wurde Anfang der 1970er-Jahre vom Ernährungswissenschaftler Robert Atkins entwickelt. Brot, Nudeln und Reis sind demnach nicht generell verboten, sollen aber nur in geringen Mengen verzehrt werden. Viele Ernährungsexperten lehnen das Low-Carb-Prinzip als einseitig und potenziell gesundheitsschädlich ab, auch wenn sich das Gewicht damit zumindest zeitweise reduzieren lässt. Kann man noch laufen, wenn man Kohlenhydrate reduziert? Das kann man, aber warum soll man auf den wichtigsten Energielieferanten für die Muskeln verzichten?

2

Paläo-Diät

Die Steinzeit-Diät steckt uns in den Genen. Dieser Ansicht sind die Begründer der Paläo-Diät. Sie geht auf den Gastroenterologen Walter L. Voegtlin zurück, der schon 1975 in seinem Buch *The Stone Age Diet* eine Ernährungsweise beschreibt, wie sie vor etwa zwei Millionen Jahren vorgeherrscht haben soll. Die Vorfahren des Menschen ernährten sich ausschließlich von dem, was sie jagten und sammelten. Auf dem Speiseplan der Diät steht folgerichtig das im Mittelpunkt, was die Natur bietet: an erster Stelle Fleisch (Wild), dazu Fisch, Meeresfrüchte, Eier, Früchte, Gemüse, Kräuter, Pilze, Nüsse, Esskastanien und Honig. Milch, Brot, Joghurt, Nudeln sollen ebenso vermieden werden wie industriell hergestellte Lebensmittel, etwa Zucker, Cola, Pizza, Bier.
Die Diät beruht letztlich auf dem Prinzip kohlenhydratarmer Ernährung, obwohl auf Kohlenhydrate nicht ausdrücklich verzichtet wird.

3

FdH

FdH ist die Abkürzung für „Friss die Hälfte" und gilt als eines der am weitesten verbreiteten Abnehmprogramme. Ohne den Speiseplan umzustellen, wird einfach die Menge des Essens (möglichst) halbiert.
Die Idee dahinter ist einfach: Auf nichts soll verzichtet, aber von allem weniger gegessen werden. Keine Diät oder Ernährungsumstellung stört die lieb gewonnenen Mahlzeiten. Schokolade, Pizza und Co. dürfen auch weiter gegessen werden, nur eben in geringerem Maße. Und da liegt auch schon die Krux. Wer sich vorher schon nicht ausgewogen ernährt hat, tut das nun noch weniger. Denn mit dem Umfang der Speisen halbiert sich auch die Menge der Nährstoffe, und das kann zu einer Unterversorgung des Körpers führen.
Fazit: FdH ist keine sinnvolle Diät, sondern eher ein bisschen Selbstbetrug. Es sei denn, die Ernährung wird dabei gleichzeitig umgestellt.

4

Mittelmeerdiät

Die mediterrane Kost besteht zu einem großen Teil aus Gemüse, Olivenöl, Getreide, Fisch, Brot, wenig rotem Fleisch und mäßig Rotwein. Auf Zucker, fettreiche Wurst und Käse wird fast vollständig verzichtet. Die Unesco hat im Jahr 2010 die Mittelmeerdiät auf Betreiben Italiens, Spaniens, Griechenlands und Marokkos sogar als Immaterielles Kulturerbe anerkannt. Die Zutaten der Küche sind gesund und frisch, enthalten viele Vitamine und Nährstoffe, wenig tierische Fette und Eiweiß. Die Mittelmeerdiät genügt den Ansprüchen an eine abwechslungsreiche Ernährung und ist gut in den Alltag zu integrieren. Die meisten Gerichte sind einfach in der Zubereitung. Dennoch ist der Abnehmeffekt umstritten, weil die südländische Küche sehr viel Öl verwendet, an das der Mitteleuropäer nicht unbedingt gewöhnt ist. Auch zielt die Diät weniger auf das Abnehmen an sich, da sie auf einen strikten Plan oder das Zählen von Kalorien verzichtet, als vielmehr auf eine gesunde Ernährungsweise.

5

Weight Watchers

Anders als bei den meisten anderen Diäten werden bei den Weight Watchers nicht Kalorien gezählt, sondern Punkte. Jedes Nahrungsmittel oder Gericht hat einen festen ProPoints-Wert, der sich nach seinem Eiweiß-, Fett-, Kohlenhydrat- und Ballaststoffgehalt errechnet. So kommt es, dass kalorienreiche Mahlzeiten nur wenige Punkte haben können und deshalb auch weiter gegessen werden dürfen. Ein Coach bestimmt auf Basis von Gewicht, Körpergröße, Geschlecht und Alter individuell, wie viele Punkte der Teilnehmer täglich verbrauchen darf. Die Zahl wird regelmäßig angepasst. Eines der wichtigsten Instrumente sind die wöchentlichen Gruppentreffen, bei denen die Teilnehmer von ihren Erfolgen oder Rückschlägen berichten. Dieser Teamgeist motiviert, am Ball zu bleiben, und ist eines der wichtigsten Erfolgsgeheimnisse der Diät. Wer sich bewegt, kann zusätzliche Sportpunkte erarbeiten. Ein weiteres Plus: Kein Nahrungsmittel ist grundsätzlich verboten, solange das eigene Punktebudget nicht überschritten wird. Allerdings kostet das Weight-Watchers-Programm zusätzlich Geld.

6

Schlank im Schlaf

Kaum eine Diät klingt verheißungsvoller als die, im Schlaf abzunehmen. Sich einfach ins Bett legen und die Pfunde schmelzen lassen – wer träumt nicht davon? Doch so simpel ist es nicht. Grundlage der Diät ist es, Eiweiß und Kohlenhydrate so zu kombinieren, dass der Insulinspiegel niedrig gehalten und die Fettverbrennung angekurbelt wird. Drei Mahlzeiten täglich im Abstand von fünf Stunden sollen dafür sorgen, das Hormon der Bauchspeicheldrüse abzusenken: Morgens gibt es nur Kohlenhydrate, mittags gemischte Kost und abends nur eiweißhaltige Nahrungsmittel. Sport ist bei diesem Programm wichtig, damit die Muskeln nicht abbauen. Die Diät ist wissenschaftlich umstritten, da Studien fehlen, die den Mechanismus von Insulin und Fettverbrennung detailliert belegen. Nicht umsonst empfiehlt die DGE fünf Mahlzeiten am Tag, da sie nachweislich den Heißhunger dämpfen.

Wenn es dir alleine nicht gelingt, dein Übergewicht nachhaltig zu reduzieren, wende dich an einen professionellen Ernährungsberater. Er kann dich mit Rat und Tat unterstützen. Adressen findest du einfach im Internet oder in deiner Lokalzeitung.

AUSGEWOGEN ESSEN

Eine ausgewogene Ernährung besteht aus einem Mix von Milchprodukten, Fleisch, Getreide, Brot, Nudeln, Obst und Gemüse. Die Deutsche Gesellschaft für Ernährung empfiehlt einen täglichen Anteil von 55 bis 60 Prozent Kohlenhydraten, 25 bis 30 Prozent Fett und 10 bis 15 Prozent Eiweiß. Eine vollwertige Ernährung mit allen lebensnotwendigen Nährstoffen sollte sich immer aus sieben Gruppen von Lebensmitteln bedienen:

- Getreide, Getreideprodukte, Kartoffeln
- Gemüse, Salat
- Obst
- Milch und Milchprodukte
- Fleisch, Wurst, Fisch und Eier
- Öle und Fette
- Getränke

Ihr Anteil an der Nahrung sollte in einem gesunden Verhältnis zueinander stehen. Die größte Menge stellen nach den Ge-

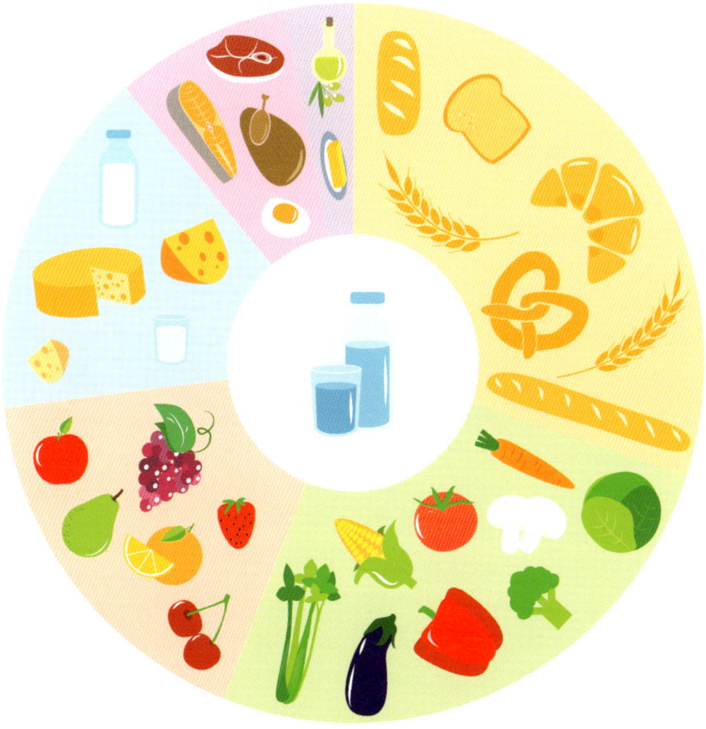

Lebensmittel mit niedriger und mittlerer Energiedichte – bis 225 Kilokalorien pro 100 Gramm – sollten Basis der täglichen Ernährung sein.

tränken die pflanzlichen Lebensmittel; fettarmes Fleisch sowie Milchprodukte ergänzen sie. Brot, Nudeln, Reis, Getreideflocken, am besten aus Vollkorn, sowie Kartoffeln enthalten kaum Fett, aber reichlich Vitamine, Mineralstoffe, Spurenelemente sowie Ballaststoffe und sekundäre Pflanzenstoffe. Bis zu sechs Scheiben Brot sowie eine Portion Nudeln, Reis oder Kartoffeln gehören auf den täglichen Speisezettel eines Erwachsenen. Aber greife lieber zu Vollkornbrot als zu ballaststoffärmerem Weißbrot. Wer reichlich Ballaststoffe isst, ernährt sich gesund und fühlt sich länger satt. Sie kurbeln auch die Verdauung an. Milch und Milchprodukte gehören auf den täglichen Speiseplan, aber lieber zur fettarmen Alternative greifen. Die DGE empfiehlt eine Portion (200 bis 250 Gramm) Milch und Joghurt oder Quark sowie zwei Scheiben Käse täglich, ein- bis zweimal in der Woche Fisch, 300 bis 600 Gramm Fleisch und Wurstwaren wöchentlich sowie bis zu drei Eier. Auch Fett sollte vorkommen, wenn auch in geringerem Umfang, als die Deutschen es gemäß Nationaler Verzehrstudie heute konsumieren. Demnach nehmen Männer 36 Energieprozent und Frauen 34 Prozent über Fette auf, empfohlen sind maximal 30 Prozent. Dabei lieber auf pflanzliche Öle, wie Walnuss-, Raps- oder Sonnenblumenöl, als auf tierische Fette zurückgreifen, da sie die essenziellen Fettsäuren enthalten. Gesättigte Fettsäuren sollte man durch mehrfach ungesättigte Fettsäuren (Avocado, Nüsse, Samen) ersetzen und den Verzehr von Trans-Fettsäuren (Blätterteig, Fertigprodukte) einschränken. Insgesamt 70 bis 90 Gramm Fett pro Tag reichen aus. Dabei ist auf unsichtbares Fett zu achten, das sich in Wurst, Käse oder Keksen sowie in Fast-Food- und Fertigprodukten versteckt. Sie müssen in die Tagesbilanz mit einberechnet werden.

FETTGEHALT IN LEBENSMITTELN

Putenschnitzel (150 Gramm)	6 Gramm Fett
Schweineschnitzel (150 Gramm)	15 Gramm Fett
Fettreduzierter Joghurt (150 Gramm)	1,5 Gramm Fett
Vollfetter Joghurt (150 Gramm)	4,5 Gramm Fett
Scheibe Gouda-Käse (25 Gramm)	5,5 Gramm Fett
Stück Harzer Käse (25 Gramm)	0,25 Gramm Fett

Quelle: Heseker H., Heseker B. (2014): Nährwerttabelle

Kein Lebensmittel macht dick. Du wirst nur dick, wenn du mehr isst, als du verbrennst.

Fett ist der Nährstoff mit der höchsten Energiedichte. Er liefert mehr als doppelt so viele Kalorien, nämlich 9 Kilokalorien, pro 1 Gramm wie die gleiche Menge Kohlenhydrate (4 Kilokalorien) oder Eiweiß (4 Kilokalorien). Bei der Lebensmittelauswahl ist die Energiedichte ein nützliches Merkmal. Lebensmittel mit hoher Energiedichte enthalten pro Portion mehr Kalorien als solche mit niedriger Energiedichte. Zum Vergleich: Zwei Äpfel (250 Gramm), sechs Möhren (450 Gramm) oder 300 Gramm fettarmer Joghurt enthalten ebenso viele Kalorien wie ein halbes Croissant (30 Gramm), nämlich 150 Kilokalorien. Sie machen aber garantiert länger satt und enthalten mehr Nährstoffe. Als Faustregel gilt: Je niedriger die Energiedichte, umso mehr kann man davon essen – und die Energiebilanz stimmt am Ende wahrscheinlich immer noch.

KEIN VERZICHT

Wenn die Ernährungsbasis stimmt, muss auch nicht auf kleine Süßigkeiten oder Knabbereien verzichtet werden. Doch auch hier gelten einige Regeln: Halte dich auf Partys fern von den Chips. Das Argument: „Sind doch Elektrolyte" zählt nicht, denn Chips bestehen zu 36 Prozent aus Fett. Sie haben ein Drittel mehr Kalorien als Salzstangen. Wenn schon Chips, dann mach dir deine eigenen: Backe dünne Kartoffelscheiben mit ein bisschen Olivenöl im Ofen, die sind garantiert fettärmer als die gekauften. Wenn schon Eis, dann ohne

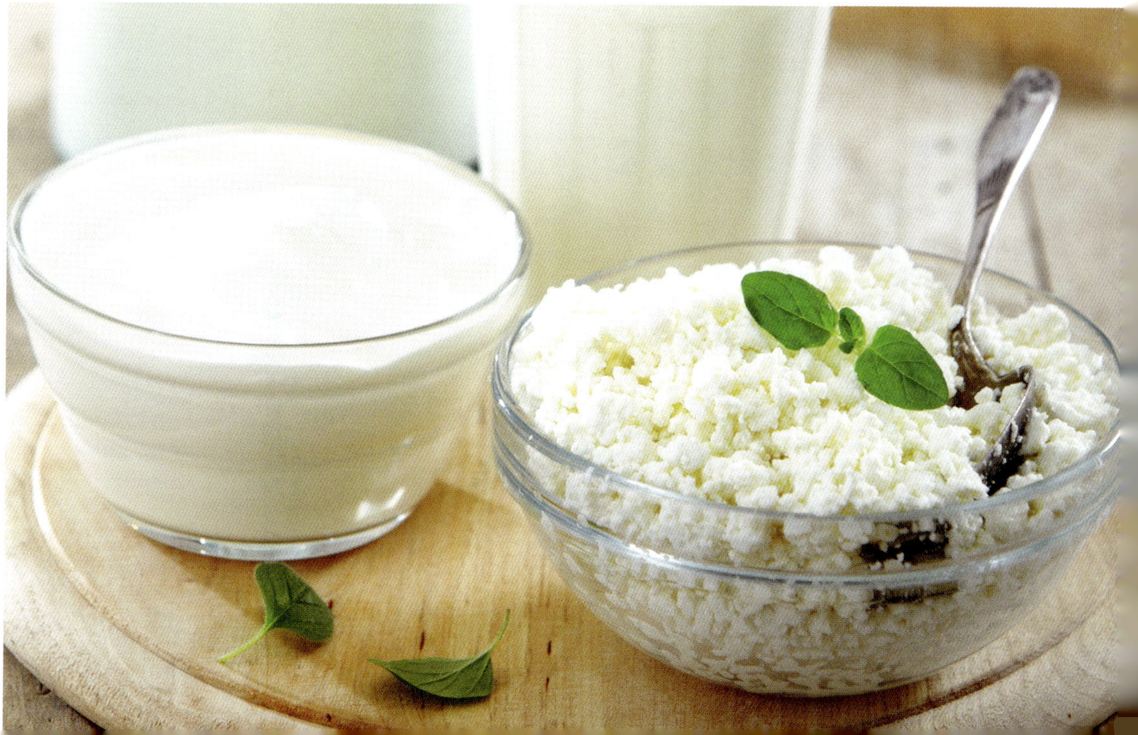

SASCHAS TIPP:

Wer nicht immer abwiegen möchte, nimmt als Faustregel fünf mal täglich eine Handvoll Gemüse, Salat oder Obst.

Sahne. Bestelle deinen Eisbecher nur mit frischen Früchten. So sparst du Kalorien im Gegensatz zum schokoladigen Eisbecher mit Sahne. Das Gleiche gilt für Sorbets, sie liegen weniger schwer im Magen als Sahneeis. Insgesamt bis zu 90 Gramm Zucker täglich werden empfohlen, aber Vorsicht bei den versteckten Zuckern, die in fast allen verarbeiteten Produkten enthalten sind. Bei Geburtstagen, an Sonn- oder Feiertagen darf es auch ruhig mal ein Stück Kuchen sein. Greife aber lieber zum Obstkuchen als zur Sahnetorte, denn der enthält weniger Zucker und Fett als seine cremige Schwester. Ein Stück Obstkuchen vom Blech schlägt mit 170 Kilokalorien zu Buche, während es die Schwarzwälder Kirschtorte auf etwa 440 Kilokalorien bringt. Eine üppige Sahnetorte in Kombination mit Kaffee lässt den Blutzuckerspiegel vermutlich um mehr als 50 Prozent steigen und sollte deshalb nicht jeden Sonntag genossen werden, sondern nur zu wirklich besonderen Anlässen.

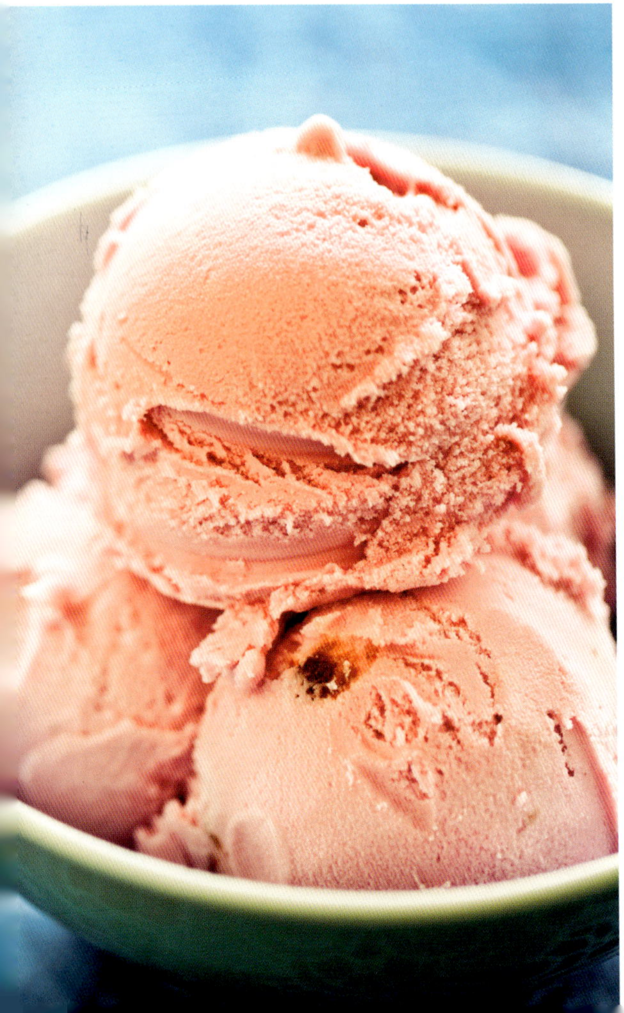

LÄUFERLEXIKON

KALORIENBEDARF

Männer und Frauen haben einen unterschiedlich hohen Kalorienbedarf. Er hängt auch vom Alter und der Belastung in Beruf und Freizeit ab. Die Deutsche Gesellschaft für Ernährung definiert folgende Richtwerte:

Kalorienbedarf bei Männern pro Tag:
19 – 25 Jahre = ca. 3000 kcal
25 – 51 Jahre = ca. 2900 kcal
51 – 65 Jahre = ca. 2500 kcal

Kalorienbedarf bei Frauen pro Tag:
19 – 25 Jahre = ca. 2400 kcal
25 – 51 Jahre = ca. 2300 kcal
51 – 65 Jahre = ca. 2000 kcal

„5 AM TAG"

Laut einer Nationalen Verzehrstudie, bei der eine repräsentative Auswahl von 15 000 Teilnehmern nach ihrem Essverhalten befragt wurde, verzehrten Frauen durchschnittlich 270 Gramm Obst pro Tag, Männer hingegen nur 222. Beim Gemüse sieht es noch schlechter aus: Frauen aßen täglich 129 Gramm, Männer 112. Vier Prozent der Befragten gaben sogar an, in den vier Wochen zuvor gar kein Obst gegessen zu haben. Dabei kann es vom Grünfutter nicht genug sein, 400 Gramm Gemüse und 250 Gramm Obst sind laut Deutscher Gesellschaft für Ernährung pro Tag empfehlenswert. Sie sind ein wichtiger Lieferant von Nährstoffen, Ballaststoffen und sekundären Pflanzenstoffen und vermindern nachweislich das Risiko, Bluthochdruck, Herz-Kreislauf-Erkrankungen und Schlaganfall zu erleiden.

Eine Portion Gemüse kann sein:

- 1 kleiner Kohlrabi
- 1 Paprika
- 3 Tomaten
- 2 Hände voll Salat oder klein geschnittener Möhren
- 1 kleine Dose Gemüse (ca. 125 Gramm)
- 2 Hände voll Tiefkühl(TK)-Brokkoli, -Spinat oder -Champignons (ca. 125 Gramm)
- 1 Handvoll getrocknete Hülsenfrüchte wie Linsen oder Erbsen
- 1 Glas Tomaten- oder Karottensaft

Eine Portion Obst kann sein:

- 1 Apfel
- 1 Banane
- 1 Orange
- 1 Pfirsich
- 2 Hände voll Erdbeeren, Himbeeren oder Trauben
- 4 Esslöffel Fruchtkompott ohne Zucker bzw. leicht gezuckert
- 2 Hände voll TK-Beerenmischung
- 5 Trockenpflaumen oder getrocknete Aprikosen
- 1 Glas Fruchtsaft mit 100 Prozent Fruchtgehalt oder 1 Smoothie

LÄUFERLEXIKON

KOHLENHYDRATE
Kohlenhydrate sind ein wesentlicher Teil der menschlichen Nahrung und für Sportler besonders wichtig. Überschüssige Kohlenhydrate werden aber in Fett umgewandelt und gespeichert.

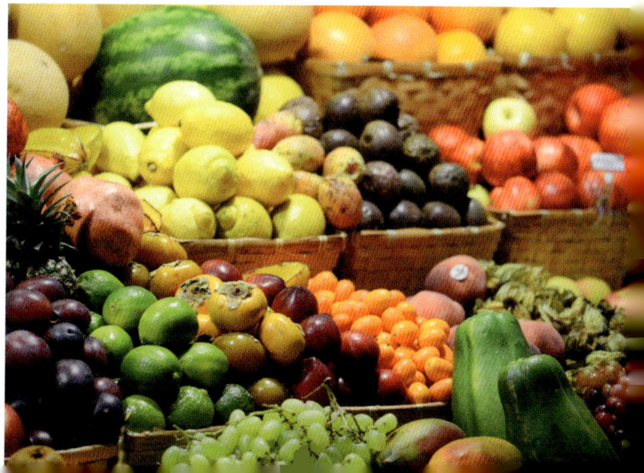

ABC DER WICHTIGSTEN NÄHRSTOFFE FÜR LÄUFER

Läufer haben einen erhöhten Nährstoffbedarf. Über den Schweiß gehen Kalium, Magnesium und Kalzium verloren, aber auch Jodid und Eisen. Untrainierte Sportler verlieren häufig mehr Elektrolyte als trainierte. Eine Reihe lebensnotwendige Stoffe kann der Körper nicht selbst produzieren, sie müssen mit der Nahrung aufgenommen werden.

Dazu gehören einige Aminosäuren, ungesättigte Fettsäuren und die meisten Vitamine und Mineralstoffe. Bei den Vitaminen unterscheidet man die fettlöslichen (A, D, E, K) von den wasserlöslichen (C, B1, B2, B6, B12, Niacin, Pantothensäure, Biotin, Folsäure). Während der Körper erstere einige Zeit speichern kann, werden letztere wieder ausgeschwemmt, wenn sie nicht verbraucht werden. In der Regel deckt ein ausgewogener Speiseplan den Tagesbedarf an allen wichtigen Nährstoffen. Erst wer länger als zwei Stunden unterwegs ist, sich auf einen Marathon vorbereitet oder bei extremen klimatischen Bedingungen läuft, sollte den Verlust von Mineralstoffen und Spurenelementen ausgleichen. Fehlen dem Körper diese essenziellen Stoffe, wirkt sich das negativ auf das Leistungsvermögen und die Gesundheit aus. Denn sie sind an fast allen Stoffwechselprozessen beteiligt.

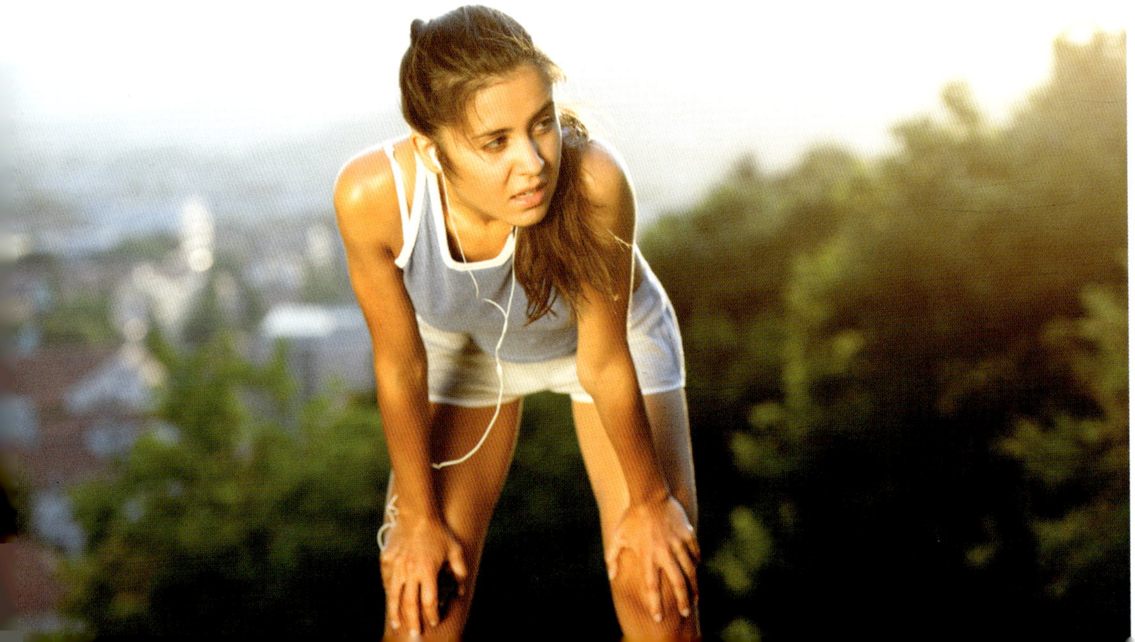

CALCIUM

Der Mineralstoff ist eng an das Vitamin D gebunden und hält Knochen und Zähne stabil. Er ist u.a. an der Signalübermittlung in der Muskulatur beteiligt. Milch und Milchprodukte (außer Quark) sind die Calciumlieferanten Nr. 1. Ein Glas Milch enthält etwa 200 Milligramm und deckt bereits ein Fünftel des Tagesbedarfs eines Erwachsenen, eine Scheibe Emmentaler (45 Prozent i.Tr., 412 Milligramm) fast die Hälfte. Auch Brokkoli, Grünkohl und Rucola sowie Haselnüsse und Paranüsse liefern eine Menge Calcium. Bei einem Mangel baut der Körper Knochenmasse ab.

EISEN

Der Körper benötigt Eisen für die Bildung von Hämoglobin und den Sauerstofftransport. Es muss mit der Nahrung aufgenommen werden und ist vor allem in Fleisch, aber auch in einigen Obst- und Gemüsesorten sowie Hülsenfrüchten und Getreide enthalten. Reich an Eisen sind Rote Bete und Vollkornprodukte. Der Bedarf beträgt täglich etwa 1 Milligramm, um diesen zu decken müssen laut DGE aber 10 bis 15 Milligramm aufgenommen werden, da nur ein Teil für den Körper tatsächlich verfügbar ist. Eisen aus tierischen Lebensmitteln kann besser verwertet werden als das aus pflanzlichen. Es ist ein sensibler Stoff, denn während Vitamin C und Zitronen- oder Milchsäure die Aufnahme fördern, hemmen schwarzer Tee und Kaffee sie. Eine Überversorgung ist für Gesunde kaum möglich. Einen Eisenmangel erkennt man daran, dass man ungewöhnlich müde und träge und nur vermindert leistungsfähig ist. Eingerissene Mundwinkel, gestörtes Haar- und Nagelwachstum sowie eine bleiche Haut können ebenfalls auf Eisenmangel hindeuten.

KALIUM

Der Stoff ist maßgeblich für die Regeneration. Er ist für den Wasserhaushalt im Körper verantwortlich, reguliert im Zusammenspiel mit Natrium den Blutdruck und ist an der Muskeltätigkeit beteiligt. Den täglichen Bedarf von 2000 Milligramm decken beispielsweise Bohnen (150 Gramm), Spinat (300 Gramm) und Weizenkleie (150 Gramm). Auch Studentenfutter, eine Mischung aus Rosinen und Nüssen, ist ein guter Kalium- und Magnesiumspender. Da Kalium in fast allen Lebensmitteln enthalten ist, kann es kaum zur Unterversorgung kommen. Lähmungserscheinungen in der Muskulatur können auf einen Mangel hinweisen.

NATRIUM

Ist ebenso wie Kalium für Muskel-, Herztätigkeit und den Wasserhaushalt wichtig. Ein Mangel ist an erhöhter Herzfrequenz, Krämpfen, Erbrechen und daran erkennbar, dass man Belastungen als anstrengend empfindet. Die Natriumkonzentration im Blut ist eng mit dem Wasserhaushalt verbunden und sollte möglichst nur geringen Schwankungen unterliegen. Natrium ist v.a. in Kochsalz und damit in einer Vielzahl Lebensmittel enthalten.

Regelmäßiges Laufen erhöht den Stoffwechsel um 25 Prozent und die Lebenserwartung.

MAGNESIUM

Magnesium ist unabdingbar für die Regeneration. Fehlt es, verkrampfen die Muskeln leichter. Es beeinflusst die Zellregeneration, Sauerstoffnutzung und Energiegewinnung. Der tägliche Bedarf beträgt 300 (Frauen) bzw. 350 Milligramm (Männer). Er kann gut mit Vollkornreis, -brot und -nudeln sowie Nüssen und Kakao gedeckt werden. Eine Schale Haferflocken (150 Gramm) deckt etwa zwei Drittel des Tagesbedarfs. Magnesiummangel äußert sich in nächtlichen Muskelkrämpfen, -zuckungen und -zittern, Schlaflosigkeit, Leistungsstagnation und häufigen Kopfschmerzen.

SEKUNDÄRE PFLANZENSTOFFE

5000 bis 10000 sekundäre Pflanzenstoffe kommen in der Nahrung vor, von Polyphenolen über Flavonoide bis hin zu Sulfiden. Eine Vielzahl Wirkstoffe ist bis heute noch nicht identifiziert. Sekundäre Pflanzenstoffe spielen im Energiestoffwechsel von Pflanzen keine Rolle, sie sind aber unter anderem für die Farbenvielfalt verantwortlich. Der Mensch nimmt bei einer ausgewogenen Ernährung täglich etwa 1,5 Gramm sekundäre Pflanzenstoffe auf. Studien weisen darauf hin, dass die positive Wirkung einiger Vitamine erst in Kombination mit sekundären Pflanzenstoffen voll zum Tragen kommt. Ihre Wirkung ist bis heute nicht vollends erforscht. Einige Studien weisen darauf hin, dass einige von ihnen Entzündungen hemmen, das Krebsrisiko minimieren und Blutdruck sowie Cholesterol senken können.

VITAMIN C

Das Vitamin C ist für ein straffes Bindegewebe, zum Aufbau der Knochen und Zähne unerlässlich und vor allem in Obst, Gemüse und Säften enthalten. Besonders Zitrusfrüchte, Kartoffeln, Kohl, Spinat und Tomaten sind reich an Vitamin C. Erwachsene benötigen 110 (Männer) bzw. 95 Milligramm (Frauen) täglich. Bereits eine halbe rote Paprika und ein kleines Glas Orangensaft decken den Bedarf.

VITAMIN D

Vitamin D fördert die Aufnahme von Calcium aus dem Magen-Darm-Trakt sowie die Härtung des Knochens. Es beeinflusst die Muskelkraft und ist deshalb auch für Sportler wichtig. Es wird vor allem unter dem Einfluss von Sonnenlicht in der Haut gebildet, weshalb die Empfehlung lautet, sich täglich 5 bis 25 Minuten mit unbedecktem Gesicht, Händen und Armen der Sonne auszusetzen. Zu geringen Teilen kann Vitamin D auch mit der Nahrung aufgenommen werden, etwa mit Hering, Lachs, Hühnereigelb, Pfifferlingen oder Butter. Ein Mangel kann den Knochenstoffwechsel beeinträchtigen. Läufer sind im Vorteil, da sie sich regelmäßig im Freien bewegen.

ZINK

Zink stärkt das Immunsystem; viele biochemische Prozesse im Körper könnten ohne das Spurenelement nicht ablaufen. 7 (Frauen) bzw. 10 Milligramm (Männer) täglich müssen aufgenommen werden, um den Bedarf zu decken. Die wichtigsten Lieferanten sind Fleisch, Fisch und Meeresfrüchte. Dennoch ist laut DGE ein Drittel der Bevölkerung unterversorgt. Symptome für einen Zinkmangel sind weiße Flecken auf den Fingernägeln, eine verzögerte Wundheilung, Haarausfall, Müdigkeit und häufige Erkältungskrankheiten.

Bis in die 1990er-Jahre reduzierte man die positiven Eigenschaften von Obst und Gemüse auf einzelne Inhaltsstoffe, insbesondere die Vitamine. Heute weiß man jedoch, dass gerade die Vielfalt in ihnen enthaltener biologischer Substanzen gesundheitsfördernd ist. Tabletten hingegen enthalten meist nur einzelne isolierte Stoffe.

NAHRUNGSERGÄNZUNG

Häufig liest man, dass Läufer auf Nahrungsergänzung zurückgreifen sollten, um ihren Bedarf zu decken und ihre Leistung zu steigern.

Unzählige Nahrungsergänzungsmittel versprechen, schneller, fitter und gesünder zu machen. Doch was ist dran an dieser Aussage, die viele Sportler zu den Supplementen greifen lässt? Fakt ist, dass das Angebot an Ergänzungsmitteln und angereicherten Lebensmitteln stetig wächst, aber noch bei keinem wissenschaftlich nachgewiesen konnte, dass es tatsächlich die Folgen unausgewogener Ernährung ausgleicht. Im Gegenteil, einige Multivitamin- und Mineralkomplexe können sogar mehr schaden als nützen, vor allem, wenn man sie in übermäßig großen Mengen zu sich nimmt.

Wie für Arzneimittel gilt auch für Nahrungsergänzungsmittel: Die Dosis macht das Gift. Sportler brauchen tatsächlich nicht nur mehr Proteine und Kohlenhydrate, sondern auch mehr Mikronährstoffe, weil sie die über den Schweiß ausscheiden und mehr Energie verbrauchen. Aber sie essen in der Regel auch mehr als Nichtsportler und gleichen den Haushalt damit auf natürliche Weise aus. Aktive Menschen können zahlreiche körpereigene Antioxidanzien aktivieren, wenn sie sich bewegen und gesund ernähren. Genauso wenig, wie Vitamin-C-Präparate Nichtrisikogruppen vor Erkältungen schützen oder sie gar heilen, wappnen Zinktabletten vor der lästigen laufenden Nase. Zink kann unter Umständen lediglich die Dauer und Schwere einer Erkältung minimieren, es aber einfach so vorbeugend zu nehmen ist ziemlich nutzlos. Der Körper kann sich daran gewöhnen und nach dem Absetzen sogar Defizite entwickeln.

LÄUFERLEXIKON

L-CARNITIN

Das Nahrungsergänzungsmittel L-Carnitin gilt als Fatburner. Ausdauersportler nehmen es häufig ein, weil sie meinen, ihre Leistung damit steigern zu können. Der Körper selbst produziert Carnitin aus Aminosäuren und nimmt es über Fleisch auf. Eine zusätzliche Supplementierung ist nach Ansicht von Experten wirkungslos, da der Stoff einfach ausgeschieden wird. Generell ist von diesen wie auch von anderen vermeintlichen Wundermitteln abzuraten, da ihre Wirkung wissenschaftlich nicht hinlänglich bewiesen ist. Tatsache ist, es gibt keine Abkürzung zur Fitness. Training und gesunde Ernährung bleiben die Grundlage dafür.

RICHTIG TRINKEN

Der menschliche Körper besteht zu mehr als der Hälfte aus Wasser. Der durchschnittliche tägliche Wasserumsatz liegt bei rund sechs Prozent der Gesamtwassermenge. Nur wenn der Körper ausreichend mit Flüssigkeit versorgt ist, kann der Stoffwechsel effektiv arbeiten.

Wasser reguliert die Körpertemperatur, ist Lösungsmittel und hilft beim Abtransport von Stoffwechselprodukten. Für Läufer ist es besonders wichtig, ausreichend zu trinken, nicht nur vor und nach dem Training, sondern den ganzen Tag über. Als Richtwert gilt laut DGE, mindestens 1,5 Liter Wasser täglich zu trinken. Der Rest der Flüssigkeit wird über die Nahrung aufgenommen. Übergewichtige Menschen haben einen höheren Bedarf als normalgewichtige. Wer läuft, schwitzt und benötigt ebenfalls entsprechend mehr. Je nach Wetter und Trainingsintensität können bis zu zwei Liter Flüssigkeit pro Stunde ausgeschieden werden. Übrigens schwitzen untrainierte Sportler weniger als trainierte, da sie noch weniger Schweißdrüsen haben. Sie verlieren bei einer einstündigen Belastung etwa einen Liter Wasser, jedoch ist die Elektrolytkonzentration (Natrium, Chlorid, Kalium, Kalzium und Magnesium) bei ihnen höher. Übrigens, bis zum frühen Nachmittag solltest du zwei Drittel der Gesamtmenge des Flüssigkeitsbedarfs zu dir genommen haben, raten Experten.

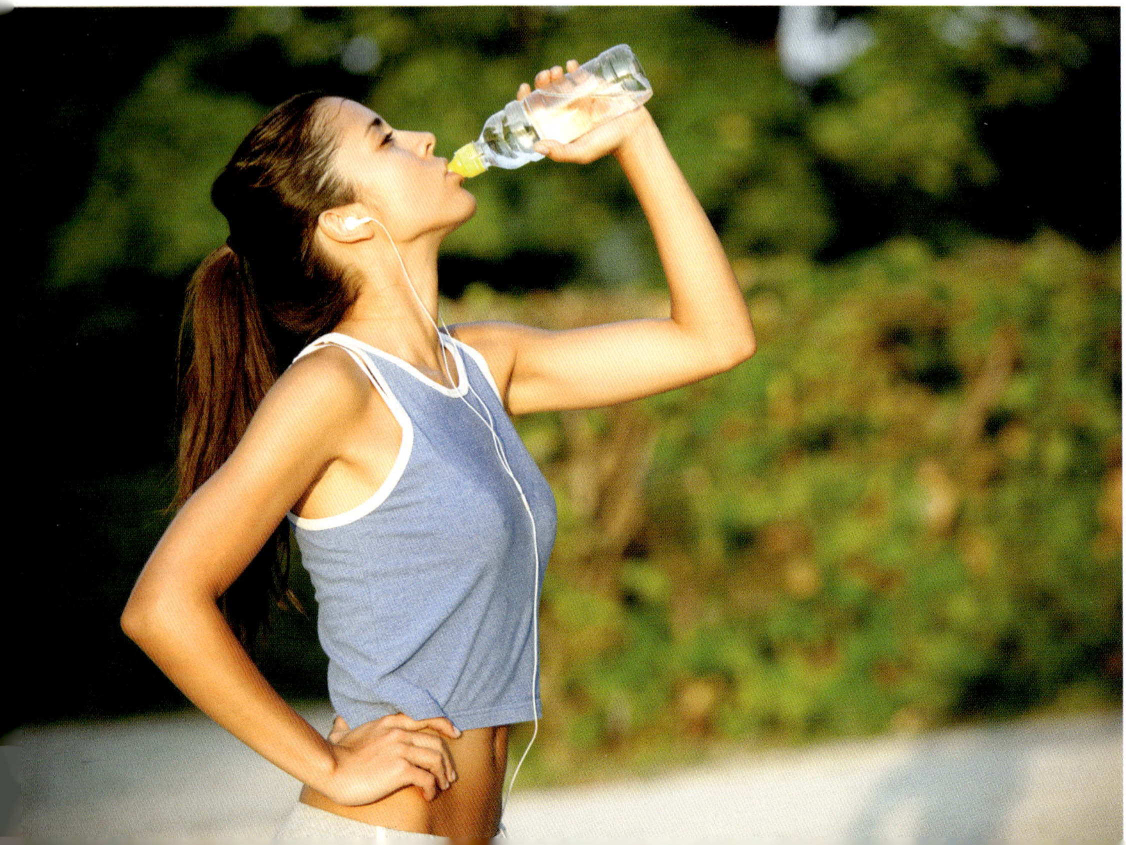

Neben den isotonen Getränken unterscheidet man noch zwischen hypotonen und hypertonen Drinks. Hypotone (Mineralwasser, Früchte- und Kräutertee, Brühe, Tomatensaft) sind als Sportlergetränke gut geeignet, da sie den Körper schnell rehydrieren. Hypertone (Fruchtsäfte, Limonaden, Energiedrinks, Malzbier) hingegen sind ungeeignet, weil sie dem Magen-Darm-Trakt zunächst Wasser entziehen, um aufgenommen werden zu können.

Den Rest dann bis zum Abend verteilen. Zwei Stunden nach dem Training sollten die Wasserspeicher wieder gefüllt sein. Wer zu wenig trinkt, dehydriert. Das Blut verdickt, und die Herzfrequenz erhöht sich. Die Muskeln werden nicht mehr ausreichend mit Sauerstoff und Nährstoffen versorgt, Ausdauer- und Kraftleistung brechen ein, und man ist schnell erschöpft. Orientierungslosigkeit bis hin zu Halluzinationen können die Folge sein. Ein Wasserverlust von mehr als zehn Prozent des Körpergewichts ist lebensbedrohlich.

ISODRINKS

Isotonische Getränke sind für den Breitensportler unnötig, sagt die Deutsche Gesellschaft für Ernährung. Erst wer länger als zwei bis drei Stunden läuft, sollte den Mineralstoffverlust auf diese Weise ausgleichen. Elektrolytgetränke gibt es in Pulverform oder als Fertigdrink. Die Stiftung Warentest empfiehlt ein isotonisches Getränk mit folgenden Inhaltsstoffen pro Liter: 50 bis 80 Gramm Kohlenhydrate, 400 bis 1100 Milligramm Natrium, 120 bis 225 Milligramm Kalium, 500 bis 1500 Milligramm Chlorid sowie die Vitamine B1 und B2. Zu stark konzentrierte Elektrolytgetränke entziehen dem Körper Wasser. Das kann zu Übelkeit und Erbrechen führen. Das optimale isotonische Getränk bleibt nach Ansicht des Deutschen Sportbundes aber die Apfelsaftschorle, die den Körper mit ausreichend Energie durch Zucker, Salze und Mineralstoffe versorgt.

KALORIENTABELLE ALKOHOLFREIE GETRÄNKE

Mineralwasser	0 kcal	Orangensaft, (200 ml)	88 kcal
Tee, ungezuckert	0 kcal	Cola (200 ml)	88 kcal
Kaffee mit Milch (150 ml)	6 kcal	Cola light (200 ml)	4 kcal
Latte macchiato (250 ml)	110 kcal	Eistee, Pfirsich (200 ml)	78 kcal
Apfelsaft (200 ml)	96 kcal	Bananenmilch (200 ml)	198 kcal
Apfelsaftschorle (200 ml)	48 kcal	Milch (3,5 % Fett, 200 ml)	130 kcal

Quelle: Heseker H., Heseker B. (2014): Die Nährwerttabelle

3 IRRTÜMER ÜBER DAS TRINKEN

1

Viel trinken hilft viel.
Das ist leider nur bedingt richtig. Denn wer zu viel Wasser trinkt, riskiert eine Wasservergiftung. Die sogenannte Hyponatriämie tritt auf, wenn man den Flüssigkeitsverlust ausschließlich mit Wasser kompensiert. In der Folge kann es zu einer Blutverdünnung mit Natriummangel kommen. Die Mineralstoffe im Körper werden extrem verdünnt und schließlich mit dem Urin ausgeschieden. Bauchschmerzen, Übelkeit, Kopfschmerzen bis hin zum Tod sind die Folge. Andersherum kann auch eine zu hohe Menge an Mineralien oder Traubenzucker Magenkrämpfe und Übelkeit bewirken.

2

Am besten schon trinken, bevor der Durst kommt.
Oder erst trinken, wenn der Durst kommt? Darüber streitet die Wissenschaft. Hartnäckig hält sich die Weisheit, dass es schon zu spät ist, wenn der Durst kommt. Aus Angst, zu dehydrieren, trinken viele Ausdauersportler zu viel und riskieren damit eine Wasservergiftung. Der Sportmediziner Johannes Scherr von der TU München hat ermittelt, dass bei einem Marathon fast ein Drittel der Läufer messbare Störungen durch zu viel Wasser erleidet. Der amerikanische Leichtathletikverband Track & Field hat deshalb seine Richtlinien radikal verändert. Er rät: Erst trinken, wenn der Durst kommt, und nur so viel, wie man auch ausschwitzt. Wer es genau wissen will, sollte sich vor dem Lauf wiegen und danach. Dann Testreihen absolvieren und sich notieren, wie viel man unterwegs getrunken hat. Wenn Vorher- und Nachher-Gewicht möglichst übereinstimmen, dann stimmt die Flüssigkeitsbilanz.

3

Kaffee entzieht dem Körper Wasser.
Entgegen älterer Annahmen fließt auch der morgendliche Kaffee in die tägliche Wasserbilanz ein. Eine Tasse Kaffee enthält je nach Zubereitung 50 bis 100 Milligramm Koffein. Ab einer Menge von 250 Milligramm kann Koffein harntreibend wirken und zu einer verstärkten Wasserausscheidung führen. Bei einem Nichtkaffeetrinker reicht bereits eine kleinere Menge für diesen Effekt.
Kaffee hat eine Reihe Vorteile: Er ist kalorienfrei, kurbelt die Fettverbrennung an und senkt den Appetit. Aber Achtung, Kaffee zählt zu den Genussmitteln. Mehr als zwei bis vier Tassen täglich sollten nicht getrunken werden.

Wer eine Wassermenge von ein bis zwei Prozent des Körpergewichts verliert, dessen Leistungsfähigkeit ist um bis zu zehn Prozent vermindert.

TRINKEN – DOS AND DON'TS

DOS	DON'TS
Trinke viel Wasser, dann funktioniert dein Darm optimal. Dies ist wichtig, damit die Nahrung optimal verstoffwechselt werden kann.	Bananen-Shakes sind nichts für den Alltag. Greife besser zu zucker-, fett- und kalorienfreien Getränken.
Eine tägliche Trinkmenge von 1,5 bis 2 Litern Wasser kann den Energieumsatz um zirka 100 Kilokalorien steigern.	Obwohl ein Glas kalte Milch den Durst stillen kann, solltest du sie eher als Nährstoff und nicht einfach gegen den Durst trinken.
Trinke Tee, zum Beispiel Rooibostee, dieser stoppt deinen Heißhunger auf Süßes. Oder Mate-Tee, der macht dich zusätzlich wach.	Lass die Finger von Softdrinks. In einem Liter Cola sind knapp 27 Stück Würfelzucker versteckt.
Verabschiede dich vom Zucker, vor allem in Tee und Kaffee. Du wirst dich schnell daran gewöhnen und dadurch gesünder leben.	Pass auf bei Mineralwasser mit Geschmack! Dieses kann bis zu 200 Kilokalorien pro Liter enthalten.
Ein Glas frisch gepresster Fruchtsaft bringt Verdauung und Kreislauf in Schwung.	Achte auf den Zuckergehalt von Wellnessgetränken. Meist steckt eine ganze Menge Fruktose darin, was nichts anderes als Fruchtzucker ist.

Hast Du die Nase voll von Wasser? Überliste dich selbst: Peppe dein Wasser auf, indem du dein Glas mit Strohhalm und Eiswürfeln dekorierst. Oder gib einen Spritzer Zitrone oder eine Scheibe Orange dazu. So bleibt Wassertrinken abwechslungsreich und immer noch kalorienfrei. Auch Ingwer ist eine gute Beigabe. Ein paar Stücke der geriebenen Wurzel geben dem Wasser einen exotischen Geschmack. Ingwer hilft gegen Frühjahrsmüdigkeit und stärkt außerdem die Immunabwehr. Aber, Vorsicht, Ingwer wirkt entwässernd, deshalb sollte Wasser mit Ingwer nur in Maßen getrunken werden.

SASCHAS TIPP:

Meide mindestens zwei Stunden nach dem Training Alkohol. Die Leber ist nach körperlicher Anstrengung stark belastet, weil über sie ein Großteil der Energie während des Laufens bereitgestellt wird. Alkohol verlangsamt zudem die Regeneration und macht den Trainingseffekt zunichte. Denn wenn sich die Leber zunächst um den Alkoholabbau kümmern muss, kann sie die Milchsäure, die als Abfallstoff der Muskeln entsteht, nur langsam reduzieren. Ein alkoholfreies Bier ist jedoch erlaubt. Es ist meist isoton und gleicht den Wasser- und Mineralstoffverlust nach dem Sport aus. Doch Vorsicht, es enthält meist auch einen Rest Alkohol.

ALKOHOL UND SPORT

Alkohol ist eine der meistverbreiteten Drogen. Nach einer Studie der Bundesregierung konsumieren ihn 9,5 Millionen Menschen in Deutschland in gesundheitlich riskanter Form, mehr als ein Fünftel von ihnen ist abhängig. Im Jahr 2012 betrug der Pro-Kopf-Konsum an alkoholischen Getränken 135,4 Liter. Das entspricht durchschnittlich 9,5 Litern reinem Alkohol. Zwar gelten kleinere Mengen als noch vertretbar: für gesunde Männer maximal 20 Gramm Alkohol pro Tag – das entspricht etwa zwei Gläsern Bier – und für gesunde Frauen höchstens 10 Gramm. Keinesfalls sollte er aber täglich getrunken werden. Zu einer gesunden Lebensweise gehört es, wenig oder gar keinen Alkohol zu trinken. Wenn schon, dann nimm einen kleinen Drink. Wähle bewusst ein kleines Bier, ein Achtel Wein, einen kleinen Cocktail. Das spart auch Kalorien, denn davon verstecken sich in alkoholischen Getränken eine ganze Menge. Ein Gläschen Wein als Aperitif ist okay. Zum Essen solltest du jedoch auf alkoholische Getränke verzichten und stattdessen Mineralwasser nehmen. Trinke nach jedem alkoholischen Drink ein Glas Wasser. Die zusätzliche Flüssigkeit verringert den Alkoholkonsum, und auch der Kater am nächsten Morgen fällt weniger heftig aus. Wenn schon Alkohol, dann Wein statt Bier. 200 Milliliter Wein (138 Kilokalorien) haben zwar mehr Kalorien als Bier (0,3 Liter haben etwa 126 Kilokalorien), vom Bier trinkt man im Endeffekt jedoch meist größere Mengen. Wer Alster oder Radler trinkt, spart Alkohol, aber die zugesetzten zuckerhaltigen Limonaden sorgen mit dafür, dass das Biergemisch etwa 130 Kilokalorien in der Energiebilanz bringt. Ein sahniger Piña Colada schlägt sogar mit etwa 340 Kilokalorien pro Glas zu Buche. Klüger ist, wer Weinschorle trinkt (70 Kilokalorien). Sie schmeckt nicht nur erfrischend, sondern enthält auch deutlich weniger Kalorien und weniger Alkohol.

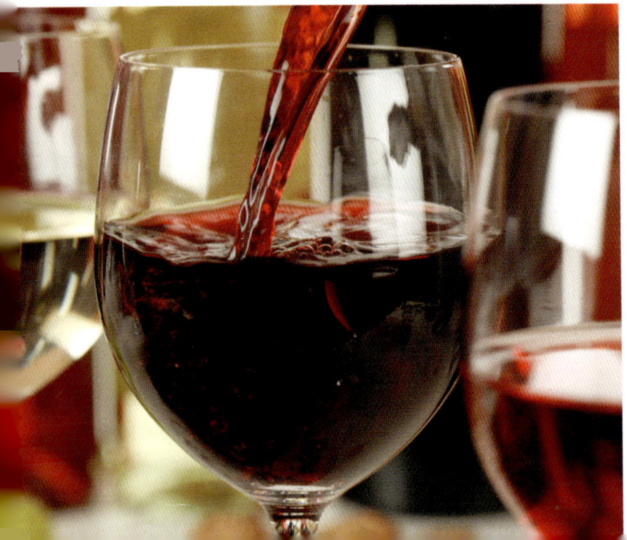

Iss gerade so viel, dass noch ein paar Bissen in deinem Bauch Platz hätten und du ein angenehm sattes Gefühl spürst. Das Sättigungsgefühl ist ein rein mechanischer Reiz. Sobald der Magen voll ist, sendet er dieses Signal ans Gehirn.

ESSEN VOR DEM TRAINING UND DANACH

MORGENS WIE EIN KAISER ...

Früher galt die goldene Regel: Morgens wie ein Kaiser essen, mittags wie ein König und abends wie ein Bettelmann. Sicher, für über 86 Prozent der Deutschen ist das Frühstück ein tägliches Morgenritual, versorgt es den Körper doch mit Energie und Nährstoffen und begünstigt einen leistungsstarken Start in den Tag. Dennoch nehmen heute viele Menschen ihre Hauptmahlzeit erst abends ein, da sie morgens oder im Büro keine Zeit für ein Essen in Ruhe finden oder früh keinen Bissen hinunterbekommen. Wissenschaftler des Münchner Else-Kröner-Fresenius-Zentrums haben in einer Studie mit 380 Probanden herausgefunden, dass ein üppiges Frühstück nicht dazu führt, dass man tagsüber weniger isst. Im Gegenteil, es kann sich sogar als Übergewichtsfalle entpuppen, wenn es nur dazu beiträgt, dass man am Ende des Tages viele Kalorien zu sich genommen hat. Menschen, die an einem Tag reichlich frühstücken, nehmen insgesamt über den Tag mehr Kalorien auf als an Tagen, an denen sie das Frühstück ausfallen lassen. Nach neuesten ernährungsphysiologischen Erkenntnissen schadet ein deftiges Mahl nach 18 Uhr nicht grundsätzlich. Entscheidend ist, wie viele Kalorien man im Laufe des gesamten Tages zu sich nimmt. So empfiehlt auch die DGE, dass ein gesunder Erwachsener Zeitpunkt und Häufigkeit der Nahrungsaufnahme nach seinen individuellen Bedürfnissen ausrichten sollte. Wer morgens nichts essen mag, kann das Frühstück auch weglassen. Er sollte beim ersten Hunger dann aber nicht zum Schokoriegel greifen, sondern auf eine gesunde erste Mahlzeit achten. Aus ernährungswissenschaftlicher Sicht gibt es keine pauschale Empfehlung, wann und wie viele Mahlzeiten am Tag gegessen werden sollten. Nicht der Zeitpunkt entscheidet über das Gewicht, sondern die Gesamtmenge dessen, was man isst.

SASCHAS TIPP:

Bestelle lieber einen normalen Kaffee mit einem Schuss Milch als einen Latte macchiato, denn der enthält viele unnötige Kalorien, die sich auch in aromatisierenden Sirups verbergen können. Wenn du Milch nimmst, wähle die fettarme Variante. Die meisten Cafés bieten 1,5-prozentige Milch an.

10 TIPPS ZUR OPTIMALEN SPORTLERERNÄHRUNG

1

Es gibt keine generelle Empfehlung, wann du was und wie viel vor dem Training isst. Jeder Magen ist anders, und auch die Art des Trainings bestimmt darüber. Während einige Läufer kurz davor noch Sauerkraut mit Bratwurst gut vertragen, leiden andere schon, wenn sie nur in die Nähe eines Brötchens gelangen. Als Richtwert gilt: Die letzte große Mahlzeit sollte zwei Stunden vor dem Lauf eingenommen werden. Leichte Nudel-, Reis- und Kartoffelgerichte sind ideal. Nach zwei Stunden produziert der Magen wieder weniger Säure. Um eigene Tests kommst du nicht herum.

2

Ein Stückchen Traubenzucker unterwegs schadet nicht, ist aber für Laufanfänger, die nur kurze Strecken zurücklegen, nicht nötig.

3

Orangen, Grapefruit und andere säurehaltige Früchte vor dem Training meiden, sie können Magenbeschwerden verursachen.

4

Während des Trainings zu essen ist in der Regel nicht sinnvoll. Erst wenn du mehr als zwei Stunden läufst, solltest du den Verlust kompensieren, um genügend Energie zu haben. Sonst gilt: Verdauung kostet Energie, die dir beim Training dann fehlt.

5

Auch kurz vor dem Training kannst du noch leichte Sachen zu dir nehmen – denn ein hungriger Magen läuft nicht gern. Eine halbe Stunde vorher ein Brötchen mit Frischkäse zu essen belastet ihn nur mäßig, verbessert aber den Blutzuckerspiegel.

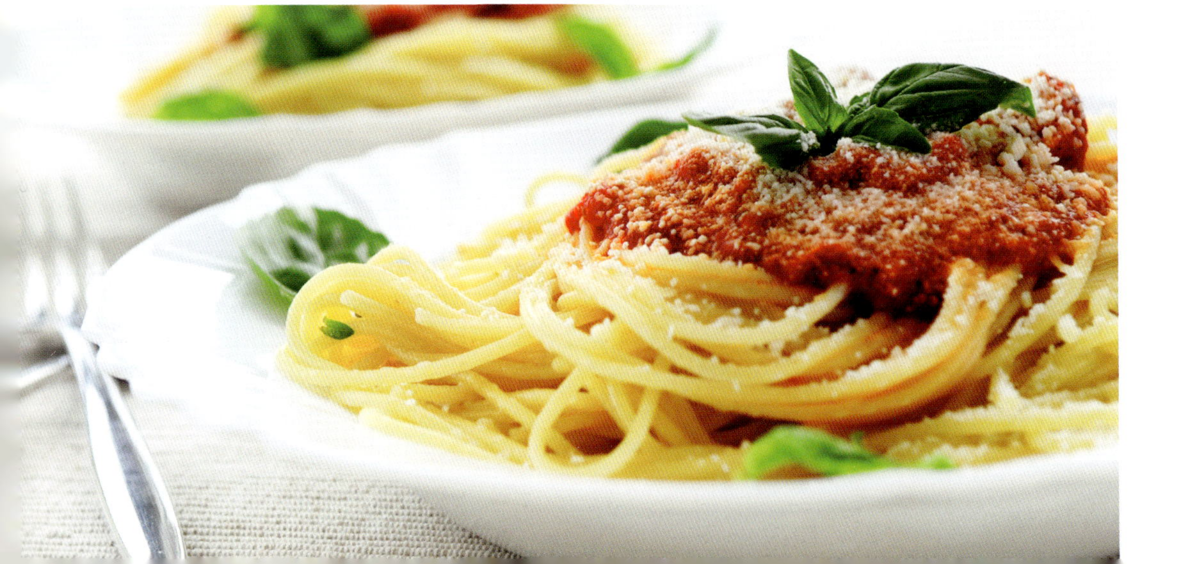

Setze bei der Pasta auf rote Tomatensauce. Helle Saucen bestehen zumeist aus kalorienreicher Sahne.

6

Wenn du nach dem Sport Hunger hast, solltest du essen. Aber achte auf die Menge, denn gerade nach der Anstrengung ist der Appetit umso größer. In den ein bis zwei Stunden nach dem Lauf kann dein Körper die Nährstoffe am besten verwerten. Experten empfehlen, ein Gramm Kohlenhydrate und ein halbes Gramm Eiweiß pro Kilo Körpergewicht aufzunehmen.

7

Nach dem Training liefern Fisch, Müsli oder Brot die nötigen Eiweiße und Kohlenhydrate. Je länger du mit der ersten Mahlzeit danach wartest, umso größer wird der Hunger. Ein Essen direkt nach dem Lauf mindert den Trainingseffekt nicht. Aber beachte: Lieber ein kurz gebratenes Steak als einen Schweinebraten.

8

Wasserreiche Lebensmittel wie Weintrauben, Melone oder Gurke fördern die Regeneration.

9

Die Regeneration nach anstrengendem Sport lässt sich beschleunigen, indem du im Anschluss ein Stück Traubenzucker isst oder Salat. Von Salat kannst du dich satt essen, ohne viel Kalorien aufzunehmen.

10

Vor dem Training einfach einen Bananen-Shake zubereiten. Dazu eine reife Banane mit Milch mixen. Nach dem Training helfen zunächst eine Tasse Gemüsebrühe oder ein Vollkornbrötchen mit Putenbrust gegen den kleinen Hunger.

LÄUFERLEXIKON

MAGERSUCHT
Leistungssportler und Ausdauerläufer sind besonders gefährdet, an Magersucht zu erkranken. Die Betroffenen versuchen, das Gewicht auf ein unnatürliches, krankhaftes Maß zu reduzieren, wofür sie unter Umständen auch übermäßig viel trainieren. Das kann zu einer chronischen Magersucht führen. Ein niedriger Körperfettanteil an sich ist noch kein Problem, aber wenn der BMI zu gering ist und andere Beschwerden oder Hormonstörungen (bei Frauen bleibt die Regel aus) hinzukommen, muss das Gewicht nach oben korrigiert werden. Wer aus gesundheitlichen Gründen zunehmen muss, sollte einfach mehr essen. Weniger trainieren muss erst, wer bereits gesundheitliche Probleme hat. Wer nicht aufhören kann abzunehmen, muss einen Arzt aufsuchen. Denn die krankhafte Unterernährung kann lebensbedrohend sein. 15 bis 20 Prozent der Erkrankten sterben daran.

Lass dir Zeit beim Essen. Langsam essen macht schneller satt, und das schützt vor dem Überessen.

ERSTE HILFE GEGEN HEISSHUNGER

Das Beste ist, Heißhunger erst gar nicht aufkommen zu lassen. Aber das ist leichter gesagt als getan, denn im Alltag kann es schon mal passieren, dass keine Zeit zum Essen bleibt oder man den richtigen Moment verpasst. Und schon ist er da, der Heißhunger. Er äußert sich meist mit dem Verlangen nach etwas Süßem, das schnelle Power verspricht.

Hunger ist ein überlebenswichtiges Signal, das anzeigt, dass unser Körper Nachschub an Nährstoffen benötigt. Er tritt auf, wenn der Blutzuckerspiegel sinkt. Dennoch sollte er nicht mit Zuckerhaltigem gestillt werden. Denn Zucker ist zwar ein Kohlenhydrat, aber leer an Nährstoffen und reich an Kalorien.

Heißhunger kann auch durch Serotoninmangel und Stress entstehen. Das körpereigene Hormon beeinflusst nicht nur das Hungergefühl, sondern gilt als Gute-Laune-Macher und einer der wichtigsten Botenstoffe im Nervensystem.

Wer regelmäßig und ausreichend zu den Mahlzeiten isst, beugt Heißhunger am besten vor. Ausreichend Flüssigkeit kann helfen, ein leichtes Hungergefühl noch bis zur nächsten Mahlzeit zu unterdrücken. Vor dem Essen getrunken füllt Wasser den Magen und täuscht Volumen vor. Auch heißer, ungesüßter Tee sorgt für ein angenehmes Gefühl im Magen und verdrängt Heißhungergefühle im Nu, ebenso wie Tomatensaft, eventuell mit Chili verfeinert. Pack dir was für unterwegs ein und bastle deine eigene Snackbox. So überfällst du im Büro nicht den Snackautomaten. Gib ein paar Nüsse und getrocknete Früchte in deine Box. Verstaue Reiscracker im Auto, falls du in einen Stau gerätst. Stille deinen Heißhunger auf Süßes mit einer Handvoll Trockenobst. So bekommt dein Körper neben dem süßen Geschmack auch wertvolle Vitamine und Mineralstoffe. Achte auch am Wochenende und im Urlaub auf strukturierte Mahlzeiten. An freien Tagen ist die Versuchung, andauernd zu naschen, hoch. Unternimm etwas an der frischen Luft, das hält dich davon ab. Häufige Mahlzeiten oder kleine Snacks mit Brötchen, Kuchen und Schokolade fördern auf lange Sicht den Heißhunger, deshalb steige um auf gesunde Zwischenmahlzeiten. Eine heiße Gemüsebrühe zum Beispiel hinterlässt ein angenehmes Sättigungsgefühl und liefert wichtige Nährstoffe. Und wenn du schon knabbern musst, dann fettarm!

Ein gestresster Körper kann nicht abnehmen. Im Gegenteil, Stress fördert die Gewichtszunahme.

Gesunde Knabbereien sind Gemüsesticks, z.B. aus Kohlrabi, Paprika, Karotten oder Stangensellerie, mit magerem Kräuterdip. Lerne die Mahlzeiten wieder zu schätzen. Ein schön gedeckter Tisch sorgt für eine angenehme Atmosphäre. Das hilft dir, langsamer und bewusst zu essen.
Nimm dir Zeit, auch in der Mittagspause, verzichte auf Ablenkungen wie Fernseher oder Computer. Und vermeide Einkäufe mit Hunger im Bauch. Sonst kaufst du mehr Lebensmittel, als geplant. Du wirst vor allem zu Impulskäufen verleitet, und die Gefahr, dass du an der Kasse zum Schokoriegel für die Heimfahrt greifst, ist größer.

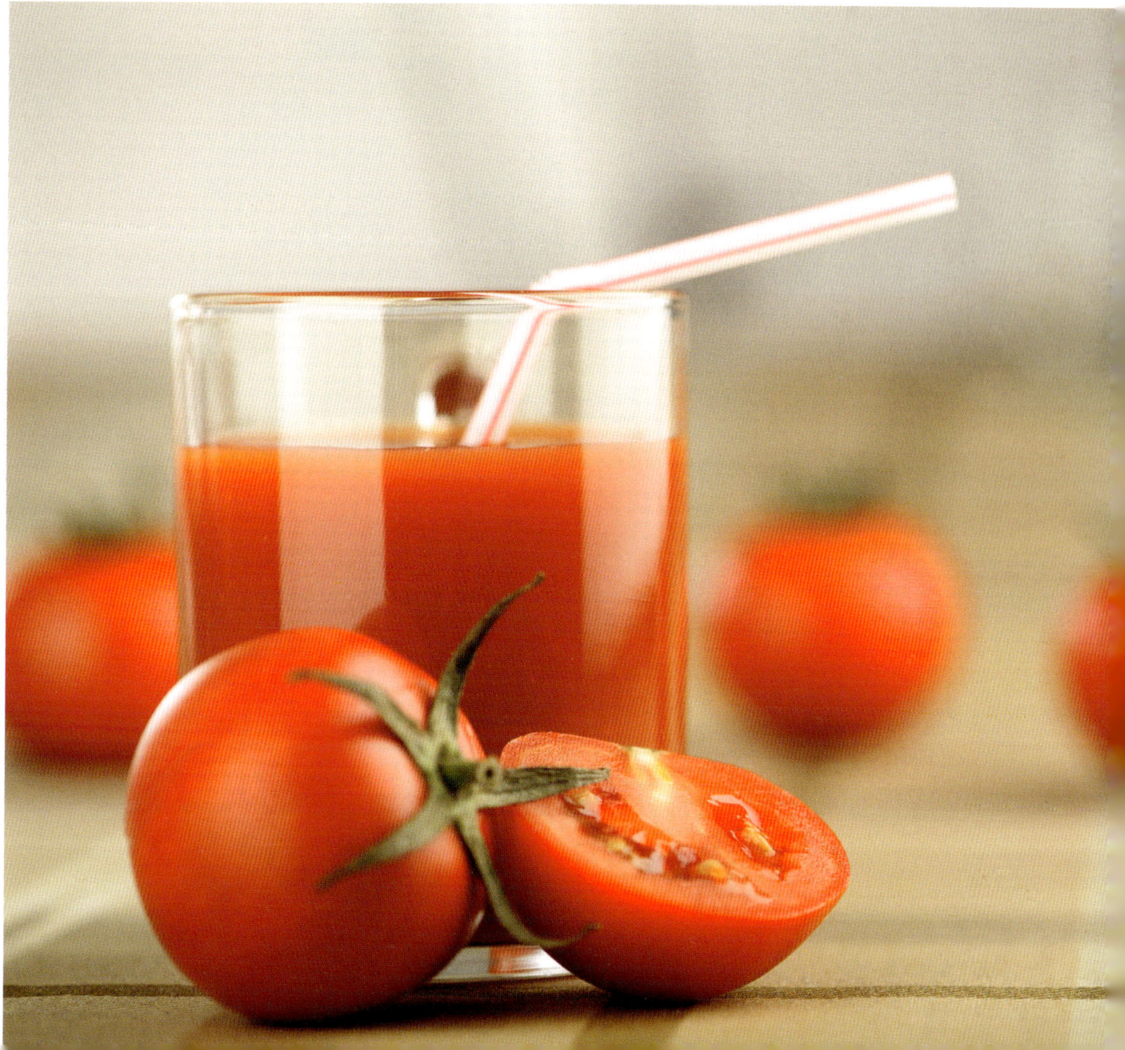

KALORIENTABELLEN

BASICS

1 Brötchen (45 g)	122 kcal
1 Scheibe Vollkornbrot (40 g)	77 kcal
1 Ei (Gew.-Kl. 4, 60 g), roh	56 kcal
1 Teelöffel Butter (4 g)	30 kcal

1 Esslöffel Quark (mager, 30 g)	22 kcal
Naturreis, gekocht (150 g)	189 kcal
Kartoffeln, gekocht (150 g)	105 kcal
Müsli, Obst, Milch (250 g)	263 kcal

FAST FOOD

Pizza Salami (250 g)	688 kcal
Pommes frites, fritiert (150 g)	488 kcal
Pommes, Backofen (150 g)	381 kcal
1 Hamburger (250 g)	258 kcal

PASTA

Spaghetti Bolognese (125 g)	175 kcal
Nudelauflauf mit Schinken und Sahne (125 g)	338 kcal
Vollkornnudeln mit Tomatensauce (125 g)	153 kcal

SÜSSES/KNABBEREI

Salzstange, Salzbrezel (2 g)	7 kcal
Kartoffelchips (2 g)	11 kcal
Fruchteis (75 g)	106 kcal
Milcheis (75 g)	188 kcal
Vanillekipferl (5 g)	25 kcal

Vollkornkeks (5 g)	22 kcal
Gummibärchen (5 g)	17 kcal
Müsli-Riegel (25 g)	95 kcal
Rosinen (10 g)	29 kcal
Erdnüsse, geröstet (10 g)	59 kcal

OBST/GEMÜSE

Apfel, mittelgroß (150 g)	81 kcal
Banane, mittelgroß (150 g)	132 kcal
Wassermelone (150 g)	56 kcal
Karotten (200 g)	50 kcal
Tomaten (200 g)	34 kcal

Spinat (200 g)	32 kcal
Brokkoli (200 g)	56 kcal
Eisbergsalat (50 g)	7 kcal
Kopfsalat (50 g)	7 kcal
Weintrauben (100 g)	67 kcal

Quelle: Heseker H., Heseker B. (2014): Die Nährwerttabelle

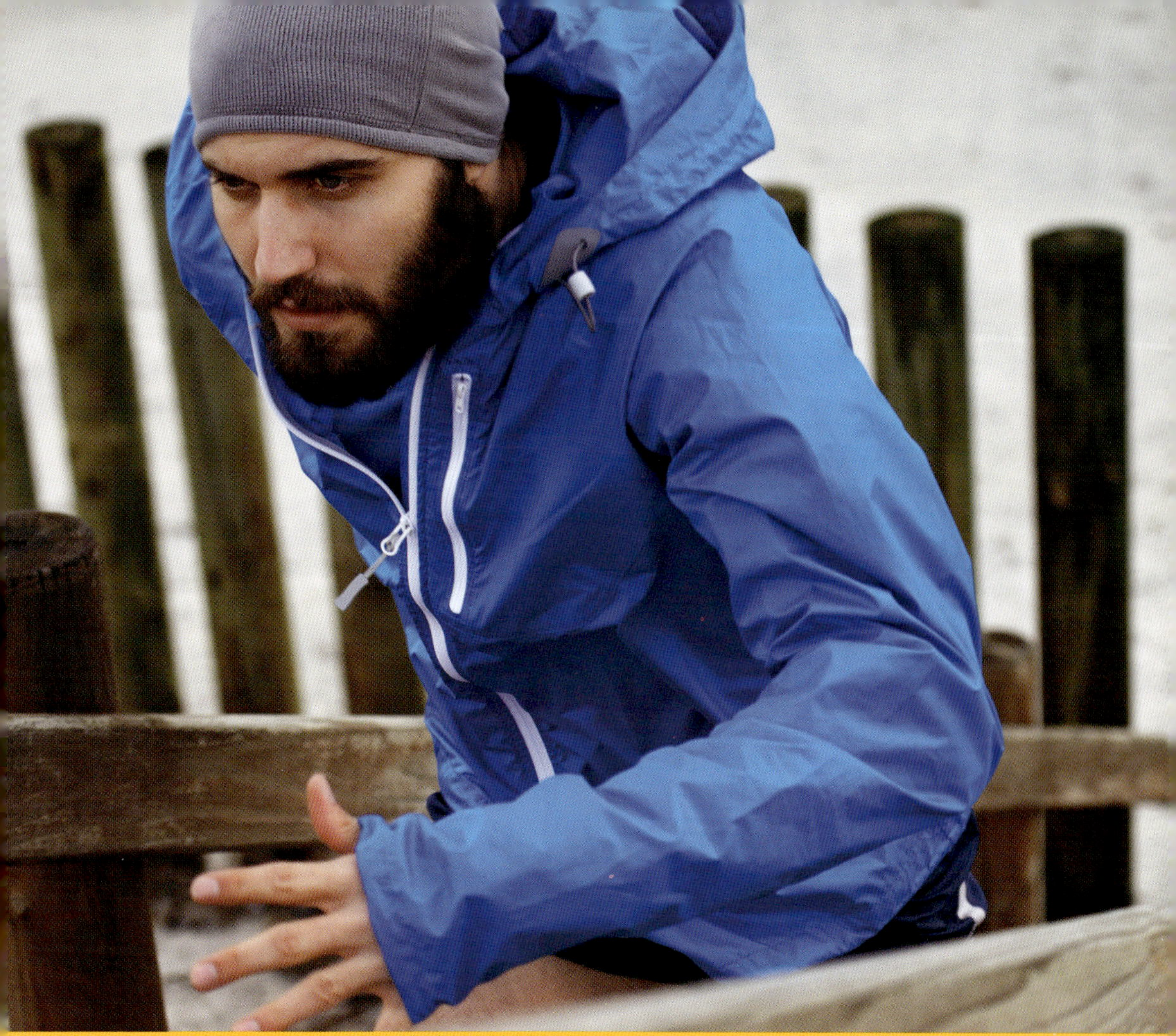

#4

MACHE DIR DEINEN PLAN

»Nur wer sein Ziel kennt, findet den Weg.«
(Laotse)

ERFOLG IST PLANBAR

Der Alltag ist häufig geprägt von Zeitmangel, Hektik und Terminen. Kaum, dass man es schafft, in Ruhe Mittag zu essen, mal ins Kino zu gehen oder sich mit Freunden zu treffen. Beruf und Familie fordern ihre Zeit, und, mal ehrlich, sie bringen uns ja auch viel Glück und Freude. Dennoch, wann soll man da noch Sport treiben, fragen sich viele Menschen. Zeitmangel ist einer der wichtigsten Bewegungshemmer, hat die Umfrage einer großen Krankenkasse ergeben. Drei Viertel derer, die sich nach eigener Ansicht im Alltag zu wenig bewegen, möchten das ändern. Besonders diejenigen, die beruflich bedingt sehr viel sitzen.

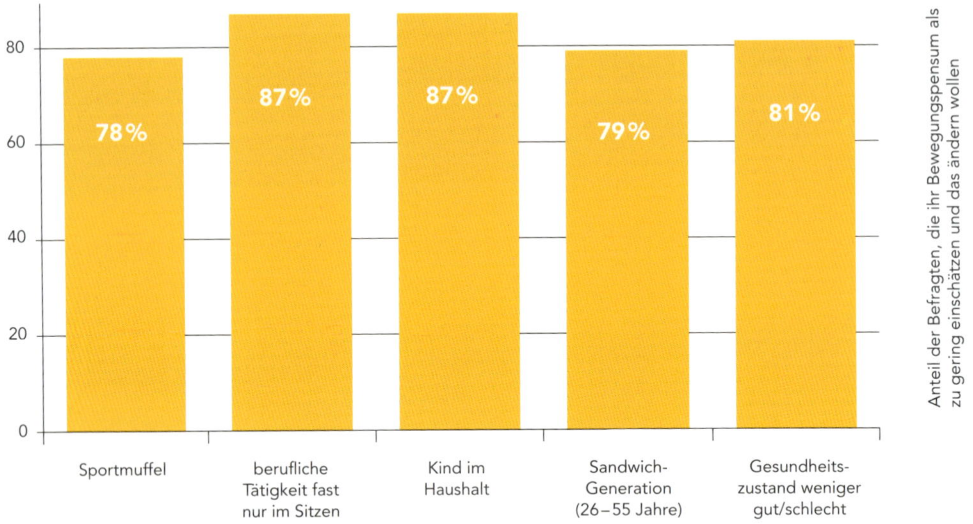

Quelle: Beweg Dich, Deutschland! TKK 2013

Viele Versuche, ein integriertes Fitnessprogramm aufzunehmen, bei dem Laufen und gesunde Ernährung die Schwerpunkte sind, schlagen fehl. Denn viele Laufeinsteiger begehen zwei typische Fehler:

1. Sie überschätzen ihre Möglichkeiten.
2. Sie unterschätzen den Zeitaufwand.

Die besten Vorsätze sind zum Scheitern verurteilt, wenn man sie nicht mit Geduld, Plan und Augenmaß verfolgt. Denke daran: Erfolg ist die Summe kleiner Bemühungen, die du tagein, tagaus wiederholst. Sportlicher Erfolg ist planbar. Jeder Sportler, der ein Ziel vor Augen hat, sollte einen Leitfaden besitzen, der ihm die Richtung weist. Denn die Leistungsentwicklung des Köpers unterliegt einer Reihe von Gesetzmäßigkeiten. Die biologischen Abläufe und körperlichen Reaktionen auf verschiedene Trainingsmaßnahmen sind beim Hochleistungssportler und beim gesundheits- und fitnessorientierten Anfänger die gleichen, nur Geschwindigkeit und Leistungen unterscheiden sich.

SASCHAS TIPP:

Leistungsaufbau heißt Geduld haben.
Die Trainingslehre beruht auf sportwissenschaftlichen Gesetzmäßigkeiten und wird auch bei dir funktionieren. Bleibe konsequent am Trainingsplan, dann wirst du dein Ziel erfolgreich meistern.

Mut zur Ruhe.
Dein Körper entwickelt seine Leistung nicht in der Zeit während des Trainings, sondern in der Ruhephase danach. Mehr bringt nicht immer auch mehr Leistung. Fehlt der richtige Rhythmus aus Be- und Entlastung, wird dein Körper mit dem Training schnell überfordert sein und baut infolgedessen sogar Leistung ab. Nimm dir Zeit nach deinen Läufen, um dich gut zu erholen.

Bleibe flexibel.
Bei aller strukturellen Planung solltest du frei entscheiden, ob ein Training zum geplanten Zeitpunkt sinnvoll ist. Dein Plan soll dir die Richtung weisen, dich jedoch nicht unter Druck setzen. Wenn dir eher nach Ruhe ist, dann sei so frei und gönne sie dir. Höre aber genau in dich hinein, ob es sich wirklich um einen Erschöpfungszustand des Körpers handelt oder ob nur dein innerer Schweinehund versucht, sich durchzusetzen.

Verfolge stets ein Ziel.
Zu einem zielorientierten Training gehört auch, dass du bei jedem deiner Läufe einen Belastungsinhalt vorgibst. Das erhält deine Motivation und gibt deinen Läufen einen strukturierten Rhythmus. Es hat sich bewährt, jede Einheit nach den sogenannten drei „E" zu planen. Jedes Training dient deinem Körper demnach entweder zur

Entwicklung *

oder

Erhaltung

oder

Erholung

Lege die entsprechende Aufgabe vor deinem Lauf fest, um sogenannte Mischbelastungen zu vermeiden, die dich auf Dauer überfordern.

* Die Farbmarkierungen findest du auch im Trainingsplan auf Seite 97 wieder.

MACHE DIR DEINEN PERFEKTEN PLAN

Ein guter Trainingsplan berücksichtigt den Wechsel zwischen Belastung und Entlastung in deinem Training und zeigt dir den Weg, wie du die grundlegenden Fähigkeiten in den Bereichen Kraft, Beweglichkeit und Laufmotorik gut aufeinander abgestimmt in den Trainingsalltag integrierst.

Wer einen festgelegten und gut funktionierenden Trainingsrhythmus einhält, beugt Fehl- oder Überlastungen vor. Je mehr dieser auf den Einzelnen und seine körperlichen Fähigkeiten abgestimmt ist, desto erfolgversprechender ist das Training selbst. Es stehen hierfür eine Vielzahl an Trainingsmitteln, Methoden und Herangehensweisen zur Verfügung. Damit der Plan funktioniert, müssen diese gekonnt umgesetzt und den persönlichen Lebensumständen angepasst werden. Es hat sich bewährt, nach dem folgendem Muster vorzugehen:

Erfolgreiche Trainingsplanung =

- Ziel
- Struktur
- Methode
- Kontrolle

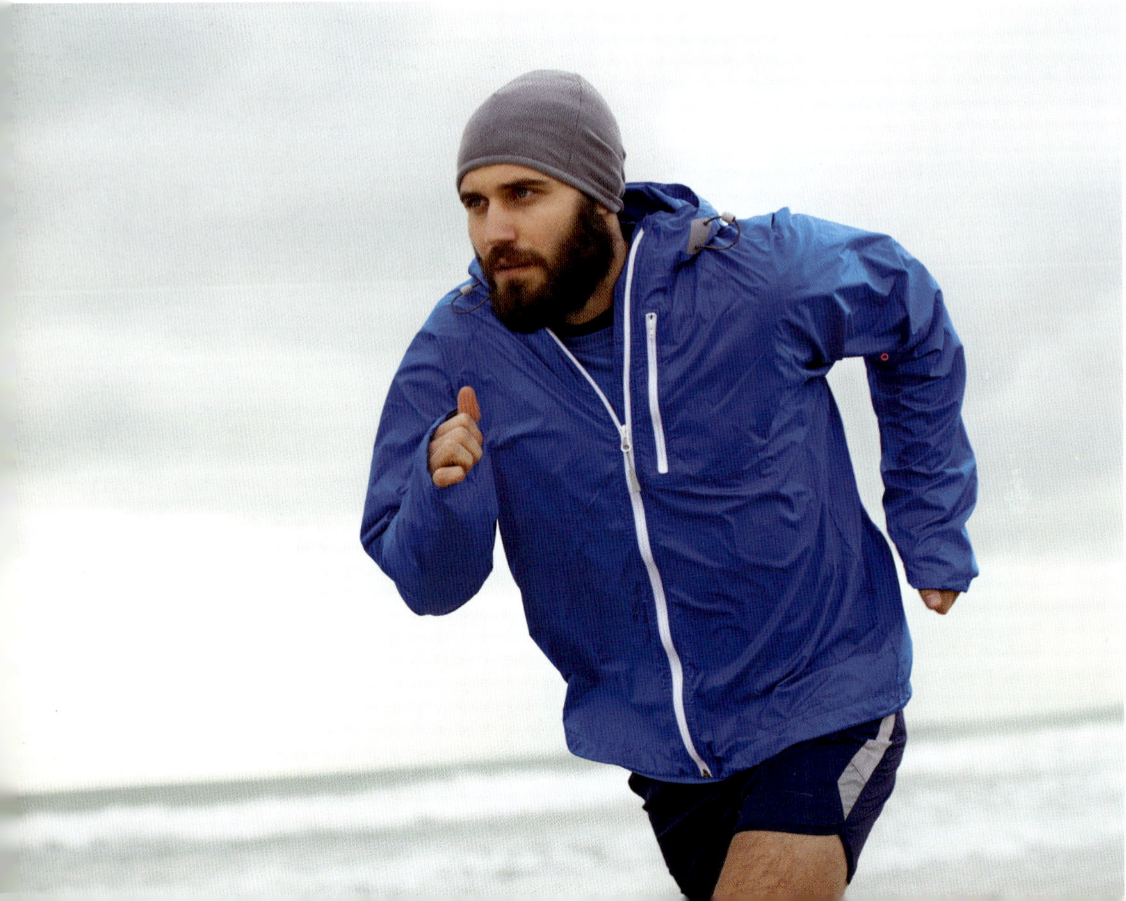

Sport braucht feste Termine. Dies setzt dich ein bisschen unter Druck und fördert deine Disziplin. Trainiere möglichst immer an den gleichen Tagen um die gleiche Uhrzeit. Dein Körper gewöhnt sich daran und der Kopf genauso.

ZIEL

Setze dir ein realistisches Ziel.
Versuche bei deiner Zielsetzung ehrgeizig zu sein, verliere jedoch nicht den Boden unter den Füßen. Für die einen geht es darum, eine bessere Grundfitness zu erlangen, für die anderen darum, das eigene Wunschgewicht zu erreichen. Wieder andere möchten bestimmte Streckenlängen absolvieren oder einen gesunden Ausgleich zu ihrem anstrengenden Alltag schaffen. Geübte Läufer streben womöglich an, an einer Sportveranstaltung oder an einem Marathon teilzunehmen. Definiere dein Ziel so konkret, aber auch so realistisch wie möglich. Das motiviert und bewahrt dich vor großen Enttäuschungen.

STRUKTUR

Entwickle deine eigene Trainingsstruktur.
Kläre zunächst, wie viel Zeit dir zur Verfügung steht. Berücksichtige hierbei, dass deine neue sportliche Aufgabe die bestehenden familiären, beruflichen und sozialen Verpflichtungen und Kontakte nicht zu sehr einengen soll. Denke daran, dass dein Körper durch die zusätzliche Belastung auch mehr Zeit zur Erholung benötigt. Nachdem du dein Zeitbudget definiert hast, kannst du nun den zeitlichen Umfang und die Anzahl deiner Trainingseinheiten festlegen. Strukturiere das Training so, dass du mit einem geringen zeitlichen Umfang beginnst und zu deinem Ziel hin die Belastung noch erhöhen kannst.

METHODE

Fülle die Struktur mit deinen Trainingsmethoden.
Nachdem die Rahmenbedingungen feststehen, gilt es, dein Training mit individuellen Inhalten zu füllen. Wenn du dich von deinem Arzt hast durchchecken lassen, kannst du dein Ziel mit vollem Vertrauen zu deinem Körper in Angriff nehmen.

KONTROLLE

Behalte dein Training unter Kontrolle.
Zu guter Letzt ist es wichtig, regelmäßig zu überprüfen, ob dein Plan auch Früchte trägt. Denn nichts ist frustrierender, als erst am Ende aller Bemühungen festzustellen, dass er gar nicht funktionieren konnte. Mögliche Zwischenkontrollen können je nach Zielsetzung ein monatliches Wiegen, eigene Trainingstests wie der „Fit x 5 Check-up“ oder sportmedizinische Diagnostiken und Testwettkämpfe sein. Wichtig ist, dass sie sich jeweils untereinander vergleichen lassen. Dieses Vorgehen versetzt dich in die Lage, rechtzeitig gegenzusteuern, sobald sich Rückschritte oder Stagnationen in der Leistungsentwicklung andeuten.

SASCHAS TIPP:
Lass dir zum Geburtstag ein paar Stunden bei einem Personal Trainer schenken. Dieser motiviert dich und zeigt dir, wie du Übungen richtig ausführst.

DER „FIT X 5 CHECK-UP“

Nur wenn du deine Leistung und deine Reserven kennst, kannst du auch an deinen Schwächen arbeiten und dich weiterentwickeln. Nutze hierzu den „Fit x 5 Check-up“. Mit diesem einfachen Test kannst du deinen Status in den fünf Konditionsbereichen ermitteln:

- Kraft
- Koordination
- Beweglichkeit
- Schnelligkeit
- Ausdauer

Den Check-up kannst du zu Hause oder auf einem Sportplatz absolvieren und erhältst auf diese Weise untereinander vergleichbare Ergebnisse, die dir wichtige Informationen für deine individuelle Trainingsgestaltung liefern.

ÜBUNGEN

1

Kraft/Kraftausdauer: Der Liegestütz

Absolviere ohne Pause so viele Liegestütze, wie du kannst. Sobald du die Serie unterbrichst, ist der Test beendet. Frauen dürfen die leichtere Variante auf den Knien ausführen (siehe die Kräftigungsübungen, Kapitel 5).

Auswertung:

< 15 Wiederholungen: mangelhaft
15 – 30: befriedigend
> 30: gut

2

Koordination: Der Einbeinstand

Markiere einen Punkt auf dem Boden, stelle dich mit dem rechten Bein darauf, hebe das linke Bein an. Schließe dabei die Augen. Stoppe mit einer Uhr, wie lange du das linke Bein in der Luft halten kannst. Das Standbein sollte hierbei konstant auf dem Punkt stehen bleiben. Wiederhole die Übung anschließend auf dem linken Bein.

Auswertung:

< 10 Sekunden: mangelhaft
10 – 25: befriedigend
> 25: gut

3

Beweglichkeit: Die Rumpfbeuge

Stelle dich gerade hin, nimm beide Füße zusammen und halte die Knie durchgedrückt. Neige nun deinen Oberkörper so weit es geht nach vorne und versuche, deine Fingerspitzen oder sogar die komplette Hand so weit du kannst auf den Boden zu strecken.

Auswertung:

Fingerspitzen erreichen nicht den Boden: mangelhaft
Fingerspitzen erreichen gerade so den Boden: befriedigend
Hände kommen flach auf dem Boden: gut

SASCHAS TIPP:

Alternativ kannst du eines der wissenschaftlichen Sportdiagnostikverfahren zum Ermitteln der Stoffwechselfunktionen oder der Muskelfunktionsarbeit bei einem Therapeuten oder Mediziner absolvieren. Oder die Verfahren miteinander kombinieren.

4

Schnelligkeit / Schnellkraft: Der Standweitsprung

Markiere dir eine Linie auf dem Boden, stelle dich mit beiden Beinen daran und springe aus der Hocke heraus ohne Anlauf mit beiden Beinen so weit du kannst nach vorn. Miss den Abstand von der Absprungmarkierung zur Landeposition. Absolviere diesen Test dreimal – der beste Versuch zählt.

Auswertung:

< 2 Meter: mangelhaft
2 – 2,40 Meter: befriedigend
> 2,40 Meter: gut

5

Ausdauer: Der 1000-Meter-Lauf

Lege auf einer vermessenen Strecke oder auf einer Stadionbahn einen 1000-Meter-Lauf zurück, so schnell du kannst.

Auswertung:

> 4:45 Minuten: mangelhaft
4:45 – 4:00 Minuten: befriedigend
< 4:00 Minuten: gut

Ergebnis: Mithilfe des Tests erhältst du einen aktuellen Status deiner fünf Konditionsbereiche und kannst deine Leistungsentwicklung durch Wiederholung des Check-ups regelmäßig testen. Stellst du fest, dass deine Kraft zu wenig ausgeprägt ist, lege mehr Gewicht auf die Kräftigungsübungen (siehe Kapitel 5). Fehlt die Koordinationsfähigkeit, dann lege häufiger Motoriktrainings ein (siehe Kapitel 7) oder konzentriere dich bei Schwächen im Kraftbereich auf die Beintrainings aus dem Kraftprogramm (siehe Kapitel 5). Bist du in deiner Beweglichkeit eingeschränkt, absolviere mehr Übungen aus dem Dehnungsprogramm (siehe Kapitel 2). Fehlt die Schnelligkeit, so trainiere häufiger Steigerungs- bzw. Minderungsläufe oder Intervalle (siehe Kapitel 7). Ist dein Ausdauerwert negativ, mache mehr Ausdauerläufe.

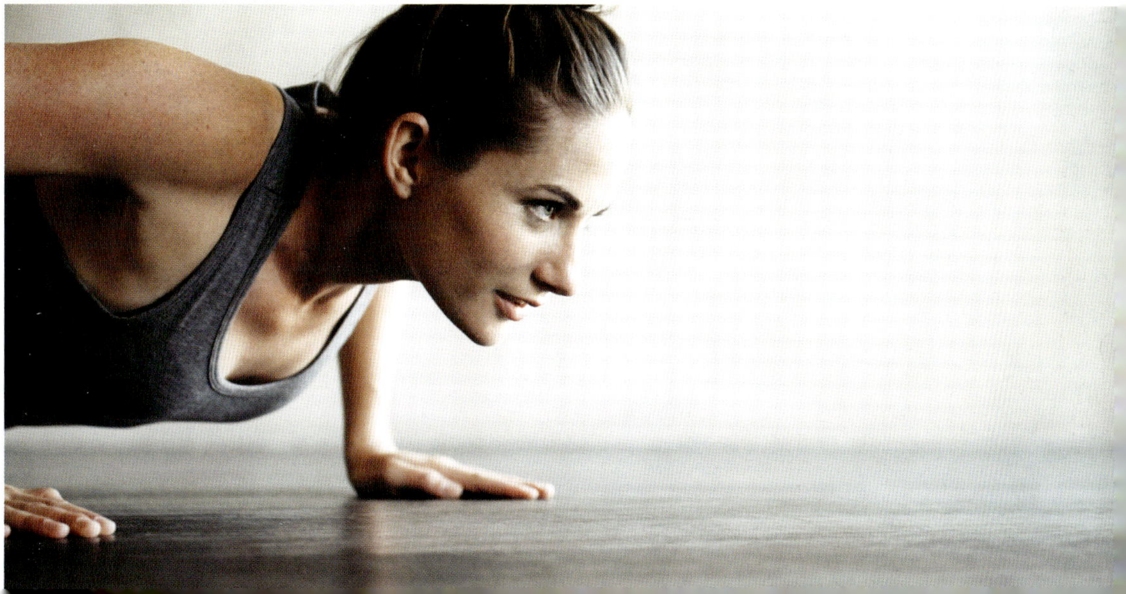

5 REGELN FÜR DEINEN PLAN

1

Dauerläufe bilden die Basis für das Training des Stoffwechsels und des Herz-Kreislauf-Systems. Versuche mindestens einmal pro Woche, einen Dauerlauf einzubauen. Nur in Kombination mit regelmäßigen Dauerläufen kann dein Körper auch intensivere Trainingsaufgaben bewältigen und verkraften.

2

Kraft und Beweglichkeit sollten immer parallel zu deinem Laufprogramm mitgefördert werden. So verhinderst du das Entstehen muskulärer Dysbalancen, die dich in deiner Dynamik behindern.

3

Verbessere konstant deine Laufmotorik und aktiviere deine Gashebel, um unbeschwert und locker laufen zu können.

4

Höre auf deinen Körper. Gib ihm Ruhe, wenn er sie benötigt, auch wenn das von deinem Plan abweicht.

5

Wenn du das Gefühl hast, dass du überfordert bist, oder wenn Schmerzen auftreten, wiederhole lieber eine Woche die Belastung, statt sie zu steigern.

GRUNDLAGEN DER TRAININGSLEHRE

Um dein Training zielorientiert planen zu können, ist es hilfreich, sich mit den Grundprinzipien der Trainingslehre vertraut zu machen. Dann kannst du sie im sportlichen Alltag umsetzen und die Reaktionen deines Körpers besser verstehen.

1

Das Prinzip der Leistungssteigerung (Superkompensation)
Ob du dein Gewicht reduzieren, Kraft und Beweglichkeit steigern oder deine Ausdauerfähigkeit verbessern willst – immer musst du deine körperliche Leistungsfähigkeit erhöhen. Dabei ist es wichtig zu verstehen, dass du deinen Körper während des Trainings systematisch ermüdest. Er verbraucht unter der sportlichen Belastung Flüssigkeit, Nährstoffe, Fette und Kohlenhydrate und leert somit seine Energiespeicher. Knochen, Bänder, Muskeln und Sehnen werden beansprucht und geschädigt, was direkt nach dem Training zu einer Leistungsminderung führt. Der Körper beginnt in diesem Moment, direkt auf diese Begleiterscheinungen zu reagieren und die sogenannten Trainingsreize und Aufgaben zu verarbeiten. Erhält er hierfür nun die notwendige Zeit, wird er während der Regenerationsphase sein

DAS PRINZIP DER SUPERKOMPENSATION

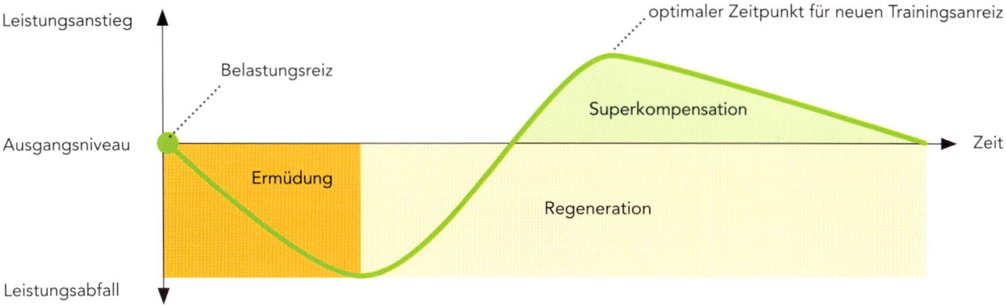

Vermögen auf ein höheres Leistungslevel anheben und sämtliche Ressourcen in einer höheren Qualität wiederherstellen. Dieses Prinzip einer ersten Leistungssteigerung nennt man Superkompensation. Das bedeutet, dass du deine Ermüdung nicht nur ausgleichst, sondern deine Leistung über das Ausgangsniveau hinaus kompensierst. Nach diesem Prinzip lässt sich kontinuierlich die eigene Leistung aufbauen. Gelingt es, zum Zeitpunkt der abgeschlossenen Regenerationsphase das nächste Training zu absolvieren, ermüdet der Körper erneut und entwickelt sich auf ein nächsthöheres Niveau weiter. Diesen Effekt nennt der Sportwissenschaftler „Summierung der Superkompensation". Findet ein neues Training hingegen zu früh statt und wird dem Köper dadurch zu wenig Möglichkeit gegeben, sich zu erholen und zu kompensieren, so reagiert er mit einem Entwicklungsstillstand oder sogar einem Leistungsabfall.

Hier findest du dieses Prinzip im 10-Wochen-Trainingsplan:
Im 10-Wochen-Programm wechseln Trainingseinheiten koordiniert zwischen Entwicklung, Erhaltung und Erholung ab.

Nach jedem neuen Trainingsauftrag für den Köper erhält dieser die nötige Zeit, um in Form von Ruhe oder aktivem Erholungstraining seine Leistung zu kompensieren.

2

Das Prinzip der ansteigenden Belastung

Dieser Grundsatz besagt: „Die Gesamtbelastung sollte im Laufe eines Trainingsprozesses ansteigen." Der Aufwand, der Umfang oder die Intensität sollten innerhalb einer Trainingsphase allmählich zunehmen. Nimm dir aus diesem Grund genug Zeit für dein sportliches Vorhaben und setze dir ein realistisches Ziel. So kannst du deine Leistung kontinuierlich aufbauen.

Hier findest du dieses Prinzip im 10-Wochen-Trainingsplan:
Das Prinzip der ansteigenden Belastung ist im Plan insofern berücksichtigt, als sich die zeitlichen Umfänge von anfangs 2,5 bis 3 Trainingsstunden wöchentlich auf 4 bis 5 Stunden steigern. Zusätzlich baut jeder Trainingstag auf der vorangegangenen Belastung auf und setzt dort mit seinem neuen Trainingsauftrag an.

Achte auf ausreichend Schlaf. Wer wenig schläft, nimmt schneller zu. Während Tiefschlafphasen schüttet dein Körper ein Hormon aus, das den Fettstoffwechsel reguliert und den Appetit hemmt. Außerdem neigt man nachts dazu, zum Kühlschrank zu gehen und unnötig zu snacken.

3

Das Prinzip „Vom Allgemeinen zum Speziellen"

Am Beginn deines Trainingsprozesses stehen allgemeine und grundlegende Inhalte, wie z.B. die Entwicklung der allgemeinen Kraft und Beweglichkeit, sowie der Ausgleich von muskulären Dysbalancen im Vordergrund. So schulst du deinen Körper umfassend und legst die Basis für die höheren, speziellen Laufbelastungen in der späteren Trainingsphase.

Hier findest du dieses Prinzip im 10-Wochen-Trainingsplan:

Anfangs läufst du etwas weniger, dafür stehen die Kräftigungs- und Dehnungsübungen im Vordergrund. Im weiteren Verlauf verlagert sich der Schwerpunkt auf den Aufbau der Ausdauer, um abschließend die Trainingsintensität zu erhöhen. In dieser letzten Phase richtet sich der Belastungsreiz darauf, die laufspezifische Dynamik und Kraft auszubilden.

4

Das Prinzip des Mikro- und Makrozyklus

Ein Trainingszyklus besteht aus der Kombination von Belastung, Erholung und Anpassung. Wird dieser richtig vollzogen, ist das Training erfolgreich. Man unterscheidet zwischen sogenannten Mikrozyklen, also solche von kurzer Dauer wie einigen Tagen, und sogenannten Makrozyklen von langer Dauer bis hin zu mehreren Wochen.

Hier findest du dieses Prinzip im 10-Wochen-Trainingsplan:

Ein Trainingsblock besteht jeweils aus mehreren Wochen. Nach zwei bis drei Wochen ansteigender Belastung folgt eine Entlastungswoche mit deutlich reduzierter Belastung, um die vorangegangenen Reize zu verarbeiten. Insgesamt ergeben sich drei Makrozyklen über den gesamten Zeitraum. Jeder einzelne Trainingswoche enthält zwei bis drei Ruhetage. Dahinter stehen die Mikrozyklen, denn diese Tage dienen nach jeder intensiveren Trainingseinheit oder jedem Block dazu, kurz zu regenerieren.

LÄUFERLEXIKON

AEROB

In der Sportwissenschaft bezeichnet man jenes Training als aerob, bei dem die Muskulatur mit jener Menge Sauerstoff versorgt wird, die sie für die Bewegung benötigt.

ANAEROB

hingegen bedeutet, dass die Muskeln bei intensiver Belastung Energie ohne Sauerstoff bereitstellen. Dabei sammelt sich Milchsäure, das sogenannte Laktat, in den Muskelzellen. Steigt dessen Konzentration, übersäuert der Muskel. Dieser Punkt wird als anaerobe Schwelle bezeichnet. Das Training an dieser Schwelle ist wirkungsvoll, wenngleich sehr anstrengend und körperlich belastend. Es sollte daher nur gelegentlich erfolgen. Ein Sportarzt kann die individuelle anaerobe Schwelle mittels Laktatmessung bestimmen.

5

Das Prinzip der unmittelbaren Ziel- oder Wettkampfvorbereitung

Dieses Prinzip beschreibt die Phase unmittelbar vor deinem angestrebten Wettkampf oder Kontrolltest und ist für diejenigen wichtig, die sich eine Laufveranstaltung zum Ziel gesetzt haben. In diesem Zeitraum solltest du dich schonen und erholen. Reduziere die Trainingsumfänge, um dem Körper die Gelegenheit zu geben, alle Trainingsreize der letzten Wochen zu verarbeiten und ein neues Leistungsniveau zu entwickeln. Die Kunst besteht darin, sich während dieser Phase einerseits zu lockern und andererseits die nötige Grundspannung und Fitness zu erhalten, um am Wettkampftag mit gefüllten Energiespeichern und bestens vorbereitet am Start zu stehen.

Hier findest du dieses Prinzip im 10-Wochen-Trainingsplan:

Diese Phase ist nicht Bestandteil des exemplarischen 10-Wochen-Trainingsplans. Solltest du diesen Plan nutzen, um dich auf einen Wettkampf vorzubereiten, absolviere eine zusätzliche elfte Woche zur unmittelbaren Wettkampfvorbereitung (UWV) direkt vor deiner Sportveranstaltung. Diese könnte wie folgt aussehen:

BEISPIEL EINER WETTKAMPFVORBEREITUNGSWOCHE (Gesamtumfang ca. 2,5 Stunden)

ZIEL: Regeneration und Entwicklung eines neuen Leistungsniveaus in allen Konditionsbereichen

	LAUFEN bzw. CARDIO	KRAFT & FITNESS
MO	30 min Dauerlauf (GA1) Programm: 3 min Jogging (GA1) + 2 min Walking (REG) im ständigen Wechsel	► anschl. Stretching 1–2 mal 15 sec je Übung • Wade Nr. 1 • Oberschenkelvorderseite Nr. 2 • Oberschenkelrückseite Nr. 3 • Seitliche Muskelkette Nr. 4 • Hüftbeuger Nr. 9 • Arme Nr. 10 Sämtliche Dehnungsübungen findest du in Kapitel 2.
DI	Ruhetag	
MI	30 min Dauerlauf (GA1) alle 8 Minuten 2 x Steigerungsläufe über ca. 40 bis 50 Meter sowie eine Minute Walking ► anschl. normal weiter	Kräftigungsprogramm für zu Hause Jede Übung 3 x (30 Sekunden Dauer, Pause = 30 Sekunden) am Stück Sämtliche Kraftübungen findest du in Kapitel 5.
DO	Ruhetag	
FR	Ruhetag	
SA	20 min Dauerlauf (REG) + 3 x Steigerungslauf zum Erhalt der Dynamik	► anschl. Stretching (siehe Montag)
SO	Wettkampf Viel Spaß und Erfolg!	

SASCHAS TIPP:
Bestimme deine maximale Herzfrequenz (HF_max).

MAXIMALE HERZFREQUENZ

Die sogenannte maximale Herzfrequenz ist der wichtigste Wert, um deine individuellen Pulsbereiche für dein Training festzulegen. Kennst du diesen Wert, lassen sich verschiedene Belastungsbereiche festlegen.

Die Rechenformel:
Es gibt eine Vielzahl von Rechenformeln zum Ermitteln der maximalen Herzfrequenz. Die folgende Formel nach Winfried Spanaus ist sehr praxistauglich. Sie unterscheidet zwischen Mann und Frau.

Maximalpuls Männer
Maximalpuls = 223 – 0,9 × Lebensalter (in Jahren)

Maximalpuls Frauen
Maximalpuls = 226 – 1,0 × Lebensalter (in Jahren)

Rechenbeispiele:
Beispiel: Mann, 35 Jahre alt
223 – 0,9 x 35 = ca. 190 Schläge pro Minute maximal

Beispiel: Frau, 25 Jahre alt
226 – 1 x 25 = 201 Schläge pro Minute maximal

Jedoch gibt es beim Ermitteln der Trainingsbereiche über die Rechenformel meist Abweichungen von +/– 10 Schlägen. Nur fünf Prozent aller Läufer erhalten hierüber exakt ihre individuellen und genauen Werte. Genaue Werte ermittelst du ausschließlich in einem Praxistest.

DER PRAXISTEST

Individueller und auf den aktuellen Leistungsstand bezogen lässt sich die maximale Herzfrequenz auch in der Praxis durch einen einfachen Lauftest ermitteln. Es handelt sich hierbei um einen Ausbelastungstest, der den Körper an die Grenze seiner Leistungsfähigkeit führt. Aus diesem Grund sollten nur geübte und fortgeschrittene Läufer in einem ausgeruhten Zustand diesen Test absolvieren. Ein Gesundheitscheck vorab ist ratsam, um eventuelle Vorerkrankungen auszuschließen.

Testablauf:
- Suche dir eine Laufstrecke, die etwa 3 Kilometer lang ist. Absolviere ein 10-minütiges lockeres Warm-up.
- Steigere danach das Tempo über die 3-Kilometer-Distanz kontinuierlich.
- Halte die letzten 400 Meter dein Tempo auf 100 Prozent Belastung.

Ergebnis:
Dein am Ende der drei Kilometer erreichter Puls ist deine maximale Herzfrequenz.

Absolviere diesen Test mehrmals. Der Durchschnittswert ist der ideale Maßstab für dein Training.

Erfolgs-
geschichte

»Nach 20 Minuten Laufen fühlte es sich an, als würde ich einen Lungenflügel verlieren.«

Jean-Guillaume Birot, 48 Jahre

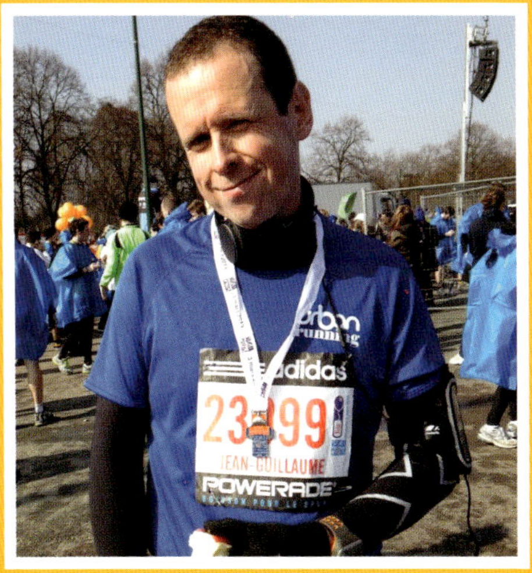

Im März 2012 war ich ein 104 Kilogramm schwerer Mann mit einem BMI von 32. 22 Jahre lang war ich ein starker Raucher, paffte meine 20 Zigaretten am Tag. Mein Blutbild zeigte, dass mein Cholesterinspiegel sowie meine Triglycerid-Werte im roten Bereich lagen. Und in diesem Moment wurde mir bewusst, dass ich etwas für meine Gesundheit tun musste – meiner Frau und meinem Sohn zuliebe. Anfangs war ich aber besorgt, dass ich noch weitere zehn Kilo zulegen könnte, falls ich mit dem Rauchen aufhören würde. Ich fing also mit einer einfachen, kalorienarmen Diät an und lernte, auch so köstliche Mahlzeiten zuzubereiten. Mein Arzt verlangte aber noch mehr von mir: mindestens dreimal Sport pro Woche, jeweils mindestens 30 Minuten. Also begann ich zu überlegen, welcher Sport mir gefallen könnte. Als Kind war ich viel geschwommen und Rad gefahren. Aber diesmal musste es etwas Besonderes sein. Ich wollte nicht Gefahr laufen, die Öffnungszeiten der nächsten Schwimmhalle und deren Unvereinbarkeit mit meinem Leben als Ausrede zu benutzen. Genauso wenig war mir danach, mir bei Fahrradreparaturen die Hände schmutzig zu machen. Meine Frau ermutigte mich, einmal richtig laufen zu gehen. Ich ging also ins nächste Sportgeschäft und kaufte mir hochwertige Laufschuhe. Nach 20 Minuten Laufen fühlte es sich an, als würde ich einen Lungenflügel verlieren. Laufen hatte mir noch nie Spaß gemacht.

Der größte Vorteil am Laufen ist, dass man dabei ganz unkompliziert Musik hören kann. Ich liebe Musik – vielleicht konnte sie mir also weiterhelfen, dachte ich. Doch das allein genügte nicht. Was mein Leben wirklich schlagartig veränderte, war die Entdeckung von Trainingsplänen.

- Erfolg: 2015 erster Marathon in Rom
- Zeit: 3:50 Stunden

DER 10-WOCHEN-TRAININGSPLAN

VOM ANFÄNGER ZUM DAUERLÄUFER

Zielgruppe: Untrainierte, nicht sportliche Anfänger, ggf. mit leichtem Übergewicht

Der Trainingsplan richtet sich an Laufanfänger, die sich mit einem zeitlich überschaubaren Umfang in 10 Wochen gesund vom Einsteiger zum gut ausgebildeten Gelegenheitsjogger entwickeln möchten. Dieses exemplarische 10-Wochen-Programm kannst du auch als Grundgerüst für deinen individuellen Plan nutzen.

Überprüfe mithilfe des „Fit x 5 Check-ups" deine fünf Konditionsbereiche und definiere deine eigenen Ziele. Je nachdem, wie diese gesteckt sind und welchen der Bereiche du entwickeln möchtest, solltest du in deinem individuellen Plan die Trainingsanteile an Kraft, Koordination, Beweglichkeit, Schnelligkeit und Ausdauer entsprechend erhöhen bzw. mindern.

DIE TRAININGSBEREICHE

1

Das Regenerationstraining 60-70 % der HF_max (REG) dient der Erholung und zur Unterstützung der Regeneration. Um die Belastung gering zu halten, sollte die Dauer solcher Einheiten maximal 45 Minuten betragen. Meist wird dieses Training nach intensiven Belastungen absolviert.
Beispiel: 15–45 Minuten sehr lockerer Dauerlauf, 45 Minuten entspanntes Radfahren oder 500–1500 Meter locker schwimmen.
Erholung erhalten: Dieses Training fühlt sich locker und entspannt an, die Atmung ist ruhig und du kannst die Bewegung genießen.

2

Das aerobe Grundlagenausdauertraining 70-85 % der HF_max (GA1) stellt die Basis jeder Leistungsfähigkeit im Ausdauersport dar.
Bis zu 90 Prozent des gesamten Trainings sollte in dieser angenehmen Belastung als ruhiger Dauerlauf absolviert werden. Das Herz-Kreislauf-System und die Gefäße passen sich hierbei an die sportliche Betätigung an und der Fettsäurestoffwechsel wird trainiert. Versuche, das Tempo hierbei nicht zu hoch zu wählen, um die positiven Effekte dieser Belastung voll ausschöpfen zu können.
Stoffwechsel stärken: Nun schlägt der Puls erhöht und das gesteigerte Tempo lässt die Atmung schneller werden. Es ist dir jedoch weiterhin während des Laufens möglich, dich zu unterhalten.

Weitere Belastungsbereiche findest du auf Seite 104.

TRAININGSBLOCK I: 4 Wochen (3-mal Belastung und 1-mal Entlastung)

ZIEL: Entwickeln allgemeiner konditioneller Basisgrundlagen in Ausdauer, allgemeiner Fitness, Beweglichkeit und athletischer Ausbildung

TRAININGSWOCHE 1 – Belastung (Gesamtumfang ca. 3 Stunden)

	LAUFEN bzw. CARDIO	ATHLETIK, KRAFT, FITNESS
MO	30 min Dauerlauf Programm: 3 min Jogging (GA1) + 2 min Walking (REG) im ständigen Wechsel	► anschl. Stretching 1–2 x 15 sec je Übung • Wade Nr. 1 • Oberschenkelvorderseite Nr. 2 • Oberschenkelrückseite Nr. 3 • Seitliche Muskelkette Nr. 4 • Hüftbeuger Nr. 9 • Arme Nr. 10
DI	Ruhetag	
MI		Kräftigungsprogramm für zu Hause Jede Übung 3 x (30 sec Dauer, Pause = 30 sec) am Stück Sämtliche Kraftübungen findest du in Kapitel 5.
DO	Ruhetag	
FR	30 min Dauerlauf Programm: 4 min Jogging (GA1) + 2 min Walking (REG) im ständigen Wechsel	► anschl. Stretching siehe Montag
SA	Ruhetag	
SO	40 min Dauerlauf Programm: 3 min Jogging (GA1) + 1 min Walking (REG) im ständigen Wechsel	► anschl. Stretching Jede Übung 2 x (30 sec Dauer, Pause = 30 sec) Sämtliche Dehnungsübungen findest du in Kapitel 2.

TRAININGSWOCHE 2 – Belastung (Gesamtumfang ca. 3,5 Stunden)

	LAUFEN bzw. CARDIO	ATHLETIK, KRAFT, FITNESS
MO	30 min Dauerlauf Programm: 4 min Jogging (GA1) + 2 min Walking (REG) im ständigen Wechsel	► anschl. Stretching 1–2 x 15 sec je Übung: • Wade Nr. 1 • Oberschenkelvorderseite Nr. 2 • Oberschenkelrückseite Nr. 3 • Seitliche Muskelkette Nr. 4 • Hüftbeuger Nr. 9 • Arme Nr. 10
DI	Ruhetag	
MI		Kräftigungsprogramm für zu Hause Jede Übung 3 x (30 sec Dauer, Pause = 30 sec) am Stück Sämtliche Kraftübungen findest du in Kapitel 5.

Entwicklung **Erhaltung** **Erholung**

	LAUFEN bzw. CARDIO	ATHLETIK, KRAFT, FITNESS
DO	Ruhetag	
FR	40 min Dauerlauf Programm: 6 min Jogging (GA1) + 2 min Walking (REG) im ständigen Wechsel	► anschl. Stretching Jede Übung 2 x (30 sec Dauer, Pause = 30 sec) Sämtliche Dehnungsübungen findest du in Kapitel 2.
SA		Hochintensitätstraining 5 Durchgänge, 30 Sekunden Pause nach jeder Übung • Kniebeuge Nr. 1 10 Wdh. • Bauch (gerade) Nr. 4 5 x 10 sec • Seitliche Hüfte, Bauch Nr. 6 (je Seite) 30 sec • Rücken, Schultern Nr. 7 versch. Varianten im Wechsel 30 sec • Schulterbrücke Nr. 8 20 sec • Liegestütze Nr. 10 10 Wdh. • Bauch (schräg) Nr. 5 versch. Varianten im Wechsel 5 x 10 sec Sämtliche Kraftübungen findest du in Kapitel 5.
SO	40 min Dauerlauf Programm: 8 min Jogging (GA1) + 3 min Walking (REG) im ständigen Wechsel	► anschl. Stretching 1–2 x 15 sec je Übung • Wade Nr. 1 • Oberschenkelvorderseite Nr. 2 • Oberschenkelrückseite Nr. 3 • Seitliche Muskelkette Nr. 4 • Hüftbeuger Nr. 9 • Arme Nr. 10 Sämtliche Dehnungsübungen findest du in Kapitel 2.

TRAININGSWOCHE 3 – Belastung (Gesamtumfang ca. 3 Stunden)

	LAUFEN bzw. CARDIO	ATHLETIK, KRAFT, FITNESS
MO	45 min Dauerlauf Programm: 10 min Jogging (GA1) + 5 min Walking (REG) im ständigen Wechsel	► anschl. Stretching 1–2 x 15 sec je Übung • Wade Nr. 1 • Oberschenkelvorderseite Nr. 2 • Oberschenkelrückseite Nr. 3 • Seitliche Muskelkette Nr. 4 • Hüftbeuger Nr. 9 • Arme Nr. 10 Sämtliche Dehnungsübungen findest du in Kapitel 2.
DI	Ruhetag	
MI		Kräftigungsprogramm für zu Hause Jede Übung 3 x (30 sec Dauer, Pause = 30 s) am Stück Sämtliche Kraftübungen findest du in Kapitel 5.
DO	Ruhetag	
FR	40 min Dauerlauf Programm: 15 min Jogging (GA1) + 5 min Walking (REG) im Wechsel	► anschl. Stretching Jede Übung 2 x (30 sec Dauer, Pause = 30 sec) Sämtliche Dehnungsübungen findest du in Kapitel 2.

	LAUFEN bzw. CARDIO	ATHLETIK, KRAFT, FITNESS
SA		Kräftigungsprogramm Pyramide: Alle Übungen mit je 20 sec Pause und wechselnder Wiederholungszahl in Pyramidenform. 5 Sätze, je 10–15–20–15–10 Wiederholungen • Liegestütze Nr. 10 • Kniestabi Nr. 3 (je Seite, im Wechsel) • Seitliche Muskelkette Nr. 6 (je Seite) • Rücken, Schultern Nr. 7 (versch. Varianten im Wechsel • Schulterbrücke Nr. 8 (je Seite, im Wechsel) • Bauch (schräg) Nr. 5 • Rückenstütz Nr. 9 (je Bein, im Wechsel) • Kniebeuge Nr. 1 • Frontstütz (je Bein, im Wechsel) Nr.11 Sämtliche Kraftübungen findest du in Kapitel 5.
SO	40 min Dauerlauf Programm: 8 min Jogging (GA1) + 3 min Walking (REG) im ständigen Wechsel	► anschl. Stretching 1–2 x 15 sec je Übung • Wade Nr. 1 • Oberschenkelvorderseite Nr. 2 • Oberschenkelrückseite Nr. 3 • Seitliche Muskelkette Nr. 4 • Hüftbeuger Nr. 9 • Arme Nr. 10 Sämtliche Dehnungsübungen findest du in Kapitel 2.

TRAININGSWOCHE 4 – Entlastung (Gesamtumfang ca. 2,5 Stunden)

	LAUFEN bzw. CARDIO	ATHLETIK, KRAFT, FITNESS
MO	40 min Schwimmen	► anschl. Stretching 1–2 x 15 sec je Übung • Wade Nr. 1 • Oberschenkelvorderseite Nr. 2 • Oberschenkelrückseite Nr. 3 • Seitliche Muskelkette Nr. 4 • Hüftbeuger Nr. 9 • Arme Nr. 10 Sämtliche Dehnungsübungen findest du in Kapitel 2.
DI	Ruhetag	
MI		Kräftigungsprogramm für zu Hause Jede Übung 3 x (30 sec Dauer, Pause = 30 sec) am Stück Sämtliche Kraftübungen findest du in Kapitel 5.
DO	Ruhetag	
FR	30 min Dauerlauf Programm: 15 min Jogging (GA1) + 5 min Walking (REG) im ständigen Wechsel	► anschl. Stretching Jede Übung 2 x (30 sec Dauer, Pause = 30 sec) Sämtliche Dehnungsübungen findest du in Kapitel 2.
SA	Ruhetag	
SO	45 min Dauerlauf Programm: 20 Jogging (GA1) + 5 min Walking (REG) im Wechsel	► anschl. Stretching 1–2 x 15 sec je Übung • Wade Nr. 1 • Oberschenkelvorderseite Nr. 2 • Oberschenkelrückseite Nr. 3 • Seitliche Muskelkette Nr. 4 • Hüftbeuger Nr. 9 • Arme Nr. 10 Sämtliche Dehnungsübungen findest du in Kapitel 2.

TRAININGSBLOCK II: 4 Wochen (3-mal Belastung und 1-mal Entlastung)

ZIEL: Weiterentwicklung allgemeiner konditioneller Basisgrundlagen in Ausdauer, allgemeiner Fitness, zusätzlich koordinative Ausbildung und athletische Schnelligkeit

TRAININGSWOCHE 5 – Belastung (Gesamtumfang ca. 3,5 Stunden)

	LAUFEN bzw. CARDIO	ATHLETIK, KRAFT, FITNESS
MO	30 min Dauerlauf	► anschl. Stretching Jede Übung 2 x (30 sec Dauer, Pause = 30 sec) Sämtliche Dehnungsübungen findest du in Kapitel 2.
DI	Ruhetag	
MI		Kräftigungsprogramm für zu Hause Jede Übung 3 x (30 sec Dauer, Pause = 30 sec) am Stück Sämtliche Kraftübungen findest du in Kapitel 5.
DO	Ruhetag	
FR	45 min Motorik-/Koordinationstraining 10 min Warm-up / bzw. Cool-down Programm: Motorikblock I Sämtliche Motorik-/Koordinationsübungen findest du in Kapitel 7.	► anschl. Stretching 1–2 x 15 sec je Übung • Wade Nr. 1 • Oberschenkelvorderseite Nr. 2 • Oberschenkelrückseite Nr. 3 • Seitliche Muskelkette Nr. 4 • Hüftbeuger Nr. 9 • Arme Nr. 10 Sämtliche Dehnungsübungen findest du in Kapitel 2.
SA	Ruhetag	
SO	45 min Dauerlauf Programm: 20 Jogging (GA1) + 5 min Walking (REG) im Wechsel	► anschl. Stretching 1–2 x 15 sec je Übung • Wade Nr. 1 • Oberschenkelvorderseite Nr. 2 • Oberschenkelrückseite Nr. 3 • Seitliche Muskelkette Nr. 4 • Hüftbeuger Nr. 9 • Arme Nr. 10 Sämtliche Dehnungsübungen findest du in Kapitel 2.

TRAININGSWOCHE 6 – Belastung (Gesamtumfang ca. 4 Stunden)

	LAUFEN bzw. CARDIO	ATHLETIK, KRAFT, FITNESS
MO	30 min Dauerlauf + 3 x 80 m Steigerungsläufe (STL) zur Schnelligkeitsentwicklung	► anschl. Stretching 1–2 x 15 sec je Übung • Wade Nr. 1 • Oberschenkelvorderseite Nr. 2 • Oberschenkelrückseite Nr. 3 • Seitliche Muskelkette Nr. 4 • Hüftbeuger Nr. 9 • Arme Nr. 10 Sämtliche Dehnungsübungen findest du in Kapitel 2.
DI	Ruhetag	
MI		Kräftigungsprogramm für zu Hause Jede Übung 3 x (30 sec Dauer, Pause = 30 sec) am Stück Sämtliche Kraftübungen findest du in Kapitel 5.
DO	Ruhetag	

	LAUFEN bzw. CARDIO	ATHLETIK, KRAFT, FITNESS
FR	45 min Motorik-/Koordinationstraining 10 min Warm-up bzw. Cool-down Programm: Motorikblock III Sämtliche Motorik-/Koordinationsübungen findest du in Kapitel 7.	► anschl. Stretching 1–2 x 15 sec je Übung • Wade Nr. 1 • Oberschenkelvorderseite Nr. 2 • Oberschenkelrückseite Nr. 3 • Seitliche Muskelkette Nr. 4 • Hüftbeuger Nr. 9 • Arme Nr. 10 Sämtliche Dehnungsübungen findest du in Kapitel 2.
SA		Kräftigungsprogramm Supersatz Je Supersatz drei Minisätze: 3 x je Übung 20 sec Belastungszeit + 20 sec Pause, danach Pause 2 min Satz Nr. 1 • Liegestütze Nr. 10 • Schulterbrücke Nr. 8 • Bauch (schräg) Nr. 5 Satz Nr. 2 • Kniebeuge Nr. 1 • Kniestabi Nr. 3 (je Seite) • Kniebeuge mit Oberkörperrotation Nr. 2 Satz Nr. 3 • Bauch (gerade) Nr. 4 Variante II • Rücken, Schultern Nr. 7 • Bauch (schräg) Nr. 5 Sämtliche Kraftübungen findest du in Kapitel 5.
SO	35 min Dauerlauf + 5 x 80 m Steigerungsläufe (STL) zur Schnelligkeitsentwicklung	► anschl. Stretching Jede Übung 2 x (30 sec Dauer, Pause = 30 sec) Sämtliche Dehnungsübungen findest du in Kapitel 2.

TRAININGSWOCHE 7 – Entlastung (Gesamtumfang ca. 2,5 Stunden)

	LAUFEN bzw. CARDIO	ATHLETIK, KRAFT, FITNESS
MO	40 min Schwimmen	
DI	Ruhetag	
MI		Kräftigungsprogramm für zu Hause Jede Übung 3 x (30 sec Dauer, Pause = 30 sec) am Stück Sämtliche Kraftübungen findest du in Kapitel 5.
DO	Ruhetag	
FR	50 min Dauerlauf Programm: 20 min Jogging (GA1) + 5 min Walking (REG) im Wechsel	► anschl. Stretching 1–2 x 15 sec je Übung • Wade Nr. 1 • Oberschenkelvorderseite Nr. 2 • Oberschenkelrückseite Nr. 3 • Seitliche Muskelkette Nr. 4 • Hüftbeuger Nr. 9 • Arme Nr. 10 Sämtliche Dehnungsübungen findest du in Kapitel 2.
SA	Ruhetag	
SO	40 min Dauerlauf	► anschl. Stretching Jede Übung 2 x (30 sec Dauer, Pause = 30 sec) Sämtliche Dehnungsübungen findest du in Kapitel 2.

TRAININGSBLOCK III: 3 Wochen (Belastung)

ZIEL: Festigen der aeroben Basisgrundlagen, allgemeine Fitness, weiterhin koordinative Ausbildung und athletische Schnelligkeit

TRAININGSWOCHE 8 – Belastung (Gesamtumfang ca. 4 Stunden)

	LAUFEN bzw. CARDIO	ATHLETIK, KRAFT, FITNESS
MO	40 min Dauerlauf alle 8 min 4 x 30–40 m Koordination/Motorik: • Anfersen • Rückwärts • Skipping • Steigerung anschl. normal weiter Sämtliche Motorik-/Koordinationsübungen in Kapitel 7.	► anschl. Stretching 1–2 x 15 sec je Übung • Wade Nr. 1 • Oberschenkelvorderseite Nr. 2 • Oberschenkelrückseite Nr. 3 • Seitliche Muskelkette Nr. 4 • Hüftbeuger Nr. 9 • Arme Nr. 10 Sämtliche Dehnungsübungen findest du in Kapitel 2.
DI	Ruhetag	
MI		Kräftigungsprogramm für zu Hause Jede Übung 3 x (30 sec Dauer, Pause = 30 sec) am Stück Sämtliche Kraftübungen findest du in Kapitel 5.
DO	Ruhetag	
FR	30 min Dauerlauf ► anschl. Motorik-/Koordinationstraining Programm: Motorikblock II + 5 x Steigerungslauf über ca. 50 m; Pause = locker zurück Sämtliche Motorik-/Koordinationsübungen findest du in Kapitel 7.	► anschl. Stretching Jede Übung 2 x (30 sec Dauer, Pause = 30 sec) Sämtliche Dehnungsübungen findest du in Kapitel 2.
SA	Ruhetag	
SO	40 min Dauerlauf	► anschl. Stretching Sämtliche Dehnungsübungen findest du in Kapitel 2.

TRAININGSWOCHE 9 – Belastung (Gesamtumfang ca. 4 Stunden)

	LAUFEN bzw. CARDIO	ATHLETIK, KRAFT, FITNESS
MO	30 min Dauerlauf alle 8 min 2 x Steigerungslauf über ca. 40–50 m + 1 min Walking ► anschl. normal weiter	► anschl. Stretching Jede Übung 2 x (30 sec Dauer, Pause = 30 sec) Sämtliche Dehnungsübungen findest du in Kapitel 2.
DI	Ruhetag	
MI		Kräftigungsprogramm für zu Hause Jede Übung 3 x (30 sec Dauer, Pause = 30 sec) am Stück Sämtliche Kraftübungen findest du in Kapitel 5.
DO	Ruhetag	
FR	50 min Motorik-/Koordinationstraining Übungen findest du in Kapitel 7. 10 min Warm-up bzw. Cool-down Programm: Motorikblock II + 3 x Steigerungslauf über ca. 50 m; Pause = locker zurück	► anschl. Stretching 1–2 x 15 sec je Übung • Wade Nr. 1 • Oberschenkelvorderseite Nr. 2 • Oberschenkelrückseite Nr. 3 • Seitliche Muskelkette Nr. 4 • Hüftbeuger Nr. 9 • Arme Nr. 10 Sämtliche Dehnungsübungen findest du in Kapitel 2.

	LAUFEN bzw. CARDIO	ATHLETIK, KRAFT, FITNESS
SA		Kräftigungsprogramm Pyramide: Alle Übungen mit je 20 sec Pause und wechselnder Wiederholungszahl in Pyramidenform 5 Sätze, je 10-15-20-15-10 Wiederholungen • Liegestütze Nr. 10 • Kniebeuge mit Oberkörperrotation Nr. 2 • Seitliche Muskelkette Nr. 4 (je Seite) • Rücken, Schultern Nr. 7 Variante II • Schulterbrücke Nr. 8 • Bauch (schräg) Nr. 5 • Bauch (gerade) Nr. 4 Variante I • Kniebeuge Nr. 1 Sämtliche Kraftübungen findest du in Kapitel 5.
SO	40 min Dauerlauf	► anschl. Stretching Jede Übung 2 x (30 sec Dauer, Pause = 30 sec) Sämtliche Dehnungsübungen findest du in Kapitel 2.

TRAININGSWOCHE 10 – Belastung (Gesamtumfang ca. 4,5 Stunden)

	LAUFEN bzw. CARDIO	ATHLETIK, KRAFT, FITNESS
MO	45 min Dauerlauf alle 8 min 2 x Steigerungslauf über ca. 40–50 m + 1 min Walking ► anschl. normal weiter	► anschl. Stretching Jede Übung 2 x (30 sec Dauer, Pause = 30 sec) Sämtliche Dehnungsübungen findest du in Kapitel 2.
DI	Ruhetag	
MI		Kräftigungsprogramm für zu Hause Jede Übung 3 x (30 sec Dauer, Pause = 30 sec) am Stück Sämtliche Kraftübungen findest du in Kapitel 5.
DO	Ruhetag	
FR	1 Std Motorik-/Koordinationstraining Übungen findest du in Kapitel 7. 10 min Warm-up bzw. Cool-down Programm: Motorikblock I + 5 x Steigerungslauf über ca. 50 m; Pause = locker zurück	► anschl. Stretching Jede Übung 2 x (30 sec Dauer, Pause = 30 sec) Sämtliche Dehnungsübungen findest du in Kapitel 2.
SA		Kräftigungsprogramm Je Übung 3 Sätze mit je 20 sec Belastung Pausen = 30 sec, Satzpause = 60 sec • Liegestütze Nr. 10 • Frontstütz Nr. 11 • Seitliche Muskelkette Nr. 4 (je Seite) • Rücken, Schultern Nr. 7 Variante I & II • Schulterbrücke Nr. 8 Sämtliche Kraftübungen findest du in Kapitel 5.
SO	45 min Dauerlauf	► anschl. Stretching Jede Übung 2 x (30 sec Dauer, Pause = 30 sec) Sämtliche Dehnungsübungen findest du in Kapitel 2.

Weitere kostenpflichtige Trainingspläne für Läufer aller Leistungsstufen findest du auf www.runtastic.de.

WEITERE BELASTUNGSBEREICHE

Wer über den 10-Wochen-Plan hinaus weitertrainiert, den erwarten noch weitere Belastungsbereiche. Diese richten sich an fortgeschrittene Läufer, die ihre Leistung steigern oder schneller werden und eventuell einen ersten Halbmarathon ansteuern möchten.

3

Das aerob-anaerobe Grundlagenausdauertraining 80–90 % der HF_max (GA2) bereitet die Ausdauerfähigkeit für die intensiveren anaeroben Belastungen eines Wettkampfs vor. Diese Einheit wird eher „geschwindigkeitsorientiert" durchgeführt. Maximal 25 Prozent des gesamten Trainings sollten in diesem Intensitätsbereich als Dauerlauf oder Intervalltraining absolviert werden. Erst wenn die aerobe Basisgrundlage gut gefestigt ist, kann der Körper diesen intensiven Trainingsreiz verarbeiten.
Schnelligkeit steigern: Diese intensive Ausdauerbelastung beschleunigt deine Atmung und die Laufgeschwindigkeit ist ungewohnt schnell. Eine Unterhaltung während des Laufens fällt dir schwer.

4

Das wettkampfspezifische Ausdauertraining über 90 % der HF_max (WSA) bietet die nächste Stufe des intensiven Trainings. Hierbei ist nun alles auf deine Wettkampfgeschwindigkeit ausgelegt. Diese trainierst du, indem du versuchst, die geplante Zielgeschwindigkeit deiner Wettkampfstrecke z.B. im Intervalltraining über 6–8-mal 1000 Meter zu laufen.
Zeittests oder Vorbereitungswettkämpfe sind weitere Varianten dieser Trainingsform. Auch hierfür ist eine gut ausgebildete Basis aus GA1 und GA2 vonnöten.
Ausdauer ausbauen: Dieses Training bringt dich an die Grenze der Belastbarkeit. Die Atmung ist kurz und flach, die Muskeln übersäuern und die Beine werden schwer.

5

Das Schnelligkeitsausdauertraining (SA) ist Training im roten Grenzbereich! Dieser Trainingsbereich beansprucht den Stoffwechsel und den gesamten Körper in höchstem Maße und ist nur gut trainierten Läufern zu empfehlen. Die gelaufenen Geschwindigkeiten liegen hierbei wesentlich höher als das eigentliche Wettkampftempo. Eine klassische Serie ist 10-mal 200 Meter mit 200 Metern Trabpause. Solche hochintensiven Einheiten solltest du maximal einmal pro Woche durchführen.
Spitzentempo schüren: Hierbei entwickelst du Wettkampfhärte – du benötigst ein hohes Maß an Motivation und Durchhaltevermögen, um solche Einheiten zu absolvieren.

6

Die Kraftausdauertrainingsbereiche KA1 und KA2 schulen das Laufen unter erschwerten Bedingungen und unter einem höheren Krafteinsatz. Gegenwind, weicher Untergrund, Bergläufe oder das Laufen mit Zusatzgewichten sind Möglichkeiten, einen größeren Kraftaufwand zu simulieren. Versuche, trotz der erschwerten Bedingungen technisch und stilistisch sauber zu laufen. Eine gute Kraftausdauer ermöglicht es dir, die Belastungen des Trainings besser zu kompensieren, und schützt vor Überlastungen.

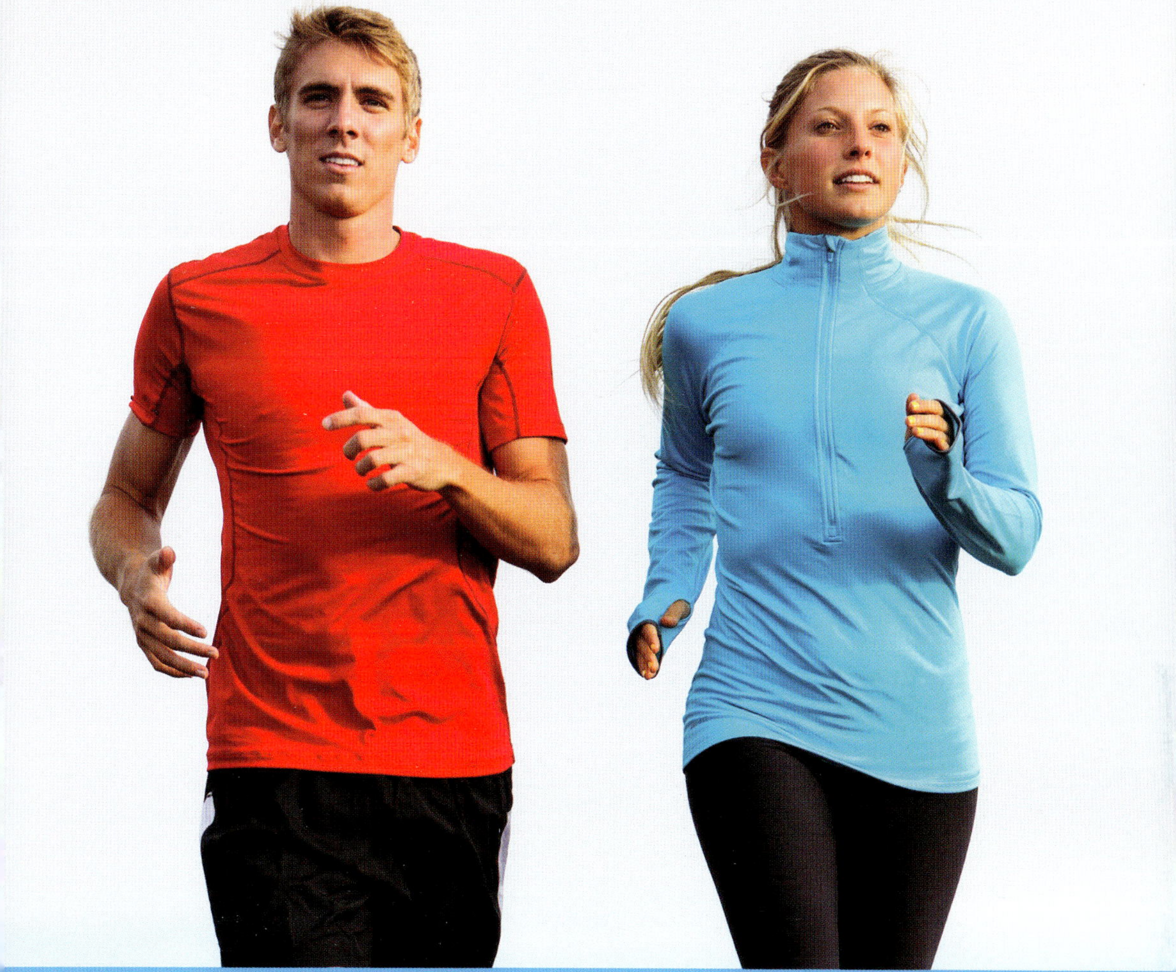

#5 OPTIMIERE DEINEN KÖRPER

» Wenn du alles gibst, kannst du dir nichts vorwerfen.«
(Dirk Nowitzki)

DIE WELTMEISTERTECHNIK

Laufen ist die einfachste Bewegungsform des Menschen, und doch ist sie vielen so fremd. Eigentlich ist jedem Säugling das Laufen schon mit in die Wiege gelegt. Doch wenn wir im höheren Alter beginnen, uns vom Gehen in das Laufen zu steigern, fühlen wir uns häufig undynamisch und schwerfällig.

Der Körper verliert im Laufe des Lebens an intuitivem motorischem Geschick. Verantwortlich dafür sind:
1. ein inaktiver Tagesablauf
2. gut gedämpfte Laufschuhe
3. die komfortablen Wege und Straßen.

Deshalb müssen wir dem Körper seine natürliche Bewegungsfähigkeit wieder neu antrainieren.
Oft haben wir sogenannte Laufbremsen in unserem Bewegungsablauf. Hierbei handelt es sich um Fehlhaltungen, die ein lockeres Laufen beeinträchtigen, den Körper aus dem Lot bringen und den Vortrieb hemmen. Sie erschweren uns nicht nur das Laufen allgemein, sondern können auch Beschwerden verursachen.
Ein Beispiel: Wer über die Ferse läuft und dabei sein Bein gestreckt nach vorne schwingt, sorgt bei jedem Schritt für eine Stop-and-Go-Bewegung. Der Körper bremst nach vorne ab und setzt die natürliche Dämpferfunktion in den Gelenken außer Kraft. Jeder Aufprall wird dann im Knie, in der Hüfte oder in der Wirbelsäule abgepuffert. Die Gelenke überlasten, nutzen sich ab und funktionieren im schlimmsten Fall nur noch eingeschränkt.
Die optimale Lauftechnik zeichnet sich durch zehn verschiedene Punkte aus, die in der Motorik des Laufens perfekt zusammenarbeiten sollten. Ihr Nutzen besteht darin, dass du mit ihrer Hilfe weniger Energie verbrauchst, die Aufprallkraft eines jeden Schritts in Vortrieb umsetzt und dabei deinen Körper so wenig wie möglich belastest. Wer seine Laufbremsen löst, erlangt eine höhere Stabilität und eine größere Schrittlänge in seinem Laufstil.
Diese sogenannte Weltmeistertechnik ist jedoch für die meisten Läufer nicht vollständig umsetzbar. Jeder Körper ist so individuell geprägt, dass es uns aufgrund von persönlichen Voraussetzungen nicht möglich ist, alle diese Punkte perfekt umzusetzen. Selbst unter den international erfolgreichen Läufern lassen sich nur sehr wenige finden, die alle Hebel perfekt einsetzen. Versuche, für deinen eigenen Laufstil die Gashebel zu finden und zu aktivieren, die dein Laufen erleichtern. Wenn du sie kennst und richtig einsetzt, wirst du ohne zusätzlich trainierte Kilometer lockerer, gesünder und länger als vorher laufen.

Schon im antiken Griechenland war der Wettlauf außerordentlich populär. Der Stadionlauf bildete den Auftakt aller Olympischen Spiele, und bei den ersten Spielen war er sogar der einzige Wettkampf.

SASCHAS TIPP:
Versuche nicht von heute auf morgen, alle dir fehlenden Gashebel in deinem Laufstil zu beachten. Das würde deinen Körper überfordern. Suche dir anfangs zwei bis drei Punkte heraus, die du während des Laufens leicht umsetzen kannst. Versuche, diese in unregelmäßigen Intervallen zu berücksichtigen. Sobald sich diese Gashebel für dich automatisiert haben, kannst du zu den nächsten Punkten übergehen.

10 GASHEBEL FÜR DEN PERFEKTEN LAUFSTIL

BEACHTE:

- Eine Technikumstellung ist ein langsamer und stetiger Prozess. Gib dir hierfür die nötige Zeit.
- Körper sind unterschiedlich. Versuche, dich nicht an einer 100-prozentig perfekten Lauftechnik zu messen. Jeder Mensch hat sein individuelles Bewegungsbild. Dieses solltest du behalten und so gut es geht optimieren.
- Nutze die Motorik-, Kraft- und Dehnübungen, um die muskulären Voraussetzungen für einen neuen Laufstil zu bilden und zu erhalten.
- Schließe mindestens einmal pro Woche deine Laufeinheit mit fünf Minuten Techniktraining ab. Gerade nach längeren Läufen neigen wir durch Ermüdung zu einem unsauberen Stil, den unsere Bewegungsmotorik abspeichert, wenn wir nichts dagegensetzen.
- Behalte den gesamten Körper im Blick. Arbeite nicht nur an den jeweiligen Schwachstellen, sondern versuche, diese im kompletten Ablauf zu verändern. Sonst drohen neue einseitige Bewegungsmuster.
- Bleibe trotz aller Technik und Gashebel locker und unverkrampft. Denke immer daran: Laufen ist und bleibt die einfachste Bewegungsform des Menschen.

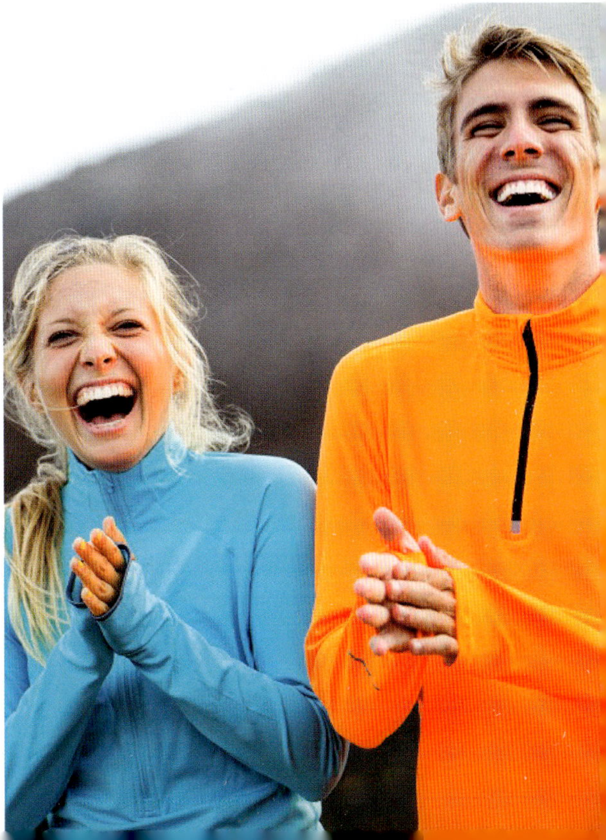

DIE 5 BASIS-GASHEBEL FÜR LAUFEINSTEIGER

1

Körperspannung
Ein richtig gespannter Körper gilt als der wichtigste Gashebel beim Laufen. Durch eine gut kontrollierte Spannung der Rumpfmuskulatur kann der Bewegungsauftrag der Armarbeit perfekt an die Beine weitergeleitet werden. Dies erleichtert das direkte Reagieren des Körpers auf Schrittfrequenzwechsel, geländebedingte Änderungen des Laufstils und Tempovariationen. Zusätzlich ist eine gute Körperkernspannung in Bauch und Rücken die beste Vorsorge gegen Überlastungen im Bereich des Rückens. Sie ermöglicht dir ein Laufen aus der Mitte des Körpers heraus Deine Hüftposition wird durch die stabilisierenden Muskeln fixiert, so fällt dein Körper nicht in ein Hohlkreuz, und deine Wirbelsäule kann die Belastung jedes Schrittes sicher ausgleichen.

2

Körperschwerpunkt
Alle Bewegungsabläufe unterliegen dem Gesetz der Gravitation. Die Schwerkraft ist in unserem Leben die wichtigste Kraft, da sie jede Bewegung beeinflusst. Nutze diese Möglichkeit und lasse dich von deinem Körpergewicht in deine Laufrichtung schieben. Versuche, deinen Körperschwerpunkt leicht nach vorn zu verlagern. Achte hierbei unbedingt auf eine gute Spannkraft in der Körpermitte und halte den Körper insgesamt gestreckt. Stelle dir vor, du bist eine Marionette, die während des Laufens am Kopf leicht nach vorne gezogen wird. Durch diese Verlagerung des Körperschwerpunkts wird es dir auch bei Bergauf- oder Treppenpassagen leichter fallen, die Beine auf die richtige Höhe zu heben. Dein Fuß setzt so in einer günstigeren Position auf.

3

Armarbeit
Die Arme sind der Motor für die Beine. Sie geben maßgeblich vor, was die Beine umsetzen sollen. Es ist nur schwer möglich, die Beine entgegengesetzt zum Rhythmus der Arme zu bewegen. Somit lässt sich die Frequenz der Laufschritte perfekt über die Armarbeit steuern.
Konzentriere dich für den idealen Armschwung auf deinen Ellenbogen. Der Zug des Ellenbogens nach hinten ist dafür verantwortlich, wie hoch dein Knie nach oben schwingt. Das hilft dir besonders beim Beschleunigen, beim Bergauflaufen oder beim Überspringen von Hindernissen. Eine gute Armarbeit zeichnet sich durch das sogenannte Läuferdreieck aus. Bei jedem Armschwung sollte dieses zwischen Oberarm, Unterarm und Oberkörper zu sehen sein. Achte darauf, und dir wird es gelingen, deine Armtechnik gut unter Kontrolle zu halten.

Stecke dir realistische Zwischenziele, die du schaffen kannst. Freue dich über jeden kleinen Erfolg.

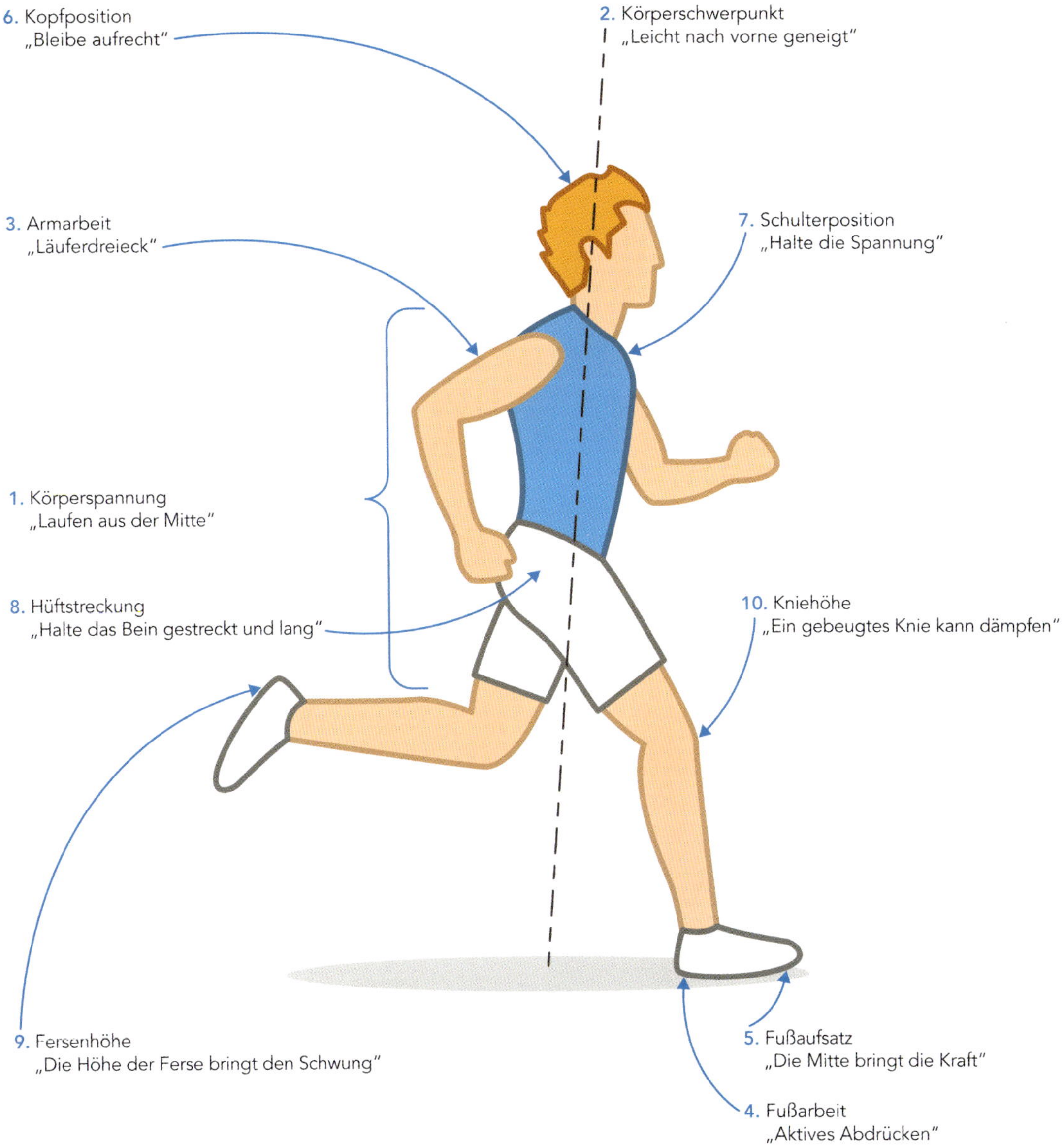
6. Kopfposition
„Bleibe aufrecht"
2. Körperschwerpunkt
„Leicht nach vorne geneigt"
3. Armarbeit
„Läuferdreieck"
7. Schulterposition
„Halte die Spannung"
1. Körperspannung
„Laufen aus der Mitte"
8. Hüftstreckung
„Halte das Bein gestreckt und lang"
10. Kniehöhe
„Ein gebeugtes Knie kann dämpfen"
9. Fersenhöhe
„Die Höhe der Ferse bringt den Schwung"
5. Fußaufsatz
„Die Mitte bringt die Kraft"
4. Fußarbeit
„Aktives Abdrücken"

Räume die Vorratsschränke auf. Verschenke alle Lebensmittel, denen du nur schwer widerstehen kannst, wenn du sie in größeren Mengen zu Hause hast.

4

Fußarbeit

Was machen eigentlich deine Zehen beim Laufen? Bei unserem Fuß und bei den Zehen fängt der Bewegungsablauf des Laufens an. Oft wird die erste Phase des Laufens nicht beachtet, und wir heben unser Bein in den Laufschritt. Der erste Gashebel des Laufens besteht jedoch im aktiven Abdrücken vom Boden. Hierzu sollten sich deine Zehen bei jedem Kontakt in den Boden krallen und dynamisch über den Großzeh in den nächsten Schritt abdrücken.

Durch dieses Verhalten erreichst du wesentlich kürzere Kontakte mit dem Untergrund, und der Köper kann die Belastungen des Laufens besser kompensieren. Zusätzlich erlangst du ohne größeren Mehraufwand eine höhere Knieposition, die den kompletten Laufstil dynamischer und schneller werden lässt.

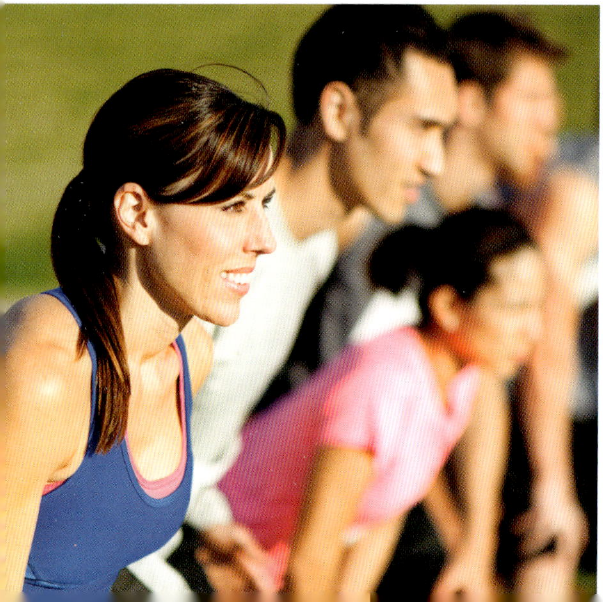

5

Fußaufsatz

Es lassen sich grob drei verschiedene Laufstile unterscheiden: das Abrollen über die Ferse, der flache Fußaufsatz in der Mitte des Fußgewölbes und das Laufen über den Vorderfuß. Viele Hobby- und Freizeitläufer setzen den Fuß weit vor dem Körperschwerpunkt bei gestrecktem Bein mit der Ferse auf. Dabei schlägt die Belastung nahezu ungebremst auf die Gelenke. Ohne ein gutes Dämpfungssystem der Laufschuhe wäre eine solche Technik gar nicht möglich. Beim sogenannten Vorfußlauf setzt nur der Fußballen auf, und zwar fast direkt unter dem Körperschwerpunkt. Die Stoßbelastung wird hierbei sanfter abgefedert, jedoch fast ausschließlich von der Fuß- und Unterschenkelmuskulatur. Durch das ständige Beanspruchen dieser Muskelgruppen führt dies meist zu muskulären Überlastungen. Die Wahrheit liegt in der Mitte. Ein flacher Fußaufsatz unter deinem Körperschwerpunkt mit leicht gebeugtem Kniegelenk kann die Kräfte des Laufens am besten abfedern und die Energie des vorhergegangenen Laufschritts perfekt umsetzen. Dein Fußgewölbe kann die Funktion als Dämpfungssystem gut ausüben, die Beinmuskulatur hilft abzufedern und neu zu beschleunigen, ohne dass sie überlastet wird.

DIE 5 GASHEBEL FÜR FORTGESCHRITTENE LÄUFER

6

Kopfposition

Bei der Position deines Kopfes beginnt die richtige Körperhaltung. Nur eine gerade und aufrechte Wirbelsäule kann gut arbeiten und ihrer Funktion als Stoßdämpfer im Körper gut nachkommen.
Viele Läufer neigen dazu, den Kopf leicht vor dem Körper zu halten. Das führt auf Dauer, durch das ständige Ausgleichen der Stoßbelastungen, zu schmerzhaften Verspannungen im Nacken- und Schulterbereich. Halte deinen Kopf in Verlängerung der Wirbelsäule und richte den Blick nach vorn. So bleibt dein Körper aufrecht und kann die Belastung gut abfedern.

7

Schulterposition

Häufig neigen wir dazu, unsere im Alltag gängige, nach vorn geneigte Oberkörperposition während des Laufens beizubehalten. Versuche, beim Laufen eine aufrechte Oberkörperposition einzunehmen und diese mit leichter Spannung zwischen den Schulterblättern zu halten. Hierdurch fällt es dir leichter, die Arme parallel neben dem Körper zu schwingen. Auf diese Weise tendierst du nicht dazu, dich im Oberkörper zu den Seiten zu neigen. Dies reduziert die Belastungen der Wirbelsäule und gibt den Bewegungsimpuls von den Armen direkt ohne Energieverlust an die Beine weiter. Bleibe dabei so entspannt wie möglich und lasse deine Schultern locker hängen.

8

Hüftstreckung

Bei jeder Bewegung, die wir nach vorn ausüben, sollten wir nach hinten beschleunigen. Stelle dir bei jedem Schritt vor, dass du den Boden unter dir wegschieben möchtest. Ähnlich wie bei einem stehenden Laufband, das du durch deine Laufbewegung antreibst. Grundsätzlich lässt sich sagen: Je länger der Schub nach hinten, desto effektiver ist die Beschleunigungsphase deiner Lauftechnik.
Um das Bein lange nach hinten zu schieben, benötigst du jedoch die nötige Hüftstreckung im Bewegungsablauf. Oft ist uns diese Fähigkeit durch das stundenlange Sitzen im Alltag abhandengekommen, sodass sich in unserem Laufstil die Hüfte weiterhin in einer Sitzhaltung befindet. Diese fehlerhaft abgespeicherte Bewegungsmotorik lässt sich durch Dehn- und Kräftigungsübungen ausgleichen. Achte beim Laufen unbedingt darauf, die Hüfte „lang“ zu machen, d.h. nach hinten zu strecken.

Du hast dein Übergewicht wahrscheinlich innerhalb der letzten Jahre zugelegt, also gib deinem Körper auch die Zeit, es langsam wieder abzubauen. Je langsamer du abnimmst, desto länger kannst du dein Wunschgewicht halten.

9

Fersenhöhe

Der Bewegungsbogen deiner Ferse ist für die Gesamtdynamik deines Laufstils verantwortlich. Ein idealer Laufzyklus sollte, ähnlich einer Pedalumdrehung beim Radfahren, aus einer Druckphase nach unten auf den Boden, einer Zugphase am Boden nach hinten, einer Schwungphase nach hinten-oben und aus einer Schubphase nach vorn bestehen. Gerade die Schwungphase nach hinten wird oft vernachlässigt. Dies führt zu einem eher schleichenden und undynamischen Laufstil, der mehr Kraft für jeden einzelnen Schritt benötigt. Durch ein richtiges Abdrücken der Zehen (siehe „Fußarbeit") sollte der Schwung der Ferse idealerweise die Ferse so hoch bringen, dass der Unterschenkel des Schwungbeins mindestens parallel zum Boden steht. Je schneller die Geschwindigkeit, desto höher kann später auch die Ferse nach oben kommen. Diese Aktion setzt jedoch eine gute Beweglichkeit der Oberschenkelvorderseite voraus.

10

Kniehöhe

Die Konzentration auf die richtige Bewegung des Knies komplettiert einen runden Laufzyklus. Nachdem dein Fuß mit den Zehen an der Basis den Abdruck eingeleitet und die Dynamik hieraus die Ferse nach oben gebracht hat, sollte nun der Schwung in den sogenannten Kniehub übergehen.

Durch diese Aktion gewinnst du mehr Raum bei jedem Schritt, setzt deinen Fuß in einer orthopädisch entlastenden Position auf und kannst direkt die Energie in den nächsten Laufschritt übertragen. Versuche hierbei jedoch, keine übertrieben langen Schritte zu laufen. Bleibe locker und unverkrampft.

Denke daran: Deine Armarbeit steuert die Höhe des Knies und deine Schrittfrequenz.

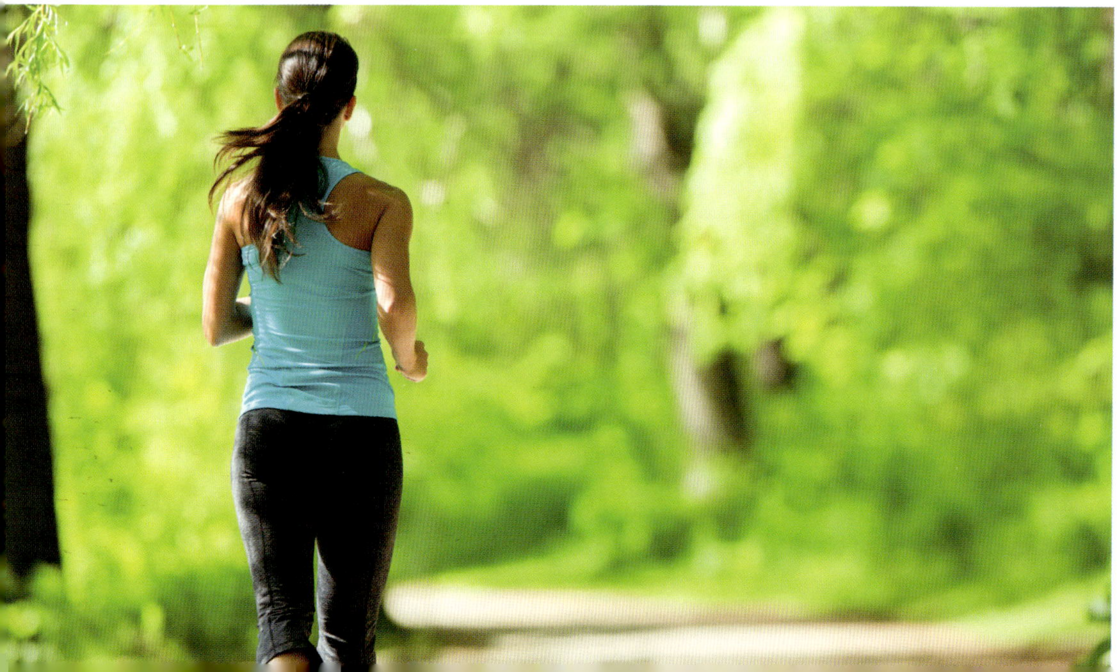

MUSKELN – DIE BRENNÖFEN DER FETTE

Die Körpermitte stellt die Schaltzentrale der Bewegung dar. Alle Impulse für das Laufen, wie z. B. die Schrittlänge, die Dynamik und die Schrittfrequenz, werden von den Armen vorgegeben. Fehlt nun die erforderliche Grundspannung im Muskelkorsett, so wird die Übertragung der Arm- in die Beinarbeit blockiert, und das Laufen wird sehr schwerfällig.
Eine kontrollierte Körperspannung hilft Rückenbeschwerden zu vermeiden und stellt die Basis einer effektiven Lauftechnik dar. Dies gilt nicht nur für den Bereich der Körpermitte, sondern für alle an der Laufbewegung beteiligten Körperpartien, wie z. B. Fuß, Knie, Hüfte und Oberkörper. Ein zusätzlicher schöner Nebeneffekt des Muskeltrainings besteht darin, dass durch den erhöhten Anteil an Muskulatur der allgemeine Grundumsatz ansteigt. Die Fähigkeit, Körperfette in Energie umzusetzen, ist von der zur Verfügung stehenden Muskelmasse abhängig. Man nennt die Muskulatur auch die sogenannten Brennöfen der Fette. Bei allem, was sie tun, verbrennen die Muskeln Fett und Glukose, auch wenn sie einmal in Ruhe sind. Je mehr Muskeln durch Sport aufgebaut werden, desto mehr Energie wird verbrannt.

MUSKELN MACHEN SCHLANK

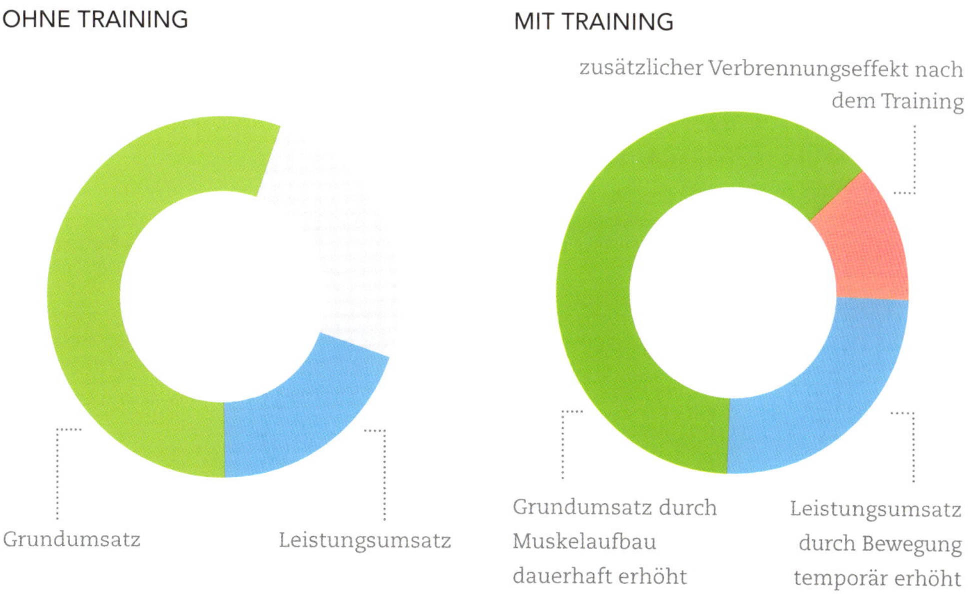

Quelle: Mrs. Sporty GmbH

UNTRAINIERTER MUSKEL
24 Stunden niedriger Kalorienverbrauch

TRAINIERTER MUSKEL
24 Stunden hoher Kalorienverbrauch

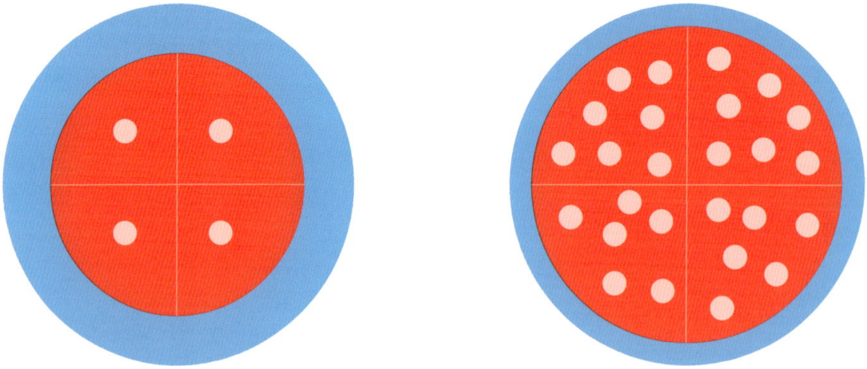

Muskelzellen
Fett
Mitochondrien (Ort der Fettverbrennung)

Quelle: Mrs. Sporty GmbH

Für all diese unterstützenden Eigenschaften benötigst du kein Fitnessstudio und musst auch keine schweren Gewichte stemmen. Ein Programm mit dem eigenen Körpergewicht ist vollkommen ausreichend. Du hast dein eigenes Trainingsequipment immer dabei – deinen Körper.

KÖRPERSTABILITÄT UND LAUFEN

Benötigen wir wirklich ein Krafttraining zum Laufen? Viele Läufer scheuen sich ein wenig vor einem gezielten Krafttraining, da sie das Laufen dazu nutzen möchten, alltäglichen Stress abzubauen, einseitige Arbeitshaltungen auszugleichen und abzunehmen. Laufen ist jedoch mehr als nur ein Herz-Kreislauf-Training, das den Stoffwechsel anregt.

Laufen ist das natürlichste Ganzkörperwork-out, das uns zur Verfügung steht. Es geht jedoch nicht um das Aufbauen großer Muskelmasse, sondern darum, Muskulatur zu schaffen, die dich in einer gesunden Körperhaltung unterstützt. All unsere einseitigen Belastungen und Fehlhaltungen des Alltags spiegeln sich in unserem Gang- und Bewegungsbild wider. Durch stundenlanges Sitzen neigt die

Erfolge im Training und auf der Waage siehst du nicht sofort, aber bleib dran. Jeder Schritt führt dich näher an dein Ziel.

Muskulatur der Körpermitte, von Bauch und Rücken, dazu, zu verkümmern. Das führt mit der Zeit zu Verspannungen und Problemen im Rücken. Dieser Bereich des Körpers ist maßgeblich dafür verantwortlich, uns aufrecht zu halten und die Wirbelsäule bei allen Bewegungsausführungen zu schützen. Fehlt nun die nötige Stabilität in unserem Rumpf, so kann der Körper die Belastungen des Laufens nicht vollständig ausgleichen.
Rückenschmerzen und andere körperliche Einschränkungen des Bewegungsapparats sind die Volkskrankheit Nummer eins. Rund 80 Prozent der Deutschen ist im Laufe des Lebens zumindest kurzzeitig von Rückenbeschwerden betroffen, ein erheblicher Teil leidet darunter über einen längeren Zeitraum. Statistisch gesehen war jeder zwölfte Arbeitnehmer im Jahr 2013 wegen Rückenbeschwerden einmal arbeitsunfähig. Fast jeder zehnte Krankschreibungstag geht laut TK-Gesundheitsreport 2014 auf das Konto des Rückens. Hochgerechnet auf die Gesamtbevölkerung ergeben sich rund 40 Millionen Fehltage bundesweit. Dabei sind nicht nur die schweren körperlichen Berufe auf dem Bau oder in der Altenpflege betroffen, sondern auch solche, die mit einseitiger oder mangelnder Bewegung einhergehen, wie Kraftfahrer oder Büroarbeiter.

RÜCKENBESCHWERDEN NACH GESCHLECHT UND ALTER

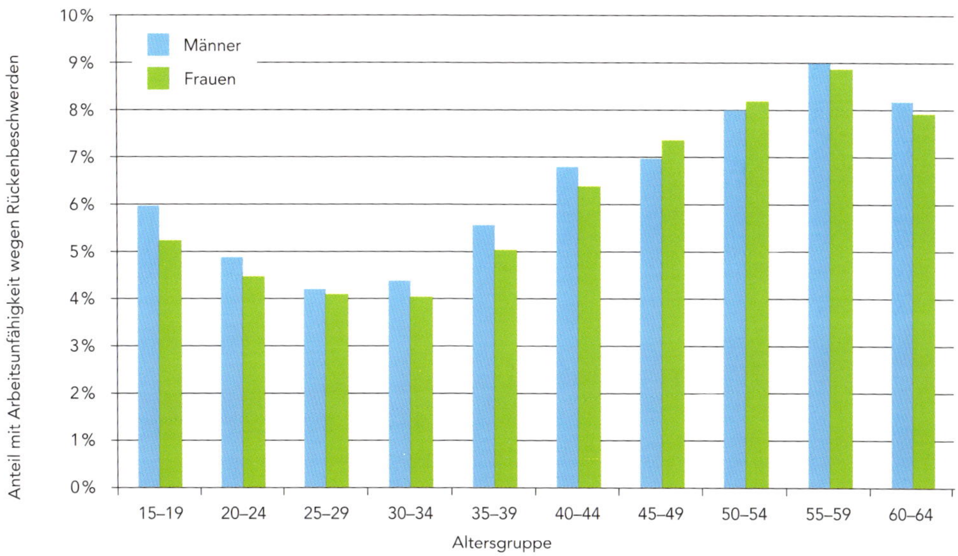

Quelle: Beweg Dich, Deutschland! TKK 2013

Vergleiche dich nicht mit anderen. Du bist einzigartig. Und wie deine Lauftechnik individuell ist, hat dein Körper auch seinen eigenen Rhythmus, um Gewicht zu verlieren.

8 WORK-OUT-TIPPS FÜR DEN ALLTAG

1

Schon 10 bis 15 Minuten tägliches Work-out zu Hause bringt aufs Jahr gerechnet einen strafferen Körper.

2

Versuche jedes Mal ein bisschen mehr. Durch kleine Steigerungen, z. B. eine Wiederholung mehr beim Krafttraining, erhöhen sich dein Energieverbrauch und deine Leistungsfähigkeit.

3

Regelmäßige Massagen an deinen Problemzonen regen den Stoffwechsel an.

4

Mache Fernsehwork-out: Ein paar Sit-ups, ein paar Kniebeugen, ein paar Liegestütze, damit tust du dir nebenbei was Gutes.

5

Ein Hula-Hoop-Reifen kräftigt die Bauchmuskeln, versuch es einfach.

6

Bewahrst du den ganzen Tag über eine aufrechte Haltung, verbrauchst du etwa 10 Prozent mehr Kalorien.

7

Setze dich statt auf den Bürosessel auf einen Gymnastikball. Dadurch müssen viele Muskeln in deinem Körper arbeiten. Man nennt das aktives Sitzen.

8

Spanne deinen Körper gelegentlich an. Regelmäßiges Anspannen der Gesäßmuskulatur formt einen schönen Po.

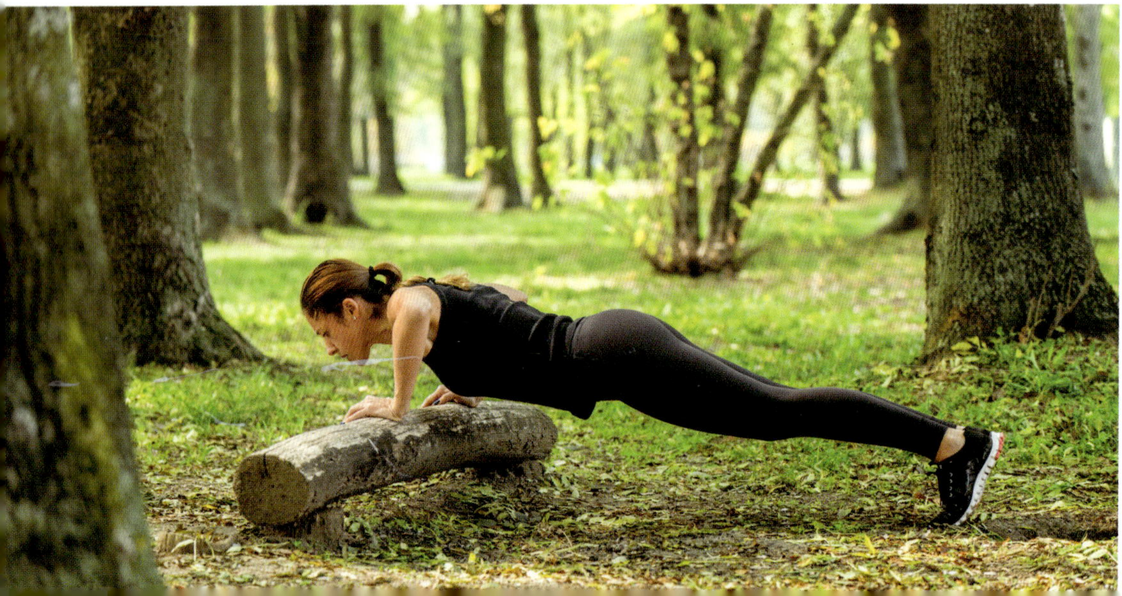

Erfolgsgeschichte

»Ich tat das, was mir für mich sinnvoll erschien: Ich setzte mir Ziele.«

Jan-Henrik Ebers, 30 Jahre

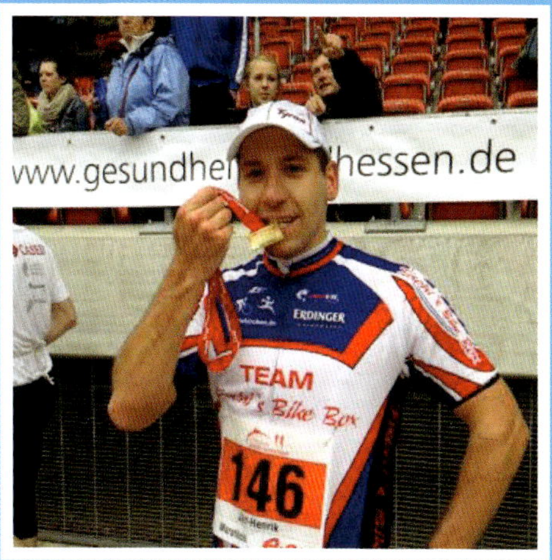

Ich lebte mein Leben bis Oktober 2010 sehr genüsslich, mit eher schlechter Ernährung und wenig Sport. Damals war es für mich genüsslich, heute würde ich es eher als katastrophal bezeichnen. Mit einem Ausgangsgewicht von 128 Kilogramm bei einer Körpergröße von 181 Zentimetern ging ich an den Start. Mein Weg führte mich ins Fitnessstudio. Mit vier Mal Training pro Woche, darunter viele Kardio-Einheiten gemischt mit Krafttraining, entdeckte ich die Lust am Sport. Nach einem halben Jahr wurde der Erfolg des harten Trainings und der sehr großen Disziplin mir selbst gegenüber immer stärker sichtbar. Und ich wollte mehr. Die Einheiten im Fitnessstudio wurden immer umfangreicher, das Training anspruchsvoller, zielorientierter und schweißtreibender. Denn ich tat das, was mir für mich sinnvoll erschien: Ich setzte mir Ziele. Ich ließ auch meine Freunde an meinem sportlichen Wandel teilhaben. Dies gab mir Motivation, vor allem an jenen Tagen, an denen der innere Schweinehund nur schwer zu überwinden war. Mein erstes Projekt war ein Halbmarathon ohne zeitliches Ziel. Ich baute Laufeinheiten in meinen Trainingsplan ein, um mich darauf vorzubereiten. Ich zeichnete Streckenlänge und gelaufene Zeiten auf, um mein Training im Nachhinein zu analysieren. Nach zwei Jahren setzte ich mir einen Marathon zum Ziel, auf den ich mich sieben Monate intensiv vorbereitete. Ich wollte nur ankommen und war stolz, als die Uhr bei 3:53:28 Stunden stehen blieb. Derzeit trainiere ich durchschnittlich 8–10 Stunden pro Woche (Laufen und Radfahren). Ich finde es hilfreich, Statistiken zu erstellen und zu analysieren, wie viele Kilometer ich in den vergangenen Monaten, Jahren oder Wochen zurückgelegt habe bzw. wie viele Stunden absolviert wurden. Dieser Rückblick macht einen sehr stolz.

- Gewichtsverlust: 46 Kilogramm
- Erfolg: Hat einen Marathon absolviert in 3:53:28 Stunden

SASCHAS TIPP:

Auch ein kleines Programm bringt Effekt.
Versuche, dein Kräftigungsprogramm so häufig wie möglich zu absolvieren. Es muss nicht immer ein vollständiges Work-out sein. Frei nach dem Motto „Steter Tropfen höhlt den Stein!" ist eine gute Regelmäßigkeit in der Durchführung deines Kraftprogramms wichtiger als die Gesamtdauer der Trainingseinheit. Auch fünf bis zehn Minuten Krafttraining zwischendurch bringen den Körper in Spannung und verschaffen dem Bewegungsapparat die nötige Pflege.

Kräftigung gegen Trainingslangeweile.
Ein Krafttraining bringt die nötige Abwechslung in die Laufroutine. Deine körperliche Leistung lebt von der Trainingsvielfalt. Oft liefert ein neuer Belastungsreiz dem Körper mehr Trainingseffekt als zusätzlich gelaufene Kilometer. Nutze dein Kräftigungsprogramm z.B. zum Warm-up, um deinen Körper vor dem Laufen auf die richtige Bewegungsbalance einzustellen, oder unterbreche deine Laufeinheit regelmäßig, um während der Ausdauerrunde auch die Kraft zu schulen. Werde kreativ, alles ist erlaubt, was die Monotonie des Laufens auflockert.

Einmal pro Woche ein Kraftwork-out.
Einmal pro Woche solltest du dir die Zeit für ein ausgiebiges Kräftigungsprogramm nehmen, um intensiv an den Reserven deines Körpers zu arbeiten und um eine gute Kraftbasis für einen gesunden und leistungsfähigen Körper zu bilden (Programme hierzu siehe „10-Wochen-Trainingsplan" Seite 96). Je nachdem, was du erreichen möchtest, sind hierfür im Hobby- und Freizeitbereich 30 bis 45 Minuten ausreichend. Je höher die Leistungsziele und gelaufenen Trainingskilometer, desto mehr solltest du auf die kräftigenden Inhalte des Trainings achten.

Die Übungsdauer ist entscheidend.
Ziel ist es nicht, große Muskelpakete aufzubauen. Es geht vielmehr darum, die Qualität der muskulären Zusammenarbeit im Körper zu verbessern und so die eigene Kraftleistung zu steigern. Viel wurde in der Vergangenheit in Fachkreisen über Wiederholungszahlen im Krafttraining diskutiert. Da es sich um ein klassisches Kraftausdauertraining mit dem eigenen Körpergewicht handelt, ist es entscheidend, wie lange der Muskel in der entsprechenden Übung arbeitet. Aus diesem Grund trainiere besser nach Belastungszeit und schenke der exakten Ausführung der Übung deine Hauptaufmerksamkeit. Dein Körper kennt keine Wiederholungen – er registriert die Länge der Belastung.

KRÄFTIGUNGSÜBUNGEN

Praxisbeispiel:
Eine gängiger Trainingssatz für dein Programm wäre z.B.:
Zwei bis drei Serien mit je 20 bis 30 Sekunden Trainingszeit pro Übung; dabei je 30 Sekunden Pause zwischen den Übungen.

KRAFT FÜR DIE BEINE:

1

Kniebeuge im Ausfallschritt

So geht's:
Nimm dein rechtes Bein nach vorn und knie dich dann in einen Ausfallschritt. Nimm aus dieser Position heraus das Knie vom Boden. Strecke nun das linke Bein nach hinten aus, ziehe die Schultern zurück und bringe eine leichte Spannung auf die Bauchmuskulatur. Achte darauf, dass du während der Abwärtsbewegung das Knie des vorderen Beins nicht zu weit vor den Fuß schiebst, um die Belastung des Kniegelenks zu kontrollieren.

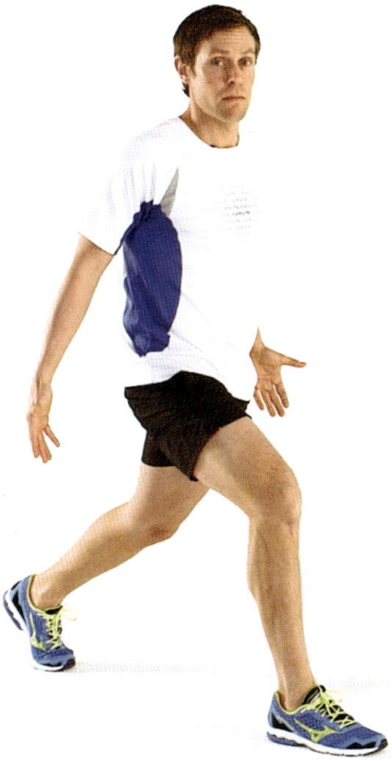

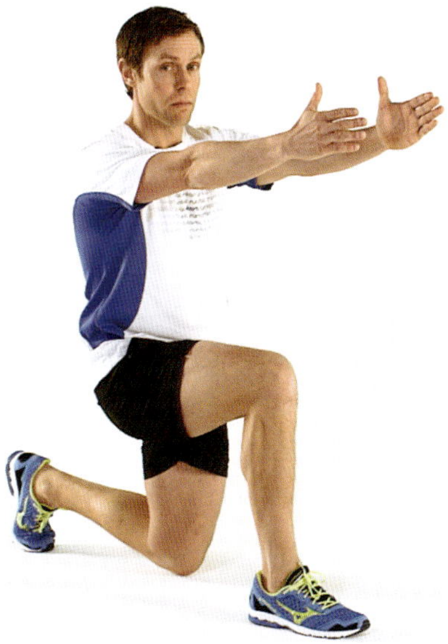

2

Kniebeuge im Ausfallschritt mit Oberkörperrotation

So geht's:

Ausgangsposition siehe Seite 119. Versuche, während der Abwärtsbewegung die Arme, so weit du kannst, über dein rechtes Bein zu strecken. Achte dabei darauf, dass dein Knie weiterhin gerade arbeitet und dass deine komplette Fußsohle am Boden bleibt.

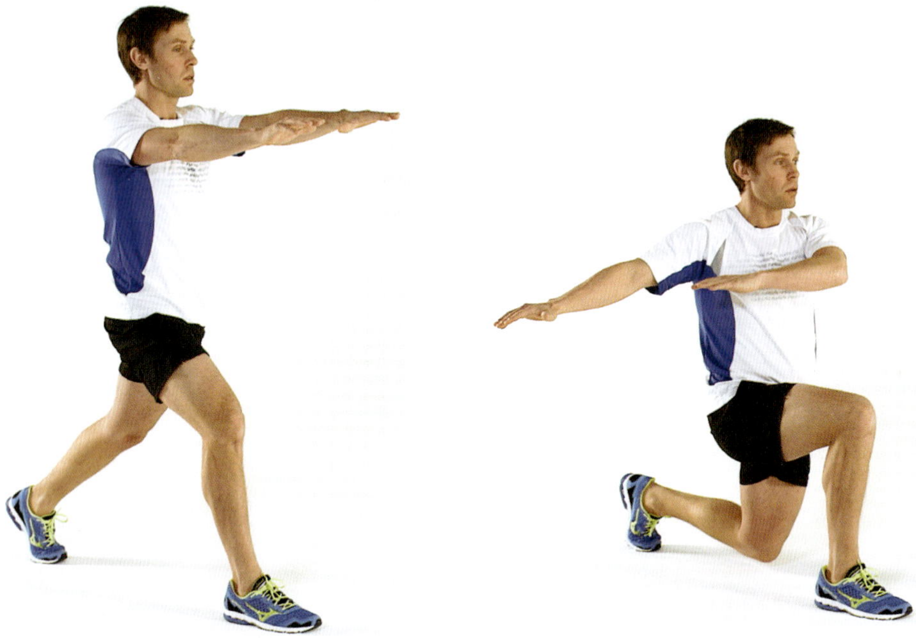

Ein deutscher Läufer legt pro Lauf durchschnittlich 6,4 Kilometer zurück. Das sind deutlich mehr als alle anderen Nationen; der europäische Durchschnitt liegt bei 5,1 Kilometern.

3

Oberschenkelvorderseite, Fuß- bzw. Kniestabilität, allgemeine Koordination

So geht's:
Stelle dich auf dein rechtes Bein und halte das Knie leicht gebeugt. Nimm nun das linke Bein vom Boden und strecke den linken Arm nach oben aus. Gehe langsam in die Kniebeuge und tippe mit der linken Hand rechts unten auf den Boden. Versuche, dein Knie hierbei gerade arbeiten zu lassen. Richte dich im Anschluss wieder auf und strecke die Hüfte voll durch.

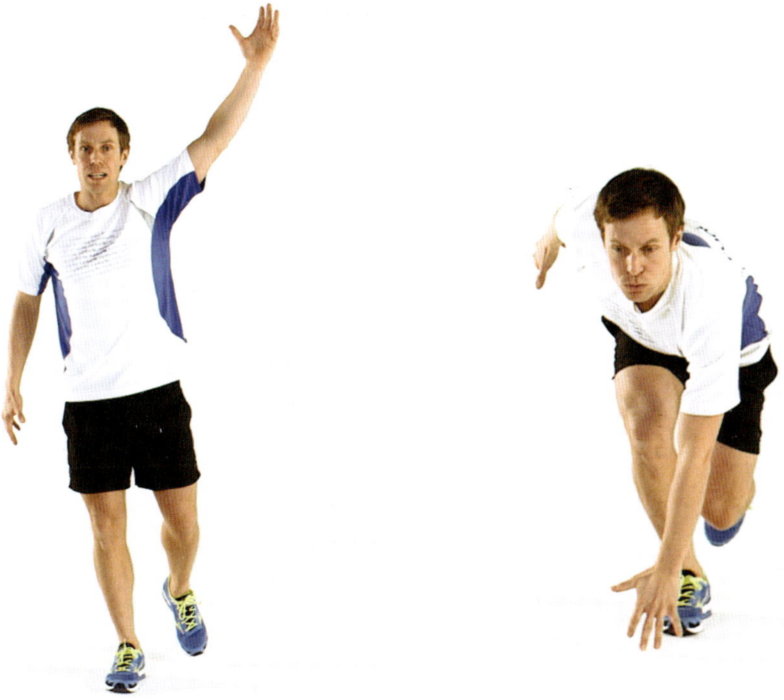

Der Nutzen für deinen Laufstil:
Das Fuß- und das Kniegelenk müssen bei jedem Schritt ein Mehrfaches des Körpergewichts abfedern und in Dynamik und Vortrieb übertragen. Um hierbei die Gelenke zu schützen, ist eine gut stabilisierende Stützmuskulatur sehr wichtig. Eine flexible Hüftbeugemuskulatur und eine gute Spannung in der Körpermitte bilden zusätzlich die Basis für einen kraftvollen und perfekten Laufstil.

KRAFT FÜR DIE KÖRPERMITTE:

4

Gerade Bauchmuskulatur

Variante 1

So geht's:

Lege dich auf den Rücken, hebe die Beine an und bringe sie in einen 90-Grad-Winkel zwischen Ober- und Unterschenkel. Positioniere nun deine Hände an deinen Knien. Richte aus dieser Position heraus deinen Oberkörper auf und schiebe die Hände gegen die Knie. Versuche hierbei, die Arme gestreckt zu lassen und die gesamte Kraft aus der Körpermitte zu holen. Um die Übung zu intensivieren, kannst du gerne eine Gegenspannung aufbauen und die Knie gleichzeitig zu den Händen heranziehen.

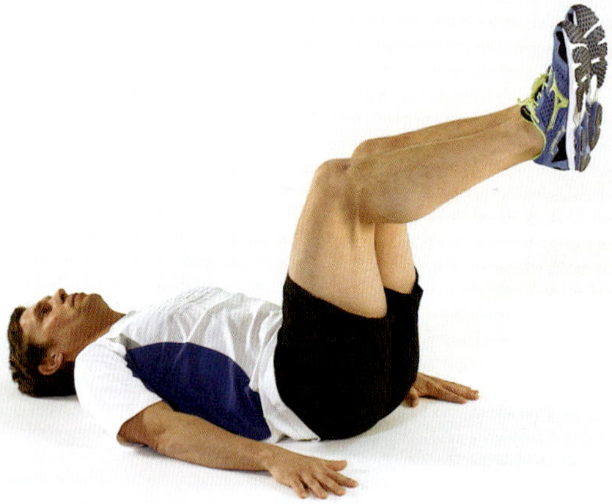

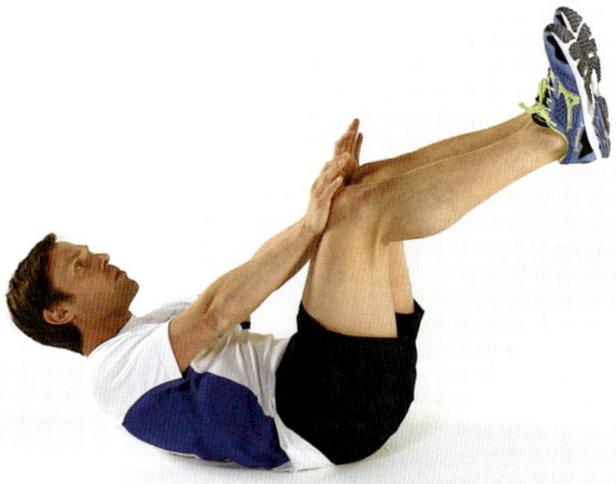

4

Variante 2
So geht's:
Lege dich auf den Rücken. Hebe nun die Beine an und bringe sie in einen 90-Grad-Winkel zwischen Ober- und Unterschenkel. Behalte nun den Kniewinkel bei und neige die Fersen langsam in Richtung Boden. Bringe hierbei so viel Spannung auf die Bauchdecke, dass der Bereich des unteren Rückens mit leichtem Druck auf dem Boden bleibt und nicht abhebt.

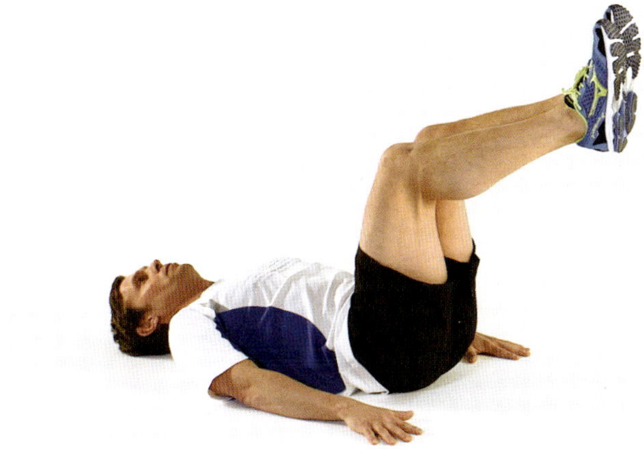

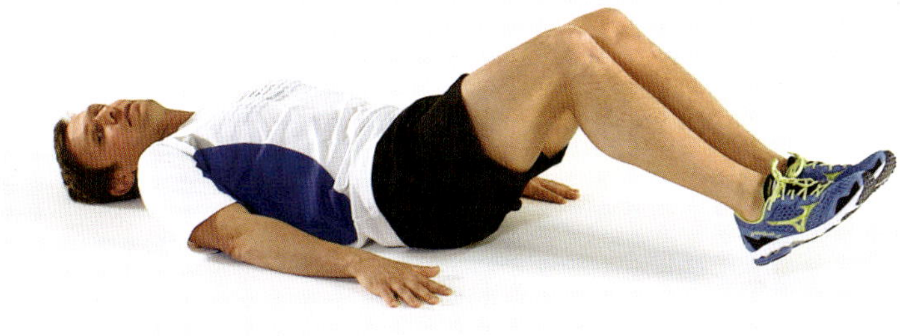

Der Nutzen für deinen Laufstil:
Die Körpermitte gilt als Schaltzentrale aller Kräfte beim Laufen. Sie überträgt die Bewegungsimpulse der Arme zu den Beinen und ist somit verantwortlich für die gewählte Schrittfrequenz. Eine gut trainierte Bauchmuskulatur schützt zusätzlich die Wirbelsäule vor schmerzhaften Überlastungen durch Fehlhaltungen beim Laufen.

5

Schräge Bauchmuskulatur

Variante 1

So geht's:

Lege dich auf den Rücken und hebe den Oberkörper leicht an. Hebe nun die Beine an und bringe sie in einen 90-Grad-Winkel zwischen Ober- und Unterschenkel. Öffne aus dieser Position heraus deine Arme, halte sie in einem 90-Grad-Winkel zwischen Ober- und Unterarm und bringe eine leichte Grundspannung zwischen die Schulterblätter. Richte den Oberkörper auf und drehe dich nach rechts. Achte hierbei auf fließende Übergänge zwischen dem Aufrichten und dem Lösen der Übung. Absolviere anschließend die Übung zur anderen Seite.

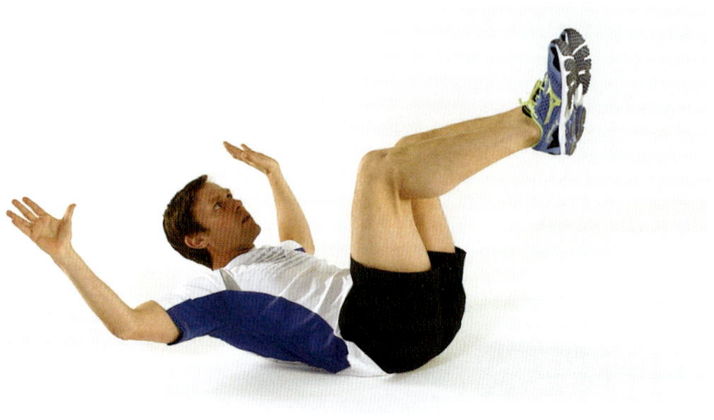

Variante 2

So geht's:

Ausgangsposition s.o. Strecke nun dein rechtes Bein nach vorn aus und führe es langsam im gestreckten Zustand Richtung Boden. Die Muskulatur des Oberschenkels sollte hierbei voll in Spannung bleiben. Versuche während der gesamten Übung, den Bereich des unteren Rückens fest auf dem Boden gedrückt zu halten.

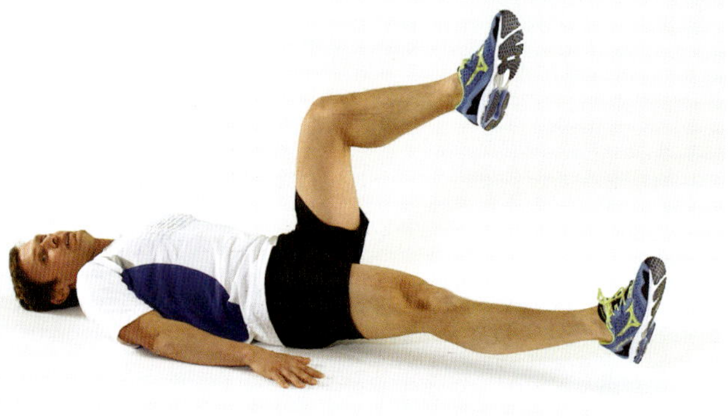

KRAFT FÜR DIE SEITEN:

6

Laterale Muskelkette, seitliche Hüft- und Bauchmuskulatur

So geht's:

Lege dich auf die rechte Seite und stütze dich auf deinem Unterarm und dem Ellenbogen auf. Strecke in dieser Position die Beine aus und halte beide Füße übereinander. Ziehe nun den linken Arm nach oben und bringe mit dieser Aktion auch den gesamten Körper in die sogenannte schiefe Ebene. Versuche hierbei, deinen gesamten Körper in Spannung zu halten.

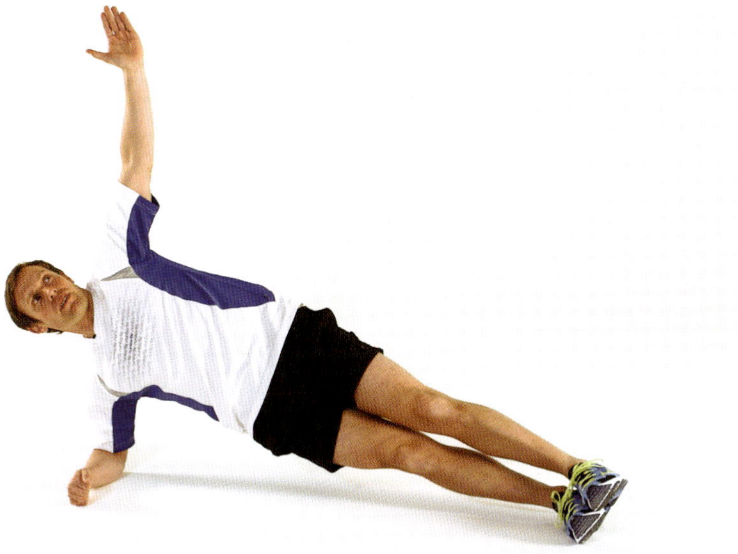

Der Nutzen für deinen Laufstil:

Der Körper sollte beim Laufen so ruhig wie möglich bleiben. Nur so können wir unsere eingebrachte Energie auch in Vortrieb umsetzen. Die seitlichen Muskelgruppen helfen dir dabei, den Oberkörper zu stabilisieren, und schützen zusätzlich die Wirbelsäule vor der Laufbelastung.

KRAFT FÜR DEN RÜCKEN:

7

Rückwärtige Muskelkette (komplett), Schulterblätter

So geht's:

Lege dich in Bauchlage auf den Boden und strecke die Beine aus. Spanne die Oberschenkelmuskulatur an und drücke die Knie durch. Strecke nun die Arme nach vorn aus und ziehe die Daumen nach oben. Die Handflächen sollten hierbei zueinander zeigen.

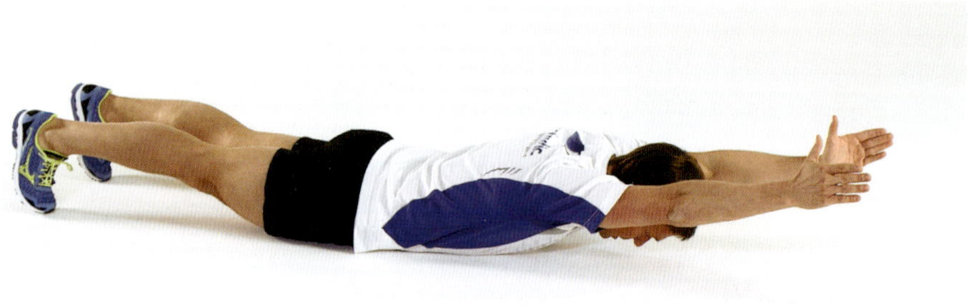

Um weitere Muskelgruppen des Rückens und der Schultern zu erreichen, kannst du nun deine Arme wahlweise in eine der folgenden Positionen in Spannung bringen.

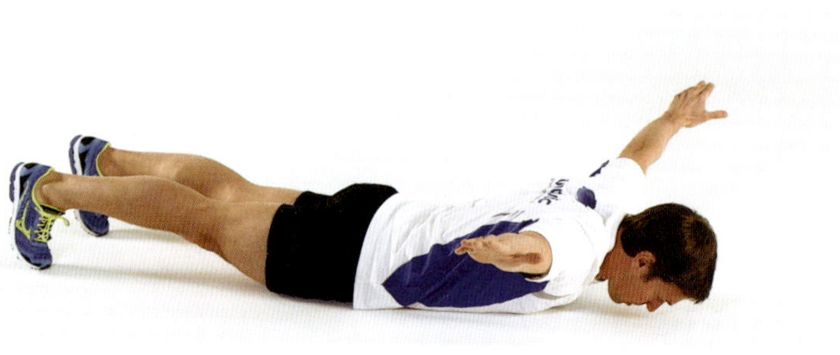

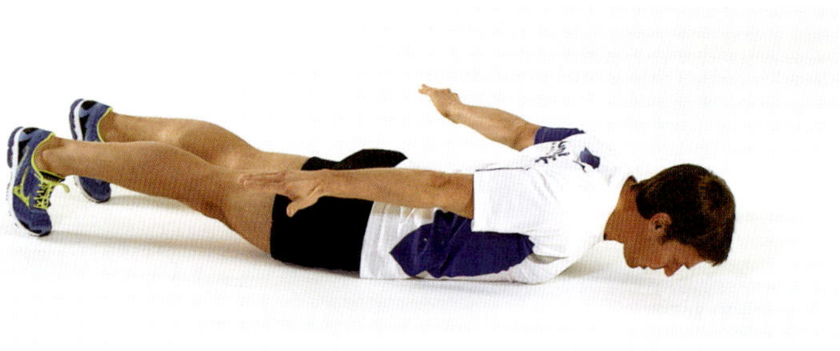

8

Rückwärtige Muskelkette (komplett), Bridge

So geht's:
Lege dich auf den Rücken, stelle die Füße hüftbreit auseinander auf und ziehe die Zehen dabei heran. Lege deine Arme zum Stabilisieren neben dem Körper ab und ziehe die Schultern zum Boden. Rolle aus dieser Position das Becken so nach vorn, dass der komplette Bereich des unteren Rückens den Boden berührt, und versuche diese Grundspannung in der Körpermitte während der gesamten Übung beizubehalten. Schiebe nun die Hüfte nach oben, drücke dich mit den Schulterblättern ab und versuche, den Körper in einer Linie zu halten.

Wichtig: Konzentriere dich während der Übung darauf, dass der Großteil der Aktion aus der Gesäßmuskulatur heraus stattfindet. Vermeide, die Übung nur aus der Oberschenkelrückseite zu steuern.

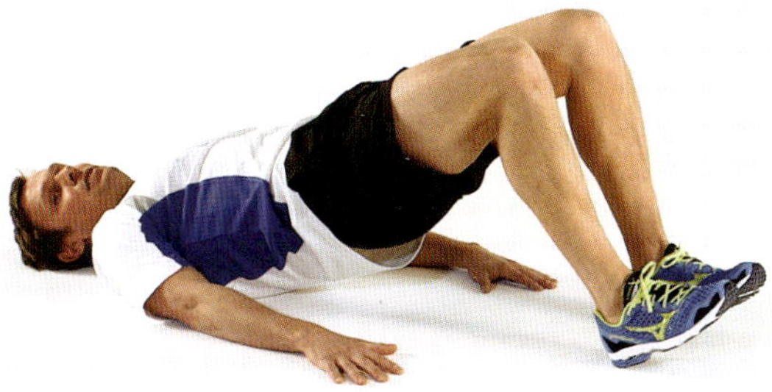

Gerne kannst du diese Übung zum Intensivieren auch einbeinig durchführen.

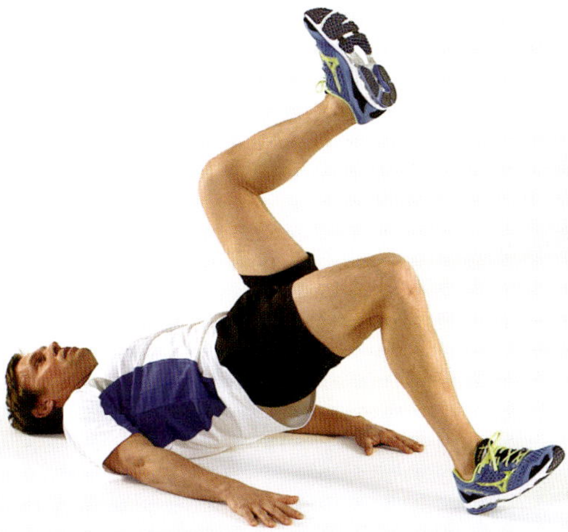

9

Rückwärtige Muskelkette (komplett), Rückenstütz gestreckt

So geht's:

Stelle hierzu die Fersen auf dem Boden auf und stütze dich mit den Händen ab. Drücke dich nun mit den Armen ab und strecke die Hüfte nach oben. Öffne deinen Brustkorb und versuche, den Körper in einer Linie zu halten.

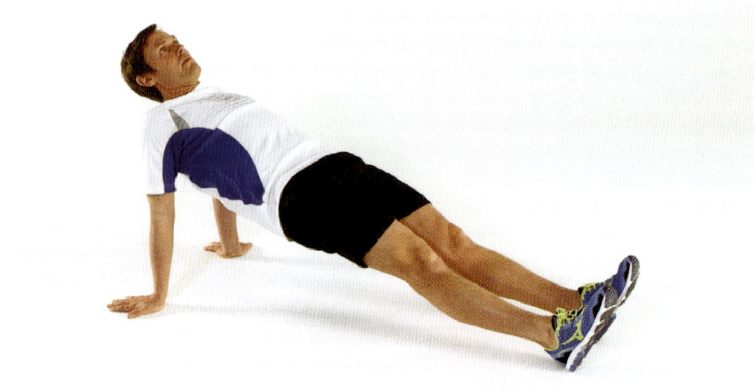

Gerne kannst du diese Übung zum Intensivieren auch einbeinig durchführen.

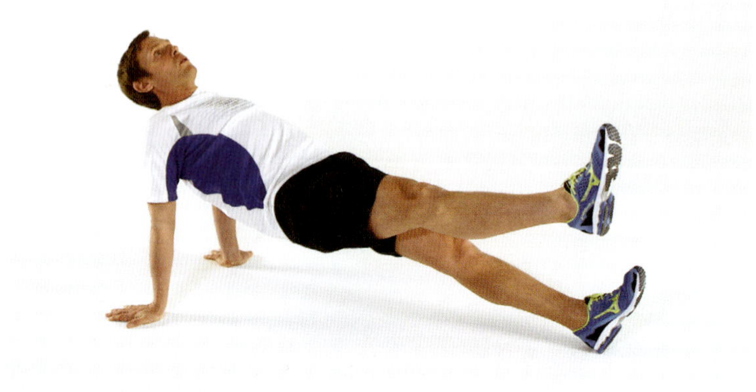

Der Nutzen für deinen Laufstil:

Damit unsere Wirbelsäule beim Laufen ähnlich wie ein Stoßdämpfer funktionieren kann, ist es wichtig, dass sich der Körper in einer guten, aufrechten Position befindet. Die rückwärtigen Muskelgruppen helfen dir dabei, deine Hüfte in gestreckter Position zu halten. Sie vermeiden eine Hohlkreuzbildung beim Laufen. Eine starke Muskulatur der Schulterblätter beugt einem Rundrücken vor, der dich in deiner Armarbeit einschränken würde.

KRAFT FÜR DEN GESAMTEN KÖPER:

10

Vordere Muskelkette (komplett), Liegestütz

So geht's:

Gehe in die Ausgangsposition für einen Liegestütz. Versuche hierbei, den Körper komplett in Spannung zu bringen. Beuge nun die Arme und lasse langsam den Körper in Richtung Boden. Drücke dich anschließend mit leichtem Schwung wieder in die Ausgangsposition zurück.

Wichtig: Achte während der gesamten Übung auf eine gute Spannung in der Körpermitte. Die Liegestütze sind mehr als ein Armtraining.

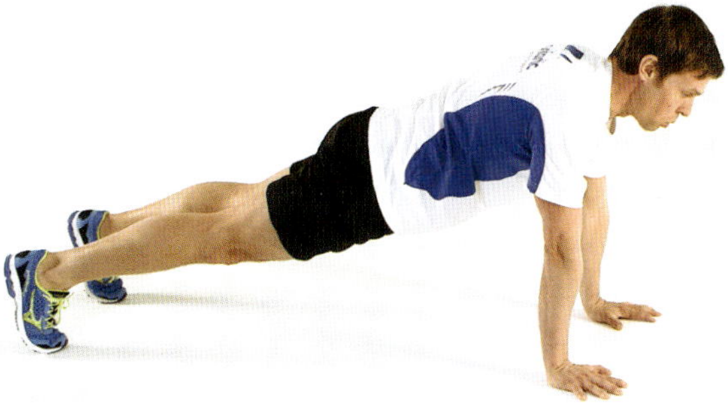

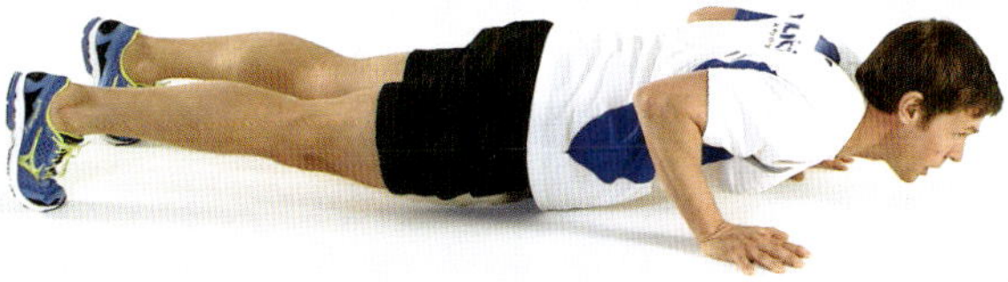

11

Vordere Muskelkette (komplett), Frontstütz gestreckt

So geht's:
Gehe in die Ausgangsposition für einen Liegestütz. Versuche hierbei, den Körper komplett in Spannung zu bringen, und achte auf eine starke Körpermitte. Ziehe nun dein rechtes Knie in Richtung des Oberkörpers und setze das Bein dann wieder ausgestreckt auf.

Wichtig: Achte während des gesamten Übungsablaufs auf eine gute Spannung in der Körpermitte und auf eine stabile Position der Hüfte.

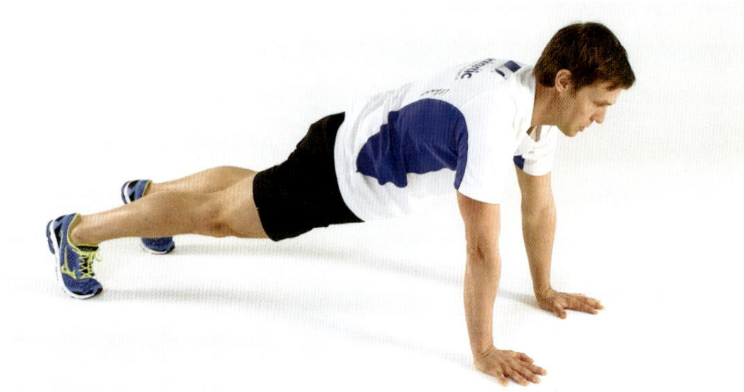

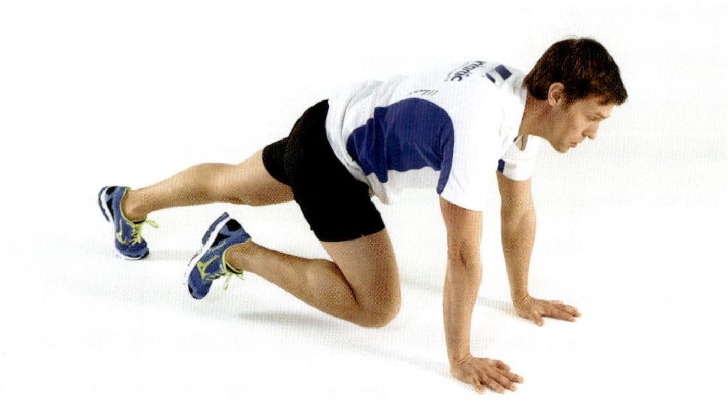

Der Nutzen für deinen Laufstil:
Die Kontrolle über die eigene Körpermitte ist ein wesentlicher Faktor für ein gesundes und dynamisches Laufen. Jede Bewegungsausführung sollte genau dort mit der richtigen Spannung und Kraftübertragung beginnen. Diese spezifische Kraft und Bewegungsroutine entwickelt der Körper leider nicht beim Laufen.

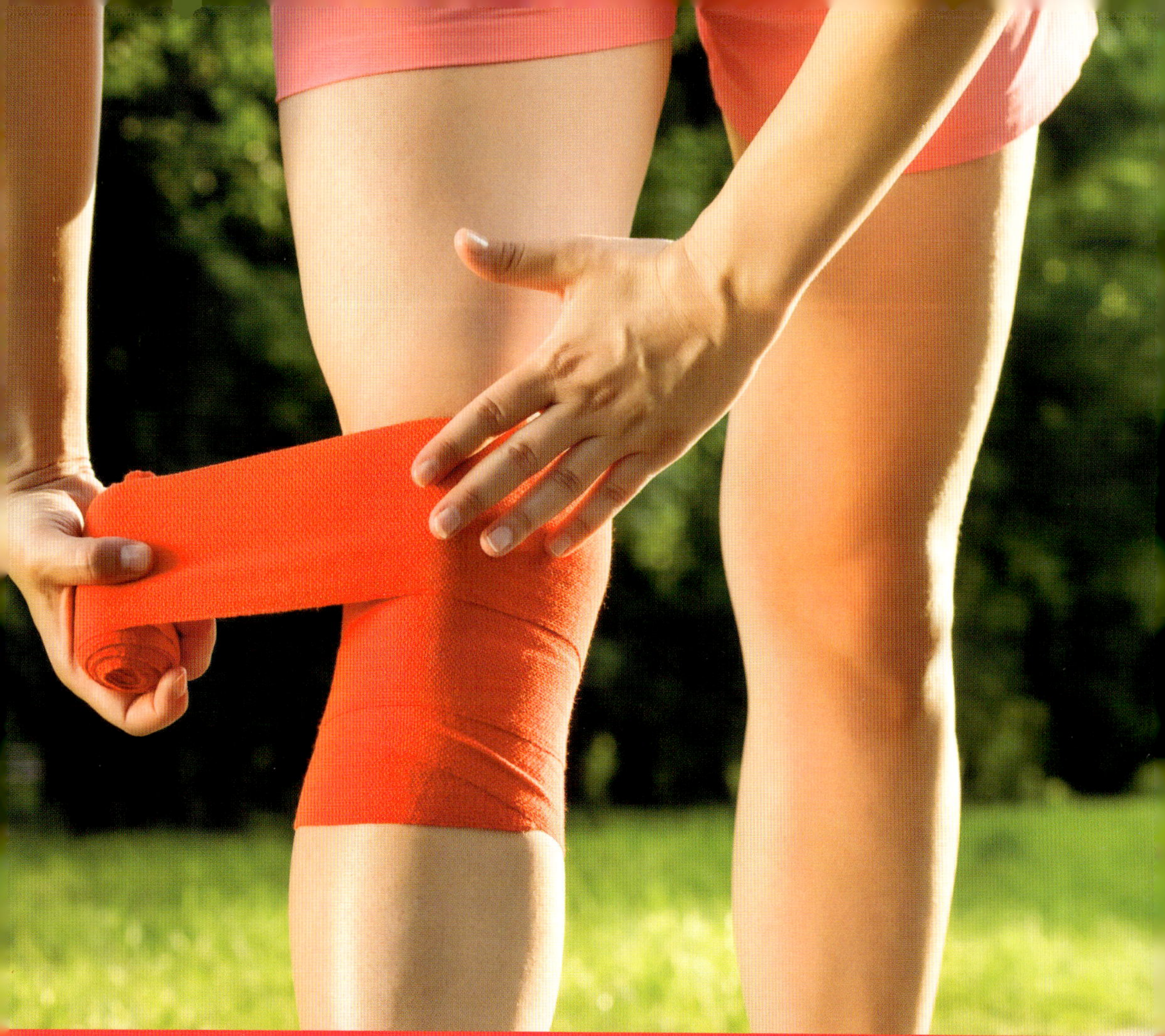

#6

BEUGE VERLETZUNGEN VOR

»Gesundheit ist nicht alles, aber ohne Gesundheit ist alles nichts.«
(Arthur Schopenhauer)

GESUNDHEITSSPORT LAUFEN – VERLETZUNGSRISIKO UND ÜBER-BELASTUNG

Laufen fördert die Gesundheit, das ist medizinisch bewiesen. Die World Health Organisation (WHO) definiert Gesundheit als einen „Zustand des umfassenden körperlichen, geistigen und sozialen Wohlbefindens". Laufen dient dazu, die Gesundheit zu erhalten, zu verbessern und Krankheiten vorzubeugen, wenn man es primär als Gesundheits- statt als Leistungssport betreibt. Individuell angepasstes Ausdauertraining, Kraftausdauer, optimale Beweglichkeit und Entspannungsfähigkeit stehen dabei im Vordergrund.

Neuere Studien zeigen, dass Laufen sogar Zivilisationskrankheiten wie Osteoporose oder Arthrose vorbeugen kann. Pam Hinton vom Department of Nutrition and Exercise Physiology an der Universität Missouri hat 2009 nachgewiesen, dass Ausdaueraktivitäten wie Laufen einen positiven Effekt auf die mineralische Zusammensetzung der Knochen haben und sie stärken. Bewegung ist auch unerlässlich, um Arthrose vorzubeugen, sie nährt den Gelenkknorpel und baut ihn auf. Und auch, wenn die Erkrankung einmal aufgetreten ist, gilt: Bewegen geht vor Operieren.
Laufen hält fit, aktiviert den Stoffwechsel und hat eine Reihe weiterer positiver Eigenschaften. Aber Laufen birgt ebenso wie

UNFALLRISIKEN EINZELNER SPORTARTEN

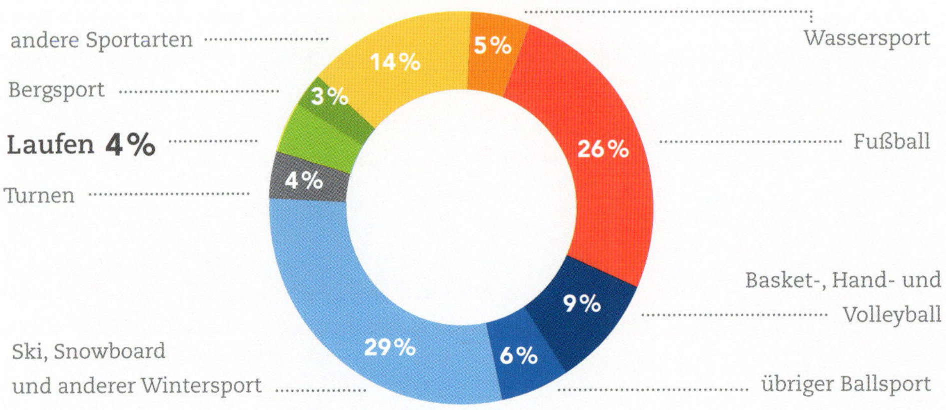

Quelle: UVG-Statistik NBUV und UVAL

jeder andere Sport das Risiko, sich zu verletzen. Jedes Jahr erleiden in Deutschland 1,5 Millionen Menschen eine Sportverletzung. Die häufigsten sind Prellungen und Verstauchungen (35,5 Prozent), gefolgt von Knochenbrüchen und Verrenkungen (28,4 Prozent) sowie verletzten Sehnen, Bändern und Muskeln (22,5 Prozent).
Soll man deshalb auf Sport verzichten? Nein, es wäre falsch, aus Angst vor Blessuren nicht zu laufen. Verglichen mit anderen Sportarten ist Laufen deutlich weniger verletzungsanfällig, auch Unfälle passieren seltener als beim Fußball oder Skilanglauf. Merke: Selbst Schachspieler können sich verletzen.

BELASTUNGSBESCHWERDEN

Dennoch müssen bis zu drei Viertel aller Läufer im Verlauf ihrer Karriere mit Überlastungsbeschwerden rechnen. Dabei ist nicht jeder mit einer der exotisch klingenden Erkrankungen Patella Tendinopathie (Schmerzen an der Patellasehne), Schienbeinkantensyndrom (Schmerzen im Schienbein) oder Plantarfasziitis (Schmerzen an der Fußsohle) konfrontiert. Häufig verursachen einfach ein Muskelkater, eine muskuläre Dysbalance oder ein voller Magen heftige Schmerzen.
Verletzungen sind meist eine Folge der Überbelastung einzelner Strukturen, ihre Ursachen mannigfaltig. Sie reichen von einer falschen Lauftechnik bis hin zu Nährstoffmangel.

SCHMERZKETTE

Die Schmerzkette folgt dabei meist folgendem schematischen Verlauf:

1

Muskeln: Anfänger leiden in den ersten Trainingswochen zunächst häufig an Muskelkater. Die Muskeln passen sich aber rasch an die neue Belastung an, weil sie gut durchblutet sind.

2

Sehnen: Etwas langsamer gewöhnen sich die Sehnen daran, denn sie sind weniger gut durchblutet. Nach den ersten Trainingstagen oder -wochen kann es deshalb häufiger passieren, dass die Sehnen schmerzen.

3

Gelenke: Einige Monate nach Aufnahme des Trainings machen sich die Beschwerden im Gelenk bemerkbar. Muskelkater und Sehnenschmerzen treten dann nur noch selten auf.

Nur bei starken Überbelastungen reagieren alle Strukturen des Halteapparats gleichzeitig. Ältere Läufer (Ü50) müssen das Training besonders vorsichtig steigern, da ihr Körper sich langsamer an die neue Belastung anpasst. Laut Studien hängt die

SASCHAS TIPP:
In der Regel gilt die Formel: Belastung > Belastbarkeit = Beschwerden bis hin zur Verletzung.

SASCHAS TIPP:
Bei der Einnahme von Schmerzmitteln beachte Folgendes: Greife niemals vor oder während des Trainings zu einem Schmerzmittel. Halte dich an die im Beipackzettel angegebene Höchstdosis. Sprich eine langfristige Einnahme mit deinem Arzt ab.

Verletzungsanfälligkeit jedoch weniger vom Alter ab als vom Trainingszustand und -umfang. Anfänger sind insgesamt mehr betroffen als fortgeschrittene Läufer. Sie leiden zudem häufiger unter Schienbein- und Knieschmerzen, während letztere eher Probleme mit der Achillessehne haben. Doch auch wer alles richtig macht, ist vor Beschwerden oder Verletzungen nicht gefeit. Man kann zwar vorbeugen, doch manchmal passiert einfach ein Missgeschick, bei dem man sich verletzt.

Häufigste Verletzungsbereiche:

KNIE
UNTERSCHENKEL
FUSS
HÜFTE
OBERSCHENKEL
LENDENWIRBELSÄULE

SCHMERZEN UND ALARMSIGNALE

Schmerz ist ein Alarmsignal des Körpers. Sei es, dass während des Laufs das Knie zwickt, die Füße kribbeln, das Schienbein wehtut oder einige Stunden nach einer intensiven Belastung plötzlich Schmerzen auftreten: Sie müssen immer ernst genommen werden.

Beim Schmerz handelt es sich um eine komplexe subjektive Sinneswahrnehmung, die durch neuronale Signale der Nervenfasern bestimmt und über vielfältige Vorgänge stark reguliert wird. Sie reicht von unangenehm bis unerträglich, kann akut oder chronisch auftreten. Der Schmerz geht von der Haut, Knochen, Sehnen, Muskeln oder einzelnen Organen aus, die verletzt worden sind, und wird über spezielle Schmerzfasern ins Rückenmark weitergeleitet und dort verarbeitet. Die Wahrnehmung erfolgt, wenn die Signale vom Rückenmark ins Gehirn gelangt sind und dort mehrere Kontrollinstanzen in Hirnrinde, Zwischenhirn und Hirnstamm angeregt haben. Gleichzeitig speichern Hirn und Rückenmark die Informationen. Sie verändern die Nerven nachhaltig und vernetzen sie neu, sodass bisherige Schmerzerfahrungen in die aktuellen immer mit hineinspielen. Häufig machen sich Schmerzen nicht im Moment der Aktivität, sondern erst einige Zeit später bemerkbar. Oft verschwinden sie nicht, bleiben über Wochen oder Monate hinweg oder treten in regelmäßigen Abständen wieder auf. Im extremen Fall

SCHMERZÜBERTRAGUNG IM KÖRPER

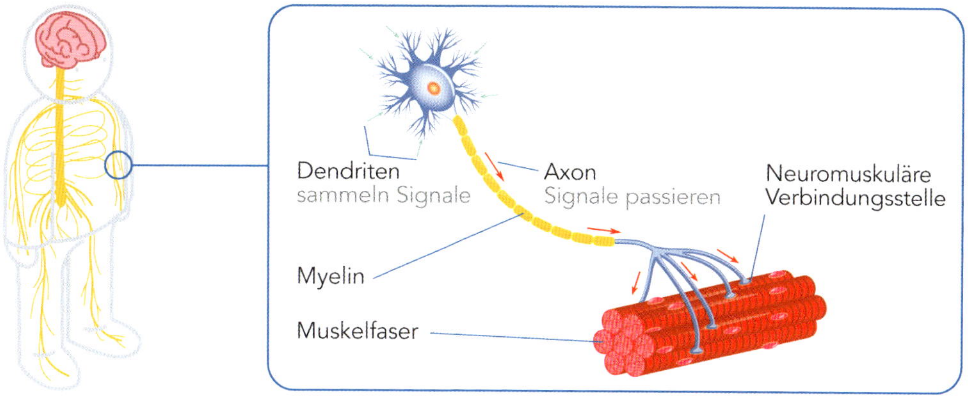

verselbstständigt sich der Schmerz und wird zu einem eigenen Problem. Statistiken belegen, dass fast jeder Läufer schon einmal zu einem Schmerzmittel gegriffen hat, um leistungsfähig zu sein. Die Hemmschwelle, bei kleinen Zipperlein zu Ibuprofen, Paracetamol und Co. zu greifen, ist bei Freizeitsportlern in den vergangenen Jahren extrem gesunken, besonders in der Vorbereitung auf Wettkämpfe. Bei Marathonveranstaltungen haben bis zu einem Drittel der Starter vorher zur Tablette gegriffen – die Gefahr des Missbrauchs liegt auf der Hand.

Die kurzfristigen, zweifelsohne positiven Effekte stehen dabei in keinem Verhältnis zu den negativen. Sicher, eine Tablette allein schadet nicht unbedingt, aber bei längerfristiger Einnahme können Langzeitschäden insbesondere an Magen, Darm und Nieren auftreten.

Gegen Schmerzen darf niemals angelaufen werden. Sie müssen als Zeichen des Körpers ernst genommen werden. Auch ein leichter Schmerz verweist darauf, dass eine Struktur im Körper mit der Bewegung, Belastung nicht einverstanden ist. Oft ist es banal, und es genügt bereits, den Laufschuh zu wechseln, manchmal stecken aber auch eine langfristige Abnutzungserscheinung oder eine unerkannte schwerwiegende Verletzung dahinter.

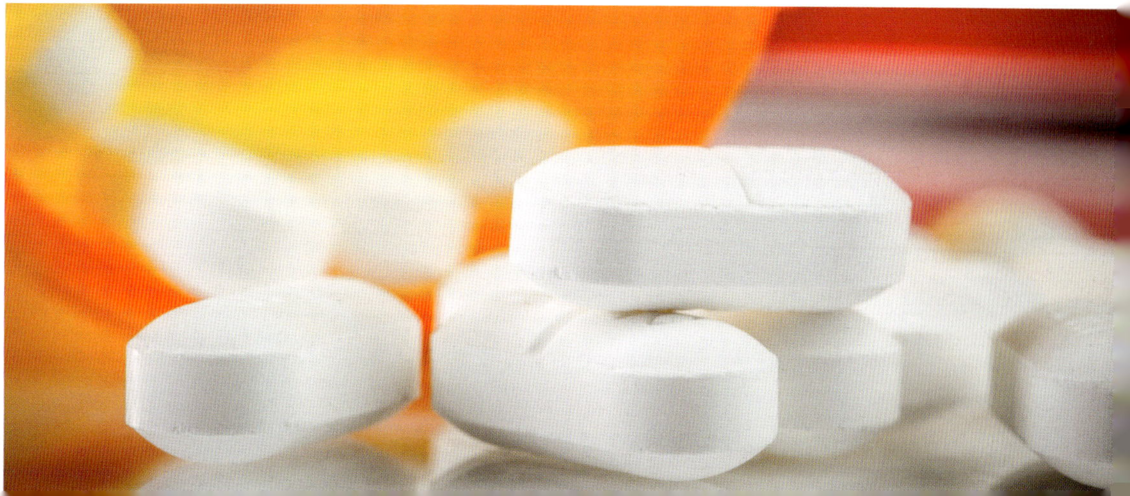

5 LÄUFERZIPPERLEIN UND IHRE MÖGLICHEN URSACHEN

1

Nächtliche Schmerzen im Bein

Schmerzen im Bein können unterschiedliche Ursachen haben. Manchmal steckt nur ein Muskelkater oder eine Überlastung dahinter. Nächtliche Beschwerden könnten darauf hinweisen, dass die Belastung am Tag zu stark gewesen ist. Sie treten nicht beim Laufen selbst, sondern erst hinterher auf, weil durch die Bewegung der Körper stärker durchblutet wird, was den Schmerz reduziert. Überlege, wie intensiv dein Training war. Bist du zum ersten Mal eine halbe Stunde am Stück gelaufen? Dann reduziere das Pensum beim nächsten Mal auf 20 Minuten. Läufst du normalerweise zweimal in der Woche, hattest dir diesmal aber drei Einheiten zugemutet? Möglicherweise kann das schon die Ursache sein. Auch ein zu intensiver Wiedereinstieg nach längerer Laufpause kann zu Überlastungsschmerzen führen. Verschwinden die Schmerzen nicht, können auch Durchblutungsstörungen, Gelenkerkrankungen in Hüfte und Knie oder neurologische Probleme zugrunde liegen. Das muss ein Arzt untersuchen und behandeln.

2

Häufiger Kopfschmerz beim Laufen

Überprüfe zunächst deinen Laufstil. Schwingen die Arme locker, oder verkrampfst du Nackenmuskulatur oder Schultern? Oft führt das zu anhaltenden Schmerzen und kann leicht abgestellt werden. Ein langer Arbeitstag am Computer kann ebenso wie eine zu harte Trainingsbelastung Anstrengungskopfschmerz auslösen. Gründe können auch zu wenig Flüssigkeit oder zu starke Sonneneinstrahlung sein. In vielen Fällen ist starker Flüssigkeits- oder Salzverlust dafür verantwortlich, dass nach dem Laufen ein migräneartiger heftiger Kopfschmerz wütet, der bis zu einigen Stunden anhalten kann. Ungewohnt intensives Training oder übermäßiges Schwitzen begünstigen dies. Elektrolythaltige Getränke oder Kohlenhydrate sollten schnelle Abhilfe schaffen. Ein Problem der Augen, eine Entzugserscheinung von Kaffee oder ein zu hoher Blutdruck können ebenso verantwortlich sein. In jedem Fall sollten die Kopfschmerzen bald wieder verschwinden, ansonsten wirst du um einen Arztbesuch nicht herumkommen.

SASCHAS TIPP:

Nach stumpfen Verletzungen wie Prellungen, Zerrungen oder Verrenkungen kühle die betroffene Stelle. Das Eis bewirkt, dass sich die Blutgefäße zusammenziehen und die Schwellung im Gewebe eingedämmt wird. Lagere das Bein hoch, sodass weniger Blut zur Verletzung fließt.

3

Plötzliche Kreislaufprobleme

Einige Läufer leiden immer mal wieder unter einem plötzlichen Schwindelgefühl, manchmal einhergehend mit Gänsehaut oder Kälte. Oft steckt ein einfaches Problem dahinter: Sie sind auf nüchternen Magen und mit einem Hungergefühl losgelaufen, und die Energiespeicher haben sich unterwegs so geleert, dass der Kreislauf absackt, man unterzuckert. Ein Flüssigkeitsmangel kann ebenso dazu führen, dass einem schwarz vor Augen wird. Auch eine noch nicht vollständig abgeklungene oder gerade beginnende Erkrankung, wie Grippe oder Magen-Darm-Infekt, kommen als Ursache in Betracht.

4

Fußschmerzen

Fußschmerzen können an unterschiedlichen Punkten am Fuß auftreten, etwa am Ballen, Hacken oder im Fußgewölbe, und machen sich beim Stehen und Gehen bemerkbar. Oft sind sie harmlos begründet. Hautinfektionen wie Fußpilz zwischen den Zehen, Druckstellen oder Blasen am Ballen sind häufig dafür verantwortlich, dass man nicht beschwerdefrei auftreten kann. Neue Schuhe oder Veränderungen im Laufstil können manchmal bereits Abhilfe schaffen.Neben den Knochen durchziehen zahlreiche Muskeln, Sehnen, Bänder, Nerven und Blutgefäße den Fuß. Ist eine dieser Strukturen verletzt, etwa ein Band gerissen, die Sehnen entzündet oder der Fuß verstaucht, kann nur ein Arzt helfen. Auch wenn die Fußschmerzen länger anhalten, muss ärztlicher Rat eingeholt werden. Unter Umständen muss der Fuß eine Zeit lang ruhiggestellt oder medikamentös behandelt werden.

5

Immer wiederkehrende Blasen

Läufer klagen häufig über blaue Zehennägel und Blasen an den Füßen. Sie sind an sich harmlos und häufig auf falsche, schlecht sitzende, zu kleine oder neue Schuhe sowie zu viel Feuchtigkeit oder ungewohnte Streckenverläufe zurückzuführen. Blasen entstehen, wenn Schuh oder Socke und Haut dauerhaft aneinanderreiben und sich Flüssigkeit unter der obersten Hautschicht bildet. Meist helfen bereits gut sitzende Strümpfe oder ein Wechsel des Schuhwerks sowie die Behandlung der Stellen mit Vaseline. Manchmal sind auch zu lange Fußnägel schuld. Bei einigen Läufern verschwinden die Blasen aber kaum. Die Dauerentzündung verändert das Gewebe nachhaltig, weshalb die Haut nicht richtig ausheilen kann. Sie wird immer dünner und anfälliger für weitere Verletzungen. Betroffene müssen die Stellen besonders sorgfältig schützen – wenn das nicht hilft, sollte ein Hautarzt aufgesucht werden.

SASCHAS TIPP:

Wenn dir unterwegs schwindlig wird, drossle das Lauftempo und brich das Training am besten ab. Trink etwas und iss eine Kleinigkeit, dann sollte es dir schon bald wieder besser gehen.

ABC DER TYPISCHEN LÄUFER-KRANKHEITEN

Achillessehnenentzündung

Die Achillessehne verbindet die beiden großen Wadenmuskeln und befestigt sie am Fersenknochen. Sie ist die dickste und mit einer durchschnittlichen Länge von 20 bis 25 Zentimetern stärkste Sehne des Menschen. Sie beugt das Sprunggelenk und hebt die Ferse beim Laufen an. Verletzungen hier sind lästig und hartnäckig. Finnische Sportwissenschaftler von der Universität Jyväskylä haben in einer Untersuchung im *Journal of Experimental Biology* nachgewiesen, dass die Achillessehne ebenso wie der gesamte menschliche Körper hervorragend an das Ausdauerlaufen angepasst ist. Selbst nach einem Marathonlauf, bei dem die Körpermasse gut 40 000-mal angehoben und wieder abgefangen werden muss, weist die Achillessehne die gleiche Festigkeit auf wie vor dem Lauf. Wäre der Langstreckenlauf eine unnatürliche Belastung, würden sich die mechanischen Eigenschaften der Sehne ändern. Wer körperlich fit sei und beim Laufen Probleme mit der Achillessehne habe, sollte daher seine Lauftechnik und sein Schuhwerk einer kritischen Prüfung unterziehen, schreiben die Forscher. Dennoch, auch die Sehnen können rasch überlasten, wenn Läufer das Training zu schnell steigern, auf ungewohntem Untergrund laufen oder die Muskeln verkürzt sind. Aufwärmen und Stretching in diesem Bereich sind besonders hilfreich. Ein harter Laufuntergrund kann die Beschwerden minimieren, da die Abrollbewegung leichter fällt.

Ist die Sehne entzündet, wende zunächst die konservativen Behandlungsmethoden an, kühle die Stelle und schone dich. Bei länger anhaltenden Beschwerden hilft nur ein Besuch beim Arzt

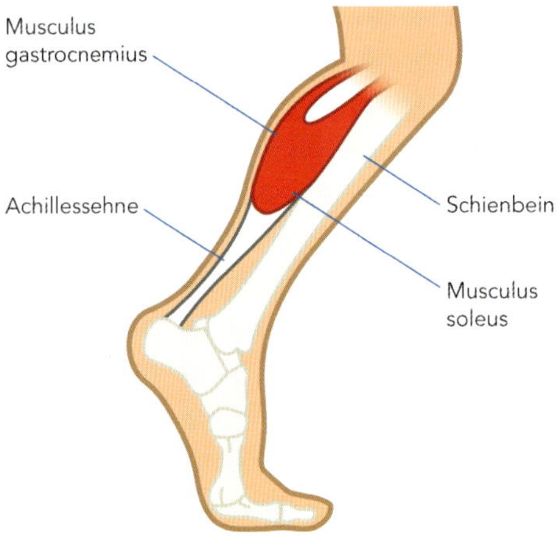

Bänderdehnung

Wenn man beim Laufen auf eine Wurzel tritt oder eine Bordsteinkante übersieht, ist sie schnell da, die Bänderdehnung. Ursache für das Überdehnen ist meist eine gewaltsame Bewegung des Gelenks, bedingt durch ein Umknicken. Überpronation oder Supination (Gegenbewegung zur Pronation: der innere Fußrand ist leicht angehoben bei gleichzeitiger Senkung des äußeren) können Gründe für häufige Bänderverletzungen sein.

Das Knie- oder Sprunggelenk schmerzt infolgedessen, meist wenn man den betreffenden Knöchel bewegt oder wenn man auftritt, und schwillt leicht an. Es

SASCHAS TIPP:
Wadenkrämpfe sind unangenehm, aber in der Regel harmlos. Meist treten sie unvermittelt auf. Der Muskel verhärtet unkontrolliert. Wer dann den Impuls hat, die Wade zu dehnen, tut genau das Richtige. Die Fußspitze nach oben ziehen und die Ferse in den Boden drücken – dann verschwinden die Schmerzen nach kurzer Zeit. Oft ist Magnesiummangel die Ursache, aber auch Nervenschädigungen oder Muskelüber- oder unterbelastungen können Auslöser sein. Kommen weitere Beschwerden dazu sowie ein Taubheitsgefühl, oder die Krämpfe lösen sich nicht, sollten die Ursachen vom Arzt abgeklärt werden.

darf nicht weitertrainiert werden. Bänder sind für die Stabilität und Bewegungsführung der Gelenke unabdingbar, deshalb muss eine Verletzung sorgsam auskuriert werden. Steigst du zu früh wieder ins Laufen ein, können sich die Beschwerden umso heftiger zurückmelden. Die Dehnung oder Zerrung zählt zu den leichteren Formen der Bandverletzung und sollte bei Schonung komplikationslos nach ein bis zwei Wochen ausgeheilt sein. Schwerwiegender ist der Bänderanriss oder gar -riss. Dabei kann man in der Regel nicht mehr auftreten, das Gelenk ist sehr stark geschwollen und kann sich deutlich blau färben (Bluterguss). Ein Riss kann nur vom Arzt diagnostiziert und behandelt werden.

Ermüdungsbruch

Beim Laufen entstehen geringfügige Kräfte, die die Knochen in der Regel problemlos auffangen können. Sie reagieren darauf mit einer Anpassung. Der Knochen besteht aus kleinen Strukturen, den sogenannten Trabekeln. Bei Belastungen vermehrt sich die Anzahl der Trabekel, sodass der Knochen stabiler wird. Bei Überlastung werden sie beschädigt. Der Knochen kann sich an sich schnell erholen, außer bei anhaltender Überlastung. Dann kann ein winziger Ermüdungsbruch, die sogenannte Stressfraktur, die Oberfläche des Knochens verletzen. Er äußert sich durch starke Schmerzen und eine eventuelle Schwellung. Besonders häufig ereilt er Läufer im Bereich der Mittelfußknochen, seltener am Waden- und Schienbein. Die Fraktur schränkt die Belastbarkeit des Beines deutlich ein, eine Ruhepause von vier bis acht Wochen ist empfohlen. Die Immobilisierung bewirkt einen drastischen Abbau von Muskeln, Sehnen und Bändern. Das dadurch entstehende Kraftdefizit muss durch Krankengymnastik ausgeglichen werden. Je nach Lage des Bruchs sind jedoch eventuell andere Sportarten möglich, mit denen du die Pause überbrücken kannst. Ein

---

Die Sensibilität der Achillessehne ist legendär: Die sprichwörtliche Achillesferse ist ein Begriff aus der griechischen Mythologie. Demnach war die rechte Ferse die einzige Stelle, an welcher der Sagenheld Achilles verwundbar war.

Bruch ist auch deshalb so gefährlich, weil nach einer langen Pause häufig auch die Feinkoordination und -motorik betroffen sind, sodass einige Betroffene das Laufen richtig neu erlernen müssen.

Fersensporn

Dabei handelt es sich um einen knöchernen Auswuchs am Fersenbein, der häufig mit einer entzündeten Plantarsehne an der Fußsohle einhergeht. Der Fersensporn kann jedoch auch in Richtung der Achillessehne wachsen und muss nicht immer mit Schmerzen einhergehen. Schätzungsweise jeder zehnte Läufer ist davon betroffen, häufig sind Übergewicht und eine Fehlstellung schuld. Meistens empfindet der Betroffene starke, stechende Schmerzen an der Ferse oder der Fußsohle, sodass er kaum auftreten kann. Oft helfen konservative Methoden, die Schmerzen zu lindern, sowie Stoßwellen- und Strahlentherapie, eine Operation ist nur selten notwendig.

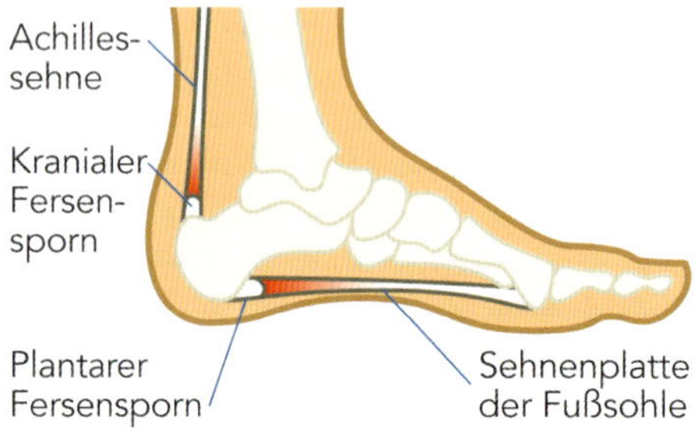

Muskelfaserriss

Der Mensch hat mehr als 650 Muskeln. Beim Mann machen sie etwa 40 Prozent, bei der Frau etwa 23 Prozent der Gesamtkörpermasse aus. Reißt einer der Muskeln, so muss unter Umständen für mehrere Wochen mit dem Training pausiert werden. Allerdings treten Muskelfaserrisse bei einfachen Ausdauerbelastungen seltener auf, sie werden häufiger durch intensive, plötzliche Belastungen wie Springen, Abbremsen oder Richtungswechsel verursacht. Doch auch infolge intensiven Trainings kann ein stark ermüdeter Muskel reißen. Der Läufer erlebt dies durch einen starken und schmerzhaften Stich. Bis der Muskel geheilt ist, ist Ruhe angesagt.

Runner's Knee

Das Knie ist ein Hochleistungsgelenk, das jeden Tag beträchtlichen Belastungen ausgesetzt ist. Kein Wunder, dass es auch sehr anfällig für Verletzungen ist. Denn sobald das komplizierte und perfekt ineinandergreifende System aus Knochen, Bändern, Sehnen, Muskeln, Menisken und Kniescheibe aus den Fugen gerät, kommt es zu Beschwerden. Eine Vielzahl Erkrankungen kann beim Läufer auftreten, etwa das Patellaspitzensyndrom (eine lokale Sehnenüberlastung), das chondropathische Reizknie oder die Kniegelenkarthrose. Besonders empfindlich sind die Menisken, kleine Knorpelpolster im Gelenk, die dafür sorgen, dass Ober- und Unterschenkelknochen nicht direkt aufeinanderstoßen. Sie ermöglichen einen besseren Kontakt der Gelenkoberflächen, sind aber für Abnutzung und Defekte empfänglich, auch weil sie nur am Rand durchblutet sind. Starke Belastungen und Unfälle können zu einer Verletzung dieser Strukturen führen. Betroffene kommen um eine Operation selten herum.
Das sogenannte Runner's Knee ist eine typische Laufbeschwerde, die durch einen

SASCHAS TIPP:
Erste Hilfe bei Blasen: Ist die Blase noch zu und stört sie nicht allzu sehr, dann schütze sie am besten mit einem Blasenpflaster. Die darin enthaltenen Gelkissen können sogar den Heilungsprozess beschleunigen. Stört dich die Blase, steche sie mit einer desinfizierten Nadel vorsichtig so weit auf, dass die Flüssigkeit austreten kann. Nimm ein steriles Pflaster, damit sie sich nicht entzündet. Ist die Blase bereits offen, wenn du die Socke ausziehst, reinige die Wunde sorgfältig und klebe ein Pflaster darauf.

leicht beschädigten oder überlasteten Knorpel unterhalb der Kniescheibe bzw. im Bereich der Kniescheibenspitze ausgelöst wird. Dadurch wird das Kniegelenk gereizt und entzündet sich. Der Schmerz beginnt häufig dumpf, bevor es anfängt zu stechen und zu brennen. Laufen und Treppensteigen sind kaum noch möglich. Als erste Maßnahmen neben der Ursachensuche kommen Kühlen und Schonen in Betracht. Der Arzt kann Salben verschreiben, die die Entzündung hemmen. Manchmal kann er die genau Ursache nur durch eine sogenannte Kniespiegelung aufdecken. Dabei wird durch einen Mikroschnitt ein optisches Instrument in das Knie eingeführt. Dies ermöglicht genaue Einblicke in die Kniestrukturen und erlaubt unmittelbar lokale Behandlungen, etwa bei Knorpelverschleiß oder Meniskusverletzungen.

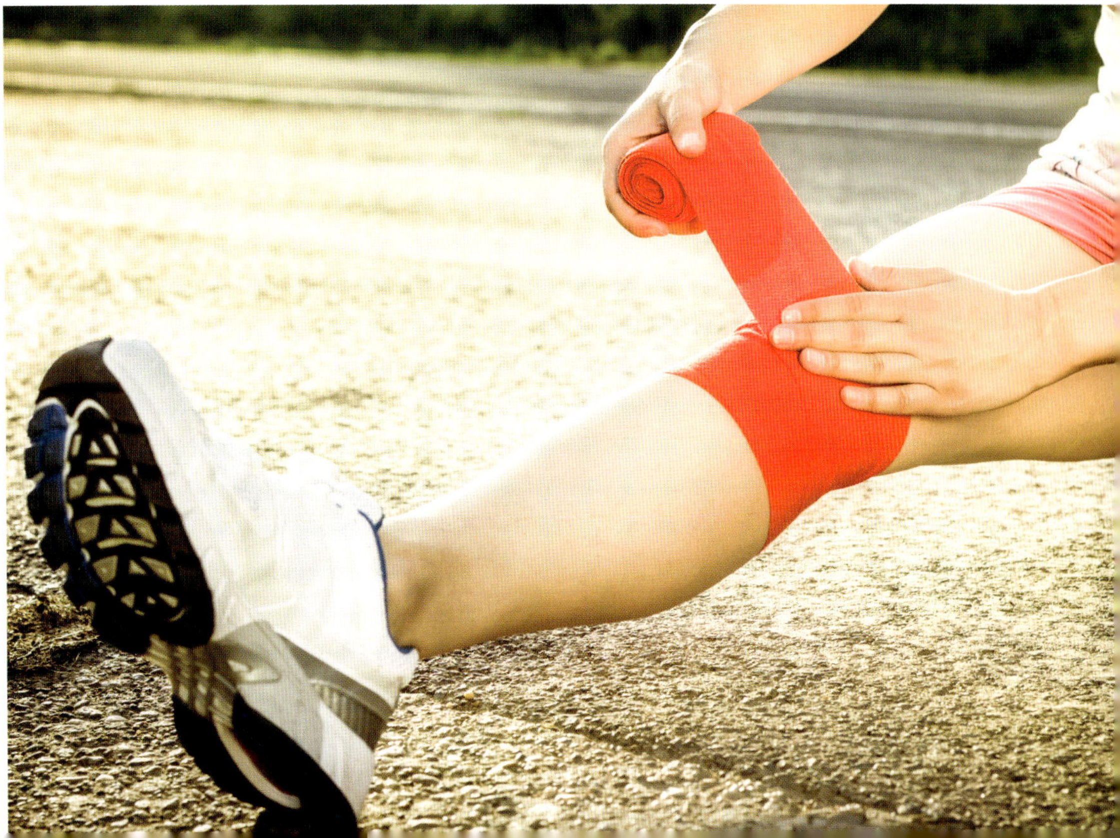

DIAGNOSE VON VERLETZUNGEN

Im Mittelpunkt einer jeden Diagnose steht das Gespräch mit dem Arzt. Man geht davon aus, dass mehr als drei Viertel der gesundheitlichen Probleme auf diesem Weg geklärt werden können. Die Ursachensuche ist von zentraler Bedeutung.

Der Hausarzt, Sportmediziner oder Orthopäde sollte dir alle relevanten Fragen stellen, die Aufschluss über deine Erkrankung geben könnten:

- Seit wann sind die Schmerzen da?
- Wann treten die Beschwerden auf?
- Wann klingen sie wieder ab?
- Wie fühlt sich der Schmerz an?
- Gibt es Vorerkrankungen? Genetische Vorbelastungen?
- Wie sieht das Training aus?

Anschließend untersucht der Arzt den Läufer. Er wird dich eingehend inspizieren, abtasten und Funktionsprüfungen vornehmen, etwa im Rücken oder bei den Gelenken. Die Bewegungsanalyse gibt häufig Aufschluss über die Erkrankung. Andernfalls wird er dich ins Labor schicken, um eines der bildgebenden Verfahren zur Diagnostik hinzuzuziehen.

1

Magnetresonanztherapie (MRT)

So funktioniert's: Die auch als Kernspintomographie bezeichnete Methode erstellt mithilfe von Magnetfeldern Schichtbilder des Körpers. Sie bedient sich der Tatsache, dass Magnetfelder und Radiowellen kleinste Bausteine des Körpers, die Wasserstoffatome, beeinflussen. Die unterschiedlichen Körperschichten und Gewebe lassen sich im MRT gut differenzieren, da sie unterschiedlich viel Wasserstoff enthalten. Ein Kontrastmittel erlaubt es, Blutgefäße von Gewebe zu unterscheiden.

Diagnose: Die MRT ist besonders dazu geeignet, traumatische, degenerative, entzündliche und tumoröse Gelenkerkrankungen zu erkennen sowie Sehnenentzündungen oder Bänderverletzungen im Knie festzustellen. Auch Erkrankungen an der Wirbelsäule wie Bandscheibendegenerationen, neurologische Erkrankungen des Rückenmarks oder Wirbelkörperfrakturen lassen sich mit dieser Methode diagnostizieren.

2

Computertomographie (CT)

So funktioniert's: Die CT ist eine Röntgenuntersuchung in einem röhrenförmigen Apparat. Anders als beim Röntgen aus einem Blickwinkel lassen sich hierbei Schichtbilder bis hin zu dreidimensionalen Computermodellen anfertigen.

Die meisten Läuferbeschwerden treten ab einem wöchentlichen Laufpensum von mehr als 30 Kilometern auf.

SASCHAS TIPP:
Knieverletzungen lassen sich nicht immer vermeiden. Dennoch kannst du gegensteuern, indem du die Ober- und Unterschenkelmuskeln kräftigst, denn diese halten und schützen das Knie. Auch nach einer Knieoperation ist Sport nicht tabu. Berate dich mit deinem Arzt über die Möglichkeiten.

Diagnose: Beim CT wird der Körper schichtweise abgebildet. Diese Darstellung erlaubt, knöcherne Veränderungen von Weichteilveränderungen zu trennen und daraus Rückschlüsse auf Erkrankungen wie Verschleißerscheinungen zu ziehen. Auch Brüche, Gefäßblutungen oder Bandscheibenvorfälle werden sichtbar.

3

Röntgen

So funktioniert's: Die Untersuchung mit Röntgenstrahlen wird bei Verletzungen häufig angewendet. Sie basiert auf dem Prinzip der unterschiedlichen Durchlässigkeit der Gewebe für Röntgenstrahlen. Die Körperstrukturen, die sich auf dem Negativ des Films besonders abzeichnen, wie Knochen, absorbieren besonders viele Strahlen. Röntgen ist mit oder ohne Kontrastmittel möglich. Mit Augenmaß angewendet überwiegt der Nutzen die potenziellen Risiken durch radioaktive Strahlung.

Diagnose: Mithilfe des Röntgens können Veränderungen der Knochen, wie etwa Brüche, diagnostiziert werden. Auf weitere Erkrankungen wie Knorpelverschleiß kann indirekt geschlossen werden. Auch Fremdkörper, entzündliche Prozesse oder Tumore können erkannt werden, ebenso Fehlstellungen und Osteoporose.

4

Ultraschall

So funktioniert's: Die auch Sonographie genannte Methode bildet Gewebsstrukturen und Organe des Körpers im Normalfall zweidimensional ab. Das Ultraschallgerät erzeugt einen für das menschliche Ohr nicht hörbaren hochfrequenten Schall. Die Wellen treffen auf die zu untersuchenden Organe bzw. Gewebe und werden von diesen jeweils unterschiedlich reflektiert. Die auf diese Weise entstehenden Informationen werden in Bilder umgewandelt. Die Untersuchung birgt in der Regel keine Risiken oder Nebenwirkungen.

Diagnose: Ultraschall macht zahlreiche Organe und Körperregionen auf einem Bildschirm sichtbar und stellt besonders gut die Weichteile dar. Mit seiner Hilfe lassen sich Verletzungen an Muskeln, Sehnen oder Bändern erkennen

Aus Rückschlägen kannst du lernen. Analysiere die Situation und mach es beim nächsten Mal besser.

BEHANDLUNGSMETHODEN

Bei der Behandlung von Verletzungen ist es wichtig, einerseits die Symptome zu lindern und andererseits die Ursachen zu beseitigen. Dabei wird der Arzt von konservativen Behandlungsmethoden ausgehen und, wenn diese nicht helfen, zu aggressiveren übergehen. Bei akuten Verletzungen sollte zunächst das sogenannte PECH-Prinzip zum Einsatz kommen.

DAS PECH-PRINZIP

PAUSE: Das verletzte Körperteil ruhigstellen.
EIS: Die verletzte Stelle etwa fünf Minuten lang kühlen, nach einer kurzen Pause noch einmal drei bis fünf Minuten.
COMPRESSION: Mitmilfe eines Kompressionsverbandes das Gewebe zusammendrücken.
HOCHLAGERN: Das verletzte Körperteil höher lagern als das Herz.

Die Kälte wirkt entzündungshemmend, lindert Schmerzen und beugt ebenso wie Kompression und Hochlagern Schwellungen vor. Das Eis sollte aber nur in einem Tuch auf die Verletzung gegeben und nicht auf offenen Wunden verwendet werden. Wer in den ersten 48 bis 72 Stunden PECH anwendet, kann seine Beschwerden lindern. Danach lautet die Empfehlung, von Kälte auf Wärme umzusteigen, um die körpereigenen Reparationsmechanismen zu aktivieren. Statt zu pausieren kann man zu leichten Belastungen übergehen. Wenn die Beschwerden länger und trotz der PECH-Behandlung anhalten, ist ein Besuch beim Arzt unabdingbar.

OPERATION

Manchmal ist eine Operation unumgänglich. Operationen können die Verletzung kurieren, Schmerzen lindern und den Zustand dauerhaft verbessern. Deutschlands Ärzte operierten im Jahr 2013 15,8 Millionen mal. Das waren rund 100 000 Eingriffe mehr als im Jahr zuvor. An der Spitze stehen die Operationen an den Bewegungsorganen. Bei den 45- bis 64-Jährigen spielten Gelenkoperationen und der Meniskus die größte Rolle. Der chirurgische Eingriff erfolgt in der Regel unter örtlicher oder Vollnarkose. In einigen Fällen ist eine sofortige Notoperation notwendig, bei den meisten, v.a. chronischen Krankheiten aber kann der Zeitpunkt relativ frei gewählt werden. Moderne minimalinvasive Verfahren vermindern den Schmerz, da sie weniger Gewebe beschädigen, und sie können die Heilung erleichtern. Dennoch sind Operationen nicht immer komplikationsfrei. Übrigens, juristisch wird jede Operation als Körperverletzung (§ 228 StGB) gewertet, die nur dadurch keine strafrechtliche Bedeutung gewinnt, dass sie unter vorheriger Aufklärung und mit Einverständnis des Patienten erfolgt.

Eine der mutmaßlich ältesten überlieferten Operationen ist die Armamputation eines Neandertalers vor mehr als 50 000 Jahren, dessen Skelettreste in Shanidar im Irak gefunden wurden.

PHYSIKALISCHE UND PHARMAKOLOGISCHE THERAPIE

Das Spektrum physikalischer Therapien ist breit. Darunter versteht man so unterschiedliche Anwendungen wie Mikrowellenbestrahlung, Fango- oder Kältepackungen und Massagen. Sie werden in der Regel von speziell ausgebildeten Physiotherapeuten oder Chiropraktikern ausgeführt. Oft ist Krankengymnastik sinnvoll, um muskuläre Dysbalancen zu beheben oder die Gelenke zu mobilisieren. Möglicherweise wird dir der Arzt einen Besuch beim Orthopäden vorschlagen, Gegebenenfalls helfen individuelle Einlagen für die Schuhe. Arzneimittel können hinzugezogen werden, z.B. Kortison, um entzündliche Prozesse aufzuhalten und Heilungsprozesse zu unterstützen. Die Medizin kann in Form von Tabletten und Tropfen oder als Spritzen verabreicht werden. Dies alles erfolgt unter ärztlicher Aufsicht. Immer häufiger kommen auch homöopathische Mittel zum Einsatz. Fast ein Zehntel der rezeptfrei verkauften Arzneien sind inzwischen Homöopathika. Die Homöopathie beruht auf dem Prinzip, Ähnliches durch Ähnliches zu heilen. Die Mittel werden so ausgewählt, dass sie bei Gesunden jene Symptome hervorrufen würden, unter denen der Kranke leidet. Die Grundsubstanzen werden dabei verdünnt, d.h. in der Sprache der Homöopathie potenziert (meist im Verhältnis 1:10 oder 1:100), z. T. so weit, dass sie kaum noch nachzuweisen sind. Der kranke Körper soll dadurch angeregt werden, sich selbst zu heilen.

PAUSE

Die kranken Strukturen im Körper müssen entlastet werden, sonst wird ihre Gesundung behindert. Kein Läufer hört es gern, schon gar nicht, wenn er gerade erst hochmotiviert mit dem Training begonnen hat – aber solange etwa eine Entzündung aktiv ist, müssen Bewegungen vermieden werden, die Schmerzen verursachen. Das muss nicht unbedingt bedeuten, das Laufen komplett einzustellen, aber wenn schnelle Schritte schmerzen, muss das Tempo verlangsamt werden usw. Wenn das nicht hilft, muss eventuell für die Zeit der Erkrankung auf einen anderen Sport ausgewichen werden. Unter Umständen wird der Arzt Bandagen, Schienen oder Verbände anwenden, um sicherzugehen, dass die betreffenden Körperpartien ruhiggestellt sind.

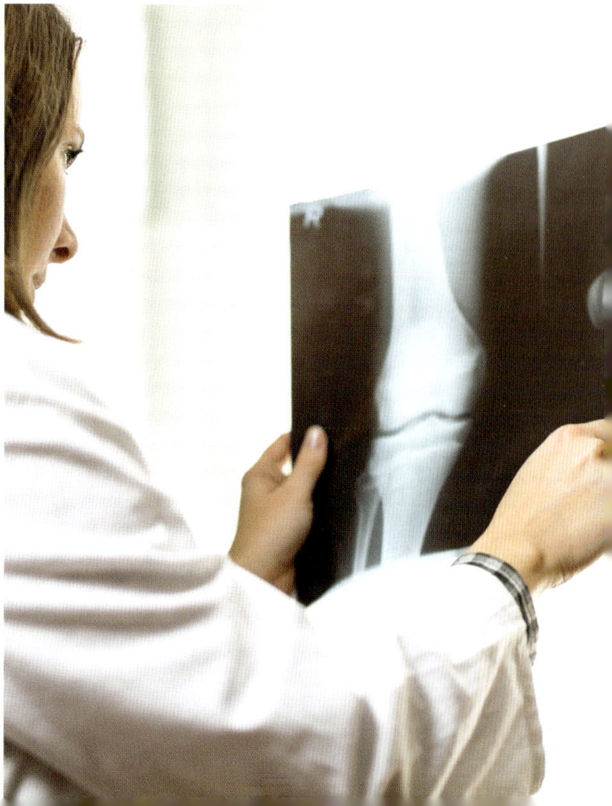

WIEDEREINSTIEG INS TRAINING

Eine Verletzung sollte vollständig ausgeheilt sein, bevor du wieder anfängst zu laufen. Dein behandelnder Arzt wird dir mitteilen, wann du so weit bist, das Training wieder aufzunehmen und wie du es gestalten solltest. Hast du dir die Pause selbst verordnet, achte darauf, wieder vollständig beschwerdefrei zu sein, bevor du loslegst.

Viele Läufer haben den Ehrgeiz, nun so schnell wie möglich die verpassten Laufeinheiten nachzuholen, um dort weiterzumachen, wo sie unterbrochen wurden. Doch das ist genau der falsche Weg. Vergiss die versäumten Läufe! Nach einer Pause von mehreren Wochen oder gar Monaten kannst du nicht dort wieder einsteigen, wo du aufgehört hast. Du hast nicht nur an Ausdauer verloren, auch dein Halteapparat, Sehnen und Bänder sind schwächer geworden. Die Muskeln haben stark abgebaut und müssen langsam wieder aufgebaut werden. Legst du dort wieder in der Trainingsbelastung los, wo du aufgehört hast, sind erneute Beschwerden vorprogrammiert. Grundsätzlich gilt: Umfang reduzieren und immer unter der Schmerzschwelle bleiben.

Je nach deinen Voraussetzungen, d.h. Alter, Genen und vorherigem Trainingsumfang, sowie der Dauer der Pause wirst du einige Zeit brauchen, um wieder den alten Trainingsstand zu erreichen. War deine Grundlagenausdauer gut, wirst du womöglich nur wenige Einbußen feststellen. In dieser Zeit sind Dehnungs- und Kräftigungsübungen unverzichtbar. Sie helfen zu mobilisieren und den Bewegungsapparat geschmeidig zu machen.

Es ist umso wichtiger, auf die Signale des Körpers zu hören. Er drückt über Verspannung, Ermüdung oder Schmerz aus, ob die Belastung zu hoch ist. Einige Eingriffe beispielsweise am Knie können zur Folge haben, dass die Koordination eingeschränkt ist. Die Bewegungsabläufe des Laufens müssen praktisch neu gelernt werden.

Es gilt: Grundsätzlich brauchst du mindestens ebenso lange Zeit, um dein altes Niveau wieder zu erreichen, wie du mit dem Training aussetzen musstest.

SASCHAS TIPP:

Laufe kürzere Strecken, reduziere das Tempo und nimm dir die Zeit zum Regenerieren. Sei im Zweifel lieber vorsichtiger als zu ambitioniert. Denn eine wieder aufbrechende alte Verletzung kann dich erneut für Monate aus der Bahn werfen. Laufe beim ersten Mal nicht mehr als 20 Minuten. Bekommst du Probleme, brich das Training ab und warte lieber noch eine Woche. War die Runde schmerzfrei, behalte den Umfang beim nächsten Mal ruhig erst mal bei.

Erfolgs-
geschichte

»In der Reha hatte ich viele Bewegungseinheiten, die mir wieder Lust auf Sport machten.«

Gesa Oberst, 48 Jahre

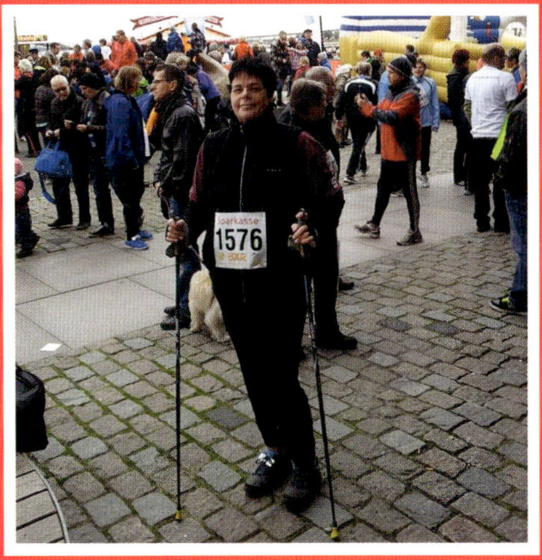

In meiner Kindheit und Jugend war ich, trotz Übergewicht, sportlich recht aktiv. Ich bin im Verein geschwommen und habe Volleyball gespielt. Mit dem Studium fielen aus Zeitgründen und auch aus Bequemlichkeit dann alle Aktivitäten weg, sodass ich fauler und breiter wurde. Ich erlitt einen Bandscheibenvorfall, der mich endgültig von weiteren Sportbemühungen abhielt, da die Angst vor den Schmerzen einfach zu groß war. Im Jahr 2010 ging es mir sehr schlecht. Meine Ärztin stellte erst Diabetes, dann Bluthochdruck und zuletzt noch Schilddrüsenkrebs fest. Jede dieser Diagnosen änderte mein Verhalten und brachte Gewichtsverlust mit sich. Die Hals-OP führte jedoch zu starken Atemeinschränkungen, die mich sehr belasteten. In der Reha hatte ich viele Bewegungseinheiten, die mir wieder Lust auf Sport machten. Ich nahm an einem Nordic Walking-Kurs teil und wurde Feuer und Flamme für diese Art des Laufens, da sie sich mit meinen Atemproblemen vereinbaren lässt. Nach der Reha schaffte ich anfangs nur kurze Strecken und wurde neugierig auf meine Fortschritte, also legte ich mir einen Schrittzähler zu. Ich trainiere inzwischen vier- bis sechsmal pro Woche in der Natur und im Fitnesscenter – Nordic Walking, Radfahren, Krafttraining, Laufband, Ellipsentrainer. In meinem Bekanntenkreis habe ich einen zuverlässigen Laufpartner gefunden, mit dem ich mir Jahresziele gesteckt habe: im Sommer eine Radtour von Sassnitz nach Stralsund (ca. 70 Kilometer) und den Rügenbrückenlauf im Oktober. Und das, obwohl ich vor zwei Jahren gerade mal einen Kilometer schaffte. Ein weiterer Erfolg: Ich habe 35 Kilogramm und sechs Kleidergrößen verloren.

- Gewichtsverlust: 35 Kilogramm
- Erfolg: Hat die 12 Kilometer beim Rügenbrückenlauf absolviert

6 HÄUFIGE FRAGEN ZUR LÄUFERGESUNDHEIT

1

Muss bei chronischen Verletzungen operiert werden?
Bei chronischen Verletzungen, beispielsweise an der Achillessehne, gilt es, sie zunächst mit konservativen Maßnahmen zu behandeln. Dazu gehört, das Training zu reduzieren, PECH und Kräftigungsübungen, wenn die Beschwerden in Ruhe abgeklungen sind, oder eine Salbe anzuwenden. Erst wenn das nicht hilft, wird der Arzt allmählich zu aggressiveren Methoden übergehen, wie bspw. Ultraschall oder Spritzen. Wenn auch diese nicht helfen, stellt sich die Frage nach einer Operation. Sie steht in der Regel an letzter Stelle in der Reihe medizinischer Behandlungen. Viele Läufer können dadurch jedoch wieder ihre vollständige Leistungsfähigkeit erlangen.

2

Bedeutet ein irreparabler Knorpelschaden das Aus für die Läuferkarriere?
Knorpelschäden im Knie sind häufig und meist die Folge von Abnutzung. Knorpelgewebe wirkt als Puffer zwischen den Knochen und hat eine Schutzfunktion. Das Kniegelenk trägt fast das gesamte Körpergewicht und wird tagtäglich viel bewegt und belastet. Mit den Jahren verändert sich die Knorpelbeschaffenheit. Besondere Risikofaktoren für Knorpelschäden sind daher Übergewicht und Überbelastung sowie Fehlstellungen wie X- oder O-Beine. Ein Schaden macht sich durch Gelenkschmerzen bemerkbar, zunächst nach einem längeren Lauf oder beim Treppensteigen. Längere Belastung ist meist nur noch unter Schmerzen möglich. Im weiteren Verlauf schmerzen die Knorpel auch nach einer Ruhephase, längerem Sitzen oder Liegen. Manchmal knirschen oder knacken sie. Am Ende tut das Gelenk auch weh, wenn es entlastet ist. Der Knorpel ist nur sehr eingeschränkt in der Lage, zu regenerieren. Da Knorpelgewebe keine eigenen Blutgefäße hat, ist es auf die Versorgung durch Knorpelhaut und Gelenkflüssigkeit angewiesen. Diese verschlechtert sich abnutzungsbedingt im Laufe des Alters. Einmal nachhaltig geschädigt, geben viele Läufer das Training unter Schmerzen auf. Inzwischen hat die Medizin neue Operationstechniken entwickelt, die dem Problem abhelfen können. Auch die Verpflanzung eigenen Knorpelgewebes an die verletzte Stelle verspricht, die Beschwerden zu reduzieren, sodass Sport möglich ist. Aber eine solche Operation ist nicht bei jedem Betroffenen möglich und hilft nicht in jedem Fall. Dein Arzt kann die Behandlungsmöglichkeiten ausloten.

Etwa 19 Millionen Deutsche gehen laut Deutschem Leichtathletik-Verband gelegentlich bis oft laufen. Circa 5 Millionen sind ambitionierte Sportler.

3

Erst abnehmen und dann laufen?
Manchmal scheint es wie verhext: Man hat Übergewicht und möchte abnehmen, indem man sich bewegt. Doch gleichzeitig lasten die Kilo so schwer, dass ein beschwerdefreies Laufen nicht möglich ist. Läuft man nicht, tut nichts weh. Man nimmt aber auch nicht ab. Was tun? Auf Bewegung müssen auch stark Übergewichtige in keinem Fall verzichten, doch wenn etwa die Knie schmerzen, ist das ein deutliches Zeichen, dass etwas schiefläuft.

- Kann es sein, dass die Laufgeschwindigkeit zu hoch ist?
- Hast du sie plötzlich erhöht?
- Ist das wöchentliche Pensum zu umfangreich?
- Womöglich musst du mit Kräftigungs- und Dehnungsübungen zunächst Muskeln aufbauen.
- Ändere dein Training.
- Wenn die Schmerzen bleiben, teste andere Laufschuhe. Oft schaffen neue Schuhe abhilfe.
- Ist dein Laufstil optimal?
- Auf welchem Untergrund läufst du, nur auf hartem Asphalt? Nur am Berg?
- Gibst du dir genug Zeit zum Regenerieren?

Wenn keiner dieser Aspekte zutrifft, die Antworten dir nicht weiterhelfen, ist das Laufen womöglich für den Anfang nicht der richtige Sport. Weiche auf eine andere Bewegung aus. Und wage erst wieder einen Versuch, wenn ein paar Kilo gepurzelt sind. Läufst du dann beschwerdefrei, hast du alles richtig gemacht.

4

Kann ich trotz Beschwerden laufen, wenn der Arzt keine Ursache festgestellt hat?
Manchmal ist es nicht möglich, vollständig beschwerdefrei zu laufen. Doch selbst wenn der Arzt keine Ursache für die Beschwerden gefunden hat, ist irgendetwas nicht in Ordnung, sonst wären die Schmerzen nicht da. Das heißt, dass eine Stelle im Körper der Belastung nicht gewachsen ist. Einfach weiterzulaufen, die Schmerzen zu ignorieren und in ein paar Jahren die Abnutzungsschäden zu kassieren ist deshalb keine Lösung. Wenn die konservativen Behandlungsmaßnahmen nicht verfangen, sollte unter Umständen eine weitere Meinung eingeholt werden. Womöglich ist Laufen auch nicht der richtige Sport für dich, und du musst auf Walken, Schwimmen oder Radfahren umsteigen. Wenn du dann keine Beschwerden hast, bleibe dabei.

5

Warum verhärten die Wadenmuskeln bei jedem Lauf?
Verhärtete Waden sind ein häufiges Problem bei Läufern. Die betreffenden Stellen sind oft gut als Knoten oder Wulst zu ertasten. Die Beschwerden halten bis zu einigen Tagen an. Sie entwickeln sich oft schleichend und sind sehr schmerzhaft, wobei vielfältige Ursachen in Betracht gezogen werden müssen. Für Anfänger ist zunächst schwer zu erkennen, ob ein Muskelkater, eine Verspannung, eine Verhärtung oder ein Muskelfaserriss die Schmerzen auslösen. Kurzfristige Entlastung kann eine Massage bringen, auch

regelmäßiges Stretching in diesem Bereich hilft, den Muskeltonus zu senken. Gelegentliche Besuche in der Sauna wirken entspannend. Ausreichende Flüssigkeitszufuhr ist ebenfalls unabdingbar für eine gute Muskelarbeit, denn wer viel schwitzt, verliert auch wichtige Nährstoffe. Magnesium hilft kurzfristig, die Beschwerden zu lindern.
Langfristig muss aber untersucht werden, woher die Schmerzen im Wadenmuskel rühren. Mithilfe deines Arztes oder eines Laufcoachs solltest du checken, an welchen Stellen du dein Trainingsprogramm verändern kannst. Wenn die Belastung dauerhaft größer ist als die Belastbarkeit, kann die Wadenmuskulatur anhaltend ermüden. Die Muskeln verhärten und reagieren infolgedessen noch stärker auch auf geringere Belastungen. Es entsteht ein Teufelskreis aus Überlastung, Schmerz und geringerer Belastbarkeit. Steht der Muskel ununterbrochen unter Spannung, wird es meist sehr schmerzhaft. Einige Bewegungen sind gar nicht mehr möglich oder sie werden bewusst vermieden, was wiederum zu Fehlhaltungen und Schmerzen an anderen Körperpartien führen kann.
Auch falsche Schuhe oder ein ungünstiger Laufstil können für die Probleme verantwortlich sein. Ebenso eine gerade erfolgte Änderung des Laufstils, infolge derer sich die Muskeln in den Waden verspannen. Womöglich weist die anhaltende Verhärtung auch auf eine ernsthafte Verletzung hin – dies muss ärztlich abgeklärt werden.

6

Sind entzündete Brustwarzen gefährlich?
Läufer klagen häufig über wunde oder sogar blutende Brustwarzen. Besonders bei Langstreckenläufern sind sie ein weitverbreitetes und unangenehmes Problem, das meist dadurch entsteht, dass das T-Shirt an der feuchten Haut scheuert. Das verursacht kleine Verletzungen im Gewebe. Besonders die im Schweiß enthaltenen Salzkristalle verstärken die Entzündung. Wie sehr diese sich ausprägt, hängt auch von der Struktur der Haut und vom Bindegewebe ab.
Manchmal minimieren bereits einfache Mittel die Beschwerden. Frauen hilft ein gut sitzender Läufer-BH, Männern ein eng anliegendes Top. Laufshirts mit glatter Oberfläche und Funktionshemden saugen sich weniger mit Schweiß voll als die aus Baumwolle. Grobmaschige Shirts reiben mehr als feinmaschige. Auch auf Nähte muss geachtet werden.

SASCHAS TIPP:
Gib Erkältungen erst gar keine Chance. Höre besonders auf deinen Körper, denn zu häufiges und intensives Training kann die Abwehrkräfte gegen Infektionen beeinträchtigen. Dadurch entsteht ein sogenanntes Open Window (offenes Fenster) in der Immunabwehr, durch das Erkältung und Infekt mühelos eindringen können. Nimm dir in der kühleren Jahreszeit mehr Zeit zur Regeneration und Entspannung, achte darauf, dich gesund zu ernähren, und bewege dich viel an der frischen Luft.

Statistisch gesehen erlebt ein 75-jähriger Mensch etwa 200 Erkältungen im Laufe seines Lebens. Legt man zugrunde, dass die typischen Symptome durchschnittlich fünf bis sechs Tage andauern, verbringt man zwei bis drei Jahre seines Lebens mit verschnupfter Nase, Husten, Kopf- und Gliederschmerzen. Während eine echte Grippe vom Influenzavirus ausgelöst wird und meist mit starkem Fieber, Gliederschmerzen und Abgeschlagenheit einhergeht, kann eine Erkältung (grippaler Infekt) durch mehr als 200 bekannte Erkältungsviren hervorgerufen werden.

Einige Läufer überkleben die Warzen, wobei es genügt, nur die Nippel selbst mit einem Stück Pflaster abzudecken. Es sollte hautfreundlich, wasserfest und hypoallergen sein und sich schmerzfrei wieder entfernen lassen. Männer müssen sich unter Umständen das Brusthaar stutzen, um einen festen Halt zu garantieren. Auch Vaseline, Melkfett oder Hirschtalg können Linderung verschaffen. Die Brustwarzen sollten vor dem Lauf dick damit eingerieben werden, was manchmal aber als unpraktisch oder unhygienisch empfunden wird.

Fazit: Entzündete Brustwarzen sind nicht gefährlich, können die Freude am Laufen aber nachhaltig trüben.

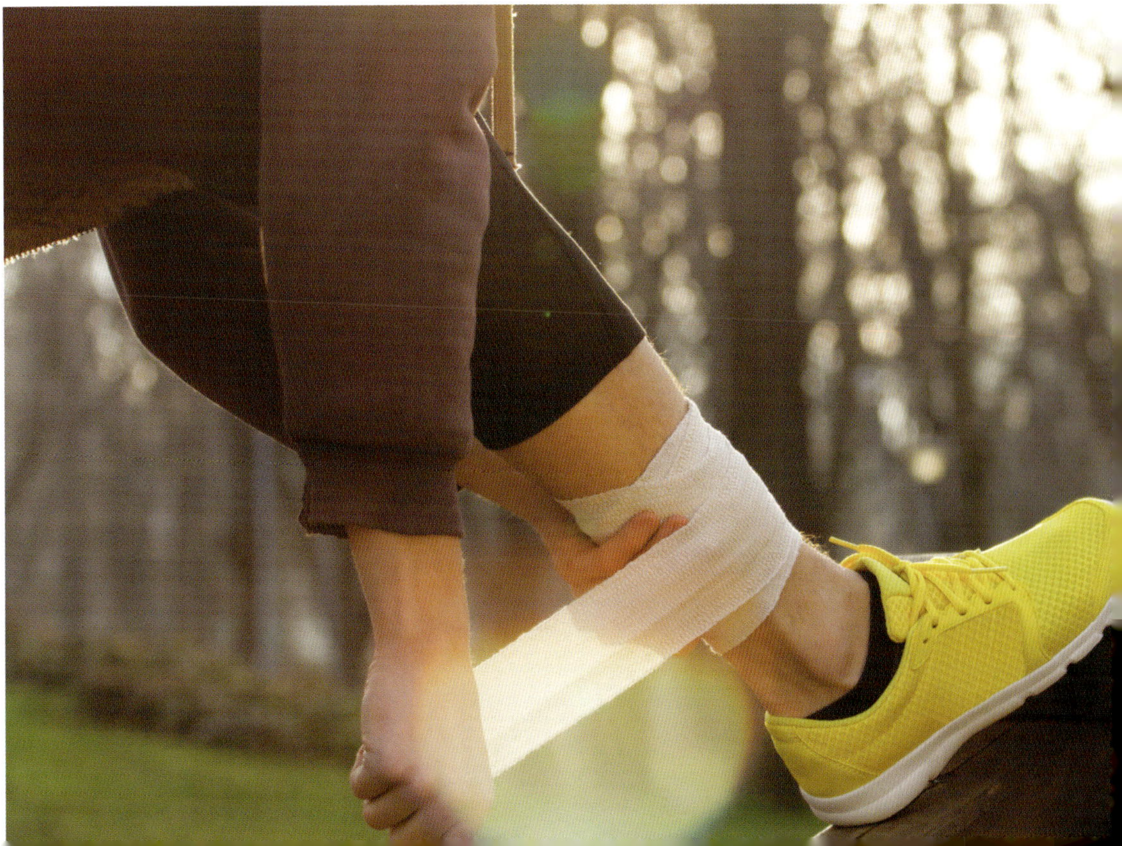

LAUFEN MIT INFEKT

Erkältung, Grippe, Schnupfen – jeder Läufer ist mindestens ein Mal im Jahr krank. Besonders im Spätherbst und Winter lauern die Viren und Bakterien überall. Dann stellt sich die Frage: Weiterlaufen trotz triefender Nase und erhöhter Temperatur?

Ja, sagen die einen, denn die Erhitzung im Körper soll doch die Bakterien abtöten. Nein, erwidern die anderen, erst starten, wenn die Erkältung abgeklungen ist, sonst entzündet sich der Herzmuskel. Doch beides ist nicht richtig: Weder werden beim Laufen sämtliche Bakterien abgetötet, noch erleidet man sofort eine Herzmuskelentzündung, wenn man trotz Fieber läuft.

Solange der Körper damit beschäftigt ist, die Viren zu bekämpfen, bringt ein Lauftraining eher Abbau statt Aufbau. Sport stärkt zwar die Abwehrkräfte des Körpers, doch wer einmal krank ist, für den gilt: Schonung, bis das Fieber verschwunden ist und man mindestens zwei Tage wieder beschwerdefrei ist. Vorher wirst du ohnehin nicht allzu große Lust haben, die Laufschuhe zu schnüren.

Je mehr du während einer Grippe trainierst, umso weniger Leistungen wirst du danach erbringen können. Auch wenn dabei Kondition verloren geht, gönne dir lieber einige Tage Ruhe, anstatt einfach weiterzumachen wie vor der Erkrankung. Schone dich. Je schneller du wieder gesund bist, umso eher wirst du wieder anfangen können zu laufen und umso eher hast du den Ausdauerverlust wieder wettgemacht.

In seltenen Fällen kann eine Herzmuskelentzündung als Komplikation nach einem grippalen Infekt auftreten. Sie kommt sehr selten vor, kann aber lebensbedrohlich sein. Auch deswegen ist es verboten, während eines fieberhaften Infekts zu trainieren. Fieber ist immer ein Warnsignal des Körpers. Er bringt damit zum Ausdruck, dass er geschwächt ist und das Immunsystem auf Hochtouren arbeitet. In dieser Phase ist Schonung angesagt, auch noch einige Tage danach.

Läuft die Nase hingegen nur leicht und hast du sonst keine Beschwerden, spricht nichts gegen ein gemäßigtes Lauftraining. Es gelten folgende Regeln:

- Zieh dich wärmer an als sonst und wechsele direkt danach die Sachen.
- Achte auf deinen Puls. Er wird in Ruhe schon etwas höher sein als sonst.
- Stecke dir eine Packung Taschentücher ein, denn das Laufen entlastet die Atemwege; die Nasenschleimhäute werden besser durchblutet und ein Teil der Erreger direkt ausgespült.
- Trinke mehr als sonst.
- Erhole dich anschließend gut.

LAUFEN MIT POLLENALLERGIE

Bei jedem fünften Deutschen ist eine Pollenallergie dafür verantwortlich, dass die Nase andauernd läuft. Das kann besonders im Frühling, wenn allerorts die Blüten sprießen, die Lust am Outdoortraining nachhaltig trüben.

Der Heuschnupfen unterscheidet sich von der Erkältung dadurch, dass das Nasensekret anhaltend flüssig ist, die Augen jucken und brennen und es zu Juckreiz im Rachen und Mund kommen kann.
Die Beschwerden treten wetterabhängig auf und bleiben meist über die gesamte Pollensaison erhalten. Hauptsaison ist von März bis Juli, doch bereits im Januar starten die Hasel- und Erlenpollen, im Mai und Juni plagen besonders die Gräser.
Die Beschwerden lindert man am besten dadurch, dass man den Kontakt mit den auslösenden Substanzen, den sogenannten Allergenen, minimiert. Doch häufig weiß man nicht, welche das sind. Wenn der Allergietest beim Arzt kein Ergebnis gebracht hat, wird man selbst herausfinden müssen, wo das Laufen möglich ist. Reagiert die Nase beim Training auf der Wiese, sind womöglich Gräserpollen schuld, und man muss auf die Straße ausweichen usw.
Laufen mit Heuschnupfen ist lästig, aber an sich nicht gefährlich. Wer kein Asthma hat, bekommt auch keines, nur weil er läuft. Husten und Anfälle mit Atemnot sollten jedoch aufhorchen lassen, denn sie könnten erste Anzeichen für ein noch nicht diagnostiziertes Bronchialasthma sein. Wer beim Laufen unter Atemnot leidet, muss sofort damit aufhören, um nicht zu riskieren, in Ohnmacht zu fallen. Bei diesen Anzeichen hilft nur ein Besuch beim Arzt.
Für das Laufen mit Heuschnupfen gelten folgende Regeln:

- Finde selbst heraus, wann und wo du am besten trainieren kannst.
- Meide zu Beginn der Saison Wälder, laufe lieber über Felder und Wiesen. Erst ab Mai und Juni, wenn die Gräserpollen fliegen, weiche wieder auf den Wald aus.
- Laufe nicht, wenn die Pollenkonzentration besonders hoch ist, sondern am besten frühmorgens (vor 8 Uhr) oder spätabends (nach 20 Uhr), dann ist sie niedriger.

SASCHAS TIPP:
Allergiker sind weniger belastbar als Nichtallergiker. Lauftraining ist aber unbedingt zu empfehlen, denn es kräftigt Atemmuskulatur und Lunge. Passe dein Trainingspensum entsprechend individuell an.

Akzeptiere Gewichtsschwankungen: Nicht jeder Tag ist gleich. Auch dein Gewicht nicht. Hormone sowie der Wasserhaushalt können für Schwankungen sorgen. Mach dir keine Sorgen, am nächsten Tag sieht die Welt oft schon ganz anders aus. Wiege dich am besten nur ein Mal pro Woche und immer zur gleichen Zeit. Tägliches Wiegen ist Unsinn.

- Laufe während oder kurz nach einem Regenschauer, dann ist die Luft rein.
- Dusche ausgiebig und wasche die Haare nach dem Lauf, um den Blütenstaub abzuschütteln.
- Wenn gar nichts hilft, trainiere in der Hochsaison indoor auf dem Laufband.
- Bei anhaltenden Beschwerden helfen Medikamente (Antiallergika). Sie lindern die Symptome, bekämpfen aber nicht die Ursache. Beachte: Alle sogenannten Antihistaminika machen müde und reduzieren die Leistungsfähigkeit, deshalb suche zunächst mit deinem Arzt nach Alternativen.
- Eine Immuntherapie (oder Hyposensibilisierung) kann Pollenallergien oft lindern oder heilen.

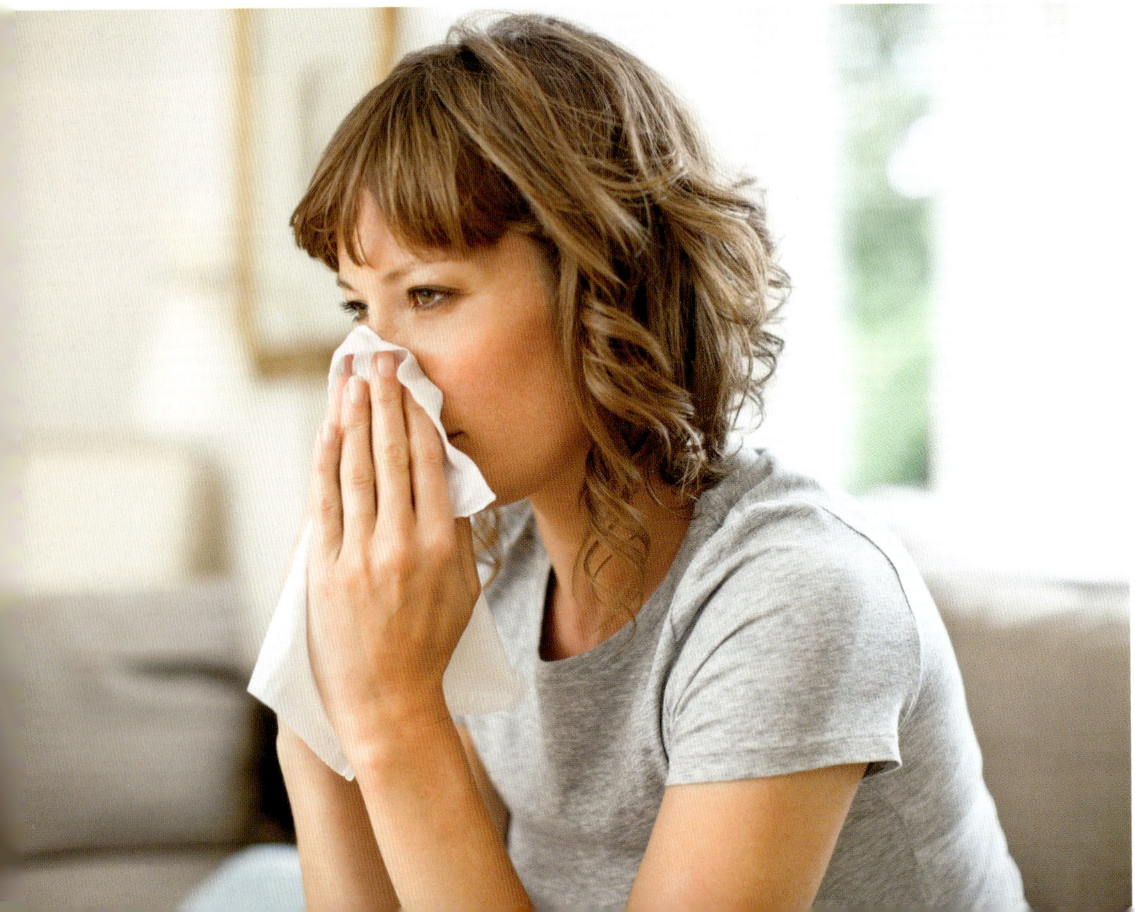

LAUFEN IN DER SCHWANGERSCHAFT

Der Schwangerschaftstest war positiv, die Freude über den kommenden Nachwuchs ist groß. Um auf Nummer sicher zu gehen, begeben sich viele Frauen nun in den Schongang, drosseln ihr Training oder stellen es ganz ein.

Früher empfahlen Ärzte, besser auf Sport zu verzichten. Doch seit zwei bis drei Jahrzehnten sind Mediziner aufgrund neuer Studien überzeugt: Das ist übertriebene Vorsicht, denn körperliche Aktivität ist gerade jetzt wichtig. Bewegung in der Schwangerschaft dient der Gesundheit von Mutter und Kind und steigert die Sauerstoffversorgung von beiden. Sie hilft außerdem, schwangerschaftstypische Begleiterscheinungen und Komplikationen abzumildern bzw. zu vermeiden. Schon ein moderates Training hilft dabei, einer übermäßigen Gewichtszunahme vorzubeugen, wie Sportmediziner um Lene Annette Hagen Haakstad von der Norwegian School of Sports Sciences in Oslo in einer Studie bestätigen. Aktive Frauen erreichen nach der Schwangerschaft auch häufiger wieder das frühere Gewicht. Sie haben ein geringeres Risiko, eine Schwangerschaftsdiabetes zu entwickeln, als inaktive Frauen, beugen Krampfadern, Thrombosen und Rückenschmerzen vor. Linda May von der Kansas City University of Medicine ist überzeugt, dass Schwangere, die Sport treiben, ihrem Baby einen Vorsprung in Sachen Herzgesundheit verschaffen. Womöglich gelangten Hormone, die beim Sport ausgeschüttet werden, durch die Plazenta ins Babyblut und stimulierten die Herzen der Ungeborenen. Trainiert die Mutter, trainiert das Ungeborene mit. Dennoch ist es richtig, nun auf Hochleistungssport und Maximalkrafttraining zu verzichten. Die Amerikanerin Amber Miller lief 2011 den Chicago Marathon. Sie war in der 39. Woche schwanger. Von der Ziellinie, die sie nach knapp sechseinhalb Stunden erreichte, fuhr sie direkt ins Krankenhaus, wo sie ein gesundes Mädchen zur Welt brachte. Unterwegs hatten die Wehen eingesetzt. So rührend die Geschichte auch ist, du solltest sie dir nicht zu eigen machen. Denn Amber hatte zwar die Erlaubnis ihres Arztes, doch ein

SASCHAS TIPP:
Laufe, solange du kannst. Eine starke Muskulatur hilft dir, das Gewicht des Babybauchs besser zu tragen. Wenn dir das Laufen in der zweiten Schwangerschaftshälfte aber zu beschwerlich wird, steige auf Alternativen um wie Schwimmen oder Walken, Yoga oder Gymnastik. Vermeide in jedem Fall Sportarten mit hohem Sturz-, Unfall- und Verletzungsrisiko.

Die körperliche Belastung während einer Schwangerschaft entspricht nach Ansicht von Experten einem täglichen 10-Kilometer-Lauf.

Restrisiko blieb auch in ihrem Fall. Folgende Regeln solltest du beachten:

- Die aktuellen Empfehlungen lauten: Wenn es von ärztlicher Seite keine Einwände gibt und kein individuelles Frühgeburtsrisiko besteht, sollten Schwangere täglich in Bewegung sein.
- Mindestens 30 Minuten am Tag an möglichst vielen Tagen in der Woche ein wenig anstrengen. Was als anstrengend empfunden wird, hängt dabei von der Konditionsbasis ab. Fitte Frauen werden höhere Intensitäten laufen können als untrainierte.
- Ziel sollte es nicht sein, die Leistung zu steigern oder einen Marathon anzustreben, sondern die Fitness zu erhalten.
- Wer vorher moderat gelaufen ist, kann sein Training in der Regel fortführen.
- Das Tempo ist ideal, wenn du dich dabei gut unterhalten kannst.
- Du kannst laufen, solange du Freude daran hast und der Bauch dich nicht behindert.
- Schwindelgefühl, Krämpfe, plötzliche Kopfschmerzen, spürbare Kontraktionen der Gebärmutter oder Blutungen sind Warnsignale. Brich sofort das Training ab und wende dich an deinen Arzt.
- Nach der Entbindung kannst du nicht dort in das Training einsteigen, wo du vor der Schwangerschaft aufgehört hast. Beginne mit Wochenbett-, später Rückbildungsgymnastik und gewöhne dich langsam an die neue Belastung.

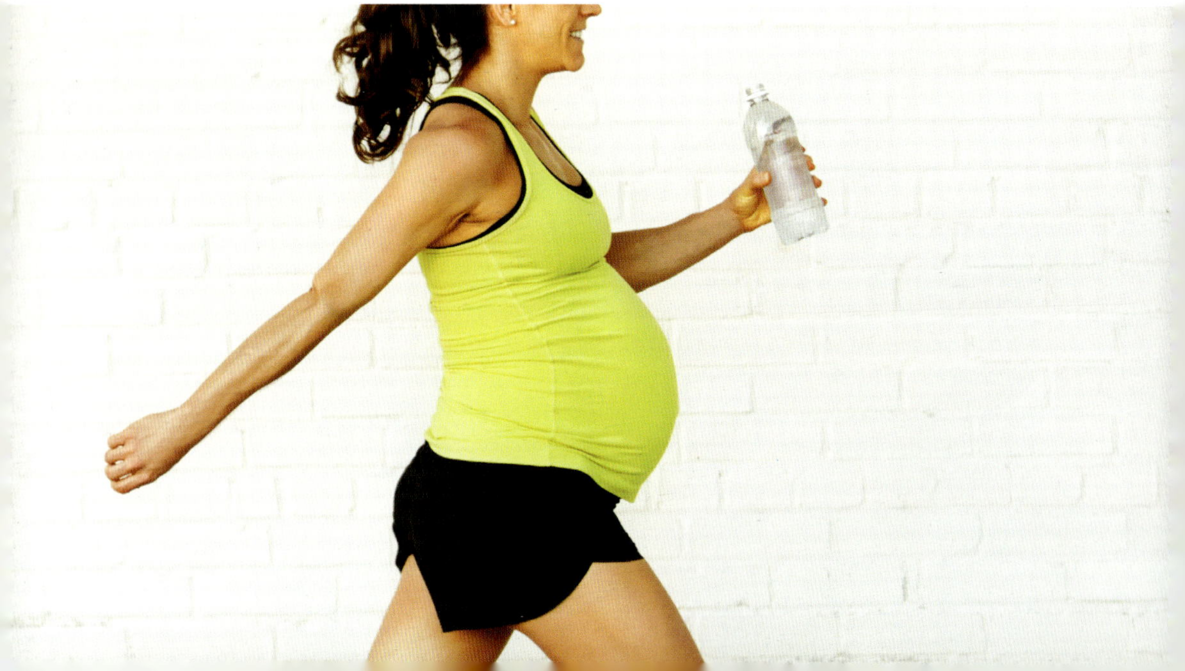

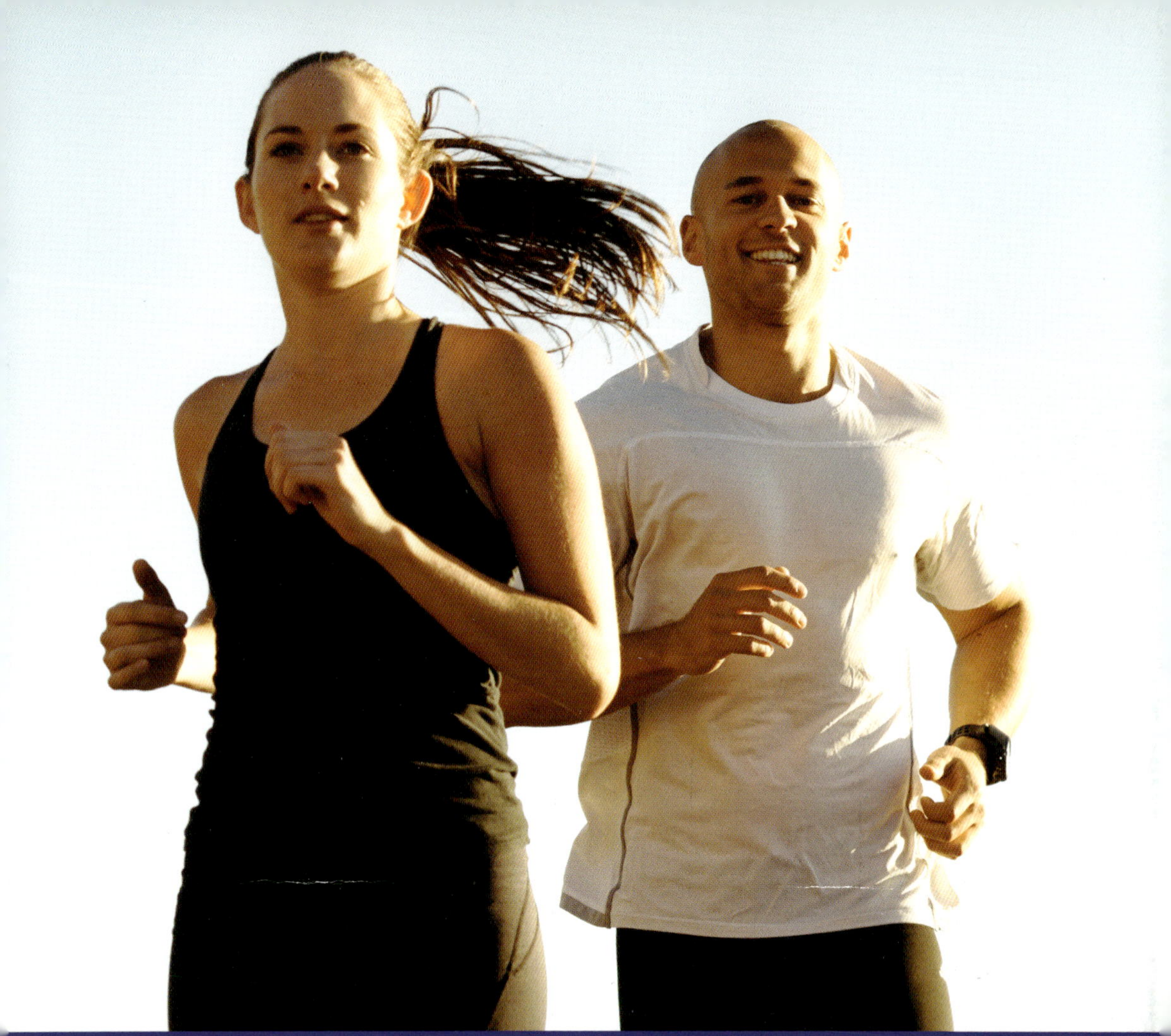

#7

STEIGERE DEINE LAUFLEISTUNG

»Wer aufhört, besser werden zu wollen, hört auf, gut zu sein.«
(Marie von Ebner-Eschenbach)

TRAININGSSCHULE – FORMEN UND METHODEN

Wer eine Weile gelaufen ist, die Anfänger-Trainingspläne hinter sich gelassen und eine gute Grundauslagenausdauer erlaufen hat, stößt unweigerlich auf die Frage, wie er nun sinnvoll weitermachen kann.

Einige Freizeitläufer sind ein Leben lang zufrieden mit ihrer wöchentlichen Runde im Park, die sie gesund und fit erhält. Andere Hobbysportler suchen neue Herausforderungen.

- Wie werde ich schneller?
- Wie entwickle ich mehr Ausdauer?
- Kann ich mir einen Halbmarathon oder Marathon zutrauen?

Die systematische Trainingsmethodik eröffnet zahlreiche Möglichkeiten, seine Leistung zu steigern. Sie bereitet darauf vor, längere Läufe zu absolvieren und bessere Zeiten zu erzielen. Am besten geht das mit einem individuellen Trainingsplan. Denn ein gutes Training besteht immer aus einem Mix verschiedener Formen. Sie dienen der Abwechslung für die Trainingstage innerhalb einer Woche, dem Ablauf eines Trainingsmonats und der Planung des Laufjahres sowie der maximalen Leistungssteigerung.
Grundsätzlich gilt: Wer lange Distanzen laufen möchte, muss die Strecke steigern, wer schnell werden will, das Tempo.
Bist du bislang überwiegend im Niedrigfrequenzbereich gelaufen, wird es dir anfangs womöglich nicht leichtfallen, die Geschwindigkeit zu erhöhen. Du hast das Gefühl, nicht schneller zu werden. Da heißt es, Geduld zu haben. Lege kontinuierlich Tempoeinheiten ein, dann wirst du bald in neue Bereiche vorstoßen. Baue sie zusammen mit anderen Methoden systematisch in dein Trainingsprogramm ein, dann hast du Erfolg.

SASCHAS TIPP:
Auch wenn du überwiegend auf dem Laufband trainierst, kannst du die Einheiten spannender gestalten. Um den fehlenden Luftwiderstand zu kompensieren, stelle einen Steigungswinkel von zwei Grad ein. Programmiere Intervalle oder verändere alle 10 Minuten das Tempo. Intensiviere das Training, indem du Steigungen einstellst. Aber egal, was du tust, lass dich im Fitnesscenter gut beraten.

9 GÄNGIGE METHODEN DES LAUF- BZW. AUSDAUERTRAININGS

1

Die Kontinuierliche – oder auch Dauermethode (aerob)

So funktioniert es:

Der Dauerlauf zählt zu den einfachsten und beliebtesten Formen des aeroben Ausdauertrainings. Hierbei wird bei gleich bleibender Herzfrequenz oder bei gleich bleibender Geschwindigkeit über einen vorgegebenen Zeitraum trainiert oder eine vorgegebene Streckenlänge absolviert. Die Intensitätsbelastung befindet sich ausschließlich im sogenannten aeroben Belastungsbereich (GA1 oder REG).

Das erreichst du damit:

Die aerobe Dauermethode ist ein Muss für alle, die sich entwickeln möchten. Hier entsteht die Basis aller Leistung!

2

Tempodauerlauf (aerob/anaerob–anaerob)

So funktioniert es:

Diese Methode unterscheidet sich vom normalen Dauerlauf im Wesentlichen in der Intensitätsstufe. Beim Tempodauerlauf bestimmt, wie der Name schon sagt, das höhere Tempo den Trainingsinhalt. Die Belastung ist hierbei gleichbleibend im anaeroben Intensitätsbereich (GA2).

Das erreichst du damit:

Wenn die Basis stimmt, kommt hiermit die Leistung! Läufer, die über mehrere Wochen kontinuierlich die Grundlagenausdauer trainiert haben, werden mit dem Tempodauerlauf schneller und erarbeiten die Basis für lange Strecken.

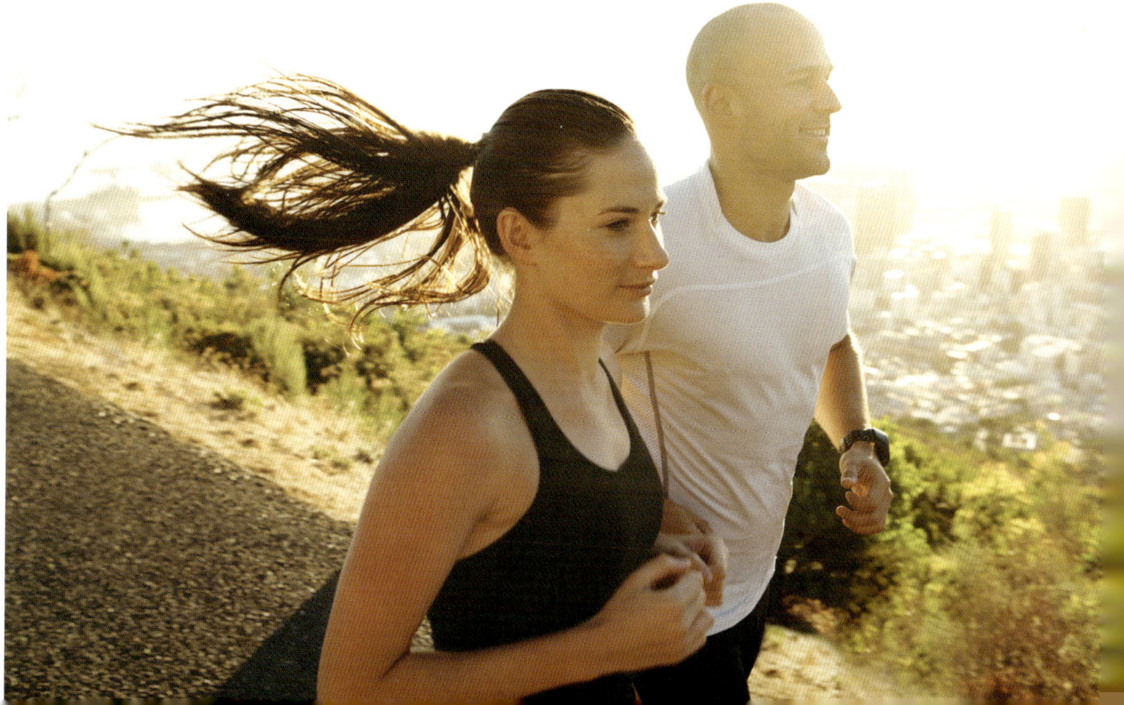

3

Wechselmethode (aerob/anaerob – anaerob)

So funktioniert es:

Bei dieser Art des Trainings wird über eine längere Strecke die Geschwindigkeit und Intensität planmäßig gewechselt. Die Belastungsintensität variiert zwischen regenerativ, aerob und anaerob in vorgegebenen Abschnitten.

Beispiel:

Im Wechsel: 10 Minuten laufen mit 60 Prozent der maximalen Herzfrequenz (HF_max), 5 Minuten mit 70 Prozent, 5 Minuten 85 Prozent, 10 Minuten mit 60 Prozent usw.

Das erreichst du damit:

Läufer bauen mit der Wechselmethode systematisch Härte und Schnelligkeit auf.

LÄUFERLEXIKON

MAXIMALE SAUERSTOFFAUFNAHME

Der wichtigste Indikator für die Ausdauer ist die maximale Sauerstoffaufnahme. Der VO2max-Wert gibt an, wie viele Milliliter Sauerstoff der Körper im Zustand der höchsten Belastung maximal pro Minute verwerten kann. Der Arzt kann sie während einer sogenannten Spiroergometrie messen. Sauerstoff ist der entscheidende Faktor bei der Energiebereitstellung. Je mehr Sauerstoff die Muskeln in gegebener Zeit aufnehmen können, desto höhere Leistungen werden sie erbringen. Das Ziel des Ausdauer-Lauf-Trainings besteht unter anderem darin, den VO2max-Wert zu erhöhen.

4

Fahrtspiel

Beim sogenannten Fahrtspiel werden zwei Varianten unterschieden, die schwedische und die polnische Methode.

Schwedisches Fartlek (aerob/anaerob – anaerob)

So funktioniert es:

Das Fahrtspieltraining zeichnet sich durch das Spiel mit dem Tempo und mit dem Gelände aus, dem sogenannten Spiel mit der Fahrt. Die jeweilige Belastungs- und Intervalldauer wird zufällig durch das Gelände vorgegeben oder kann auch nach Lust und Laune selbst während des Trainings variiert werden. Die Geschwindigkeitsgestaltung wird nicht geplant, sondern nach Gelände und Streckenabschnitten variiert. Die Belastung wechselt flexibel durch alle Trainingsbereiche zwischen regenerativ, aerob und anaerob.

Beispiel:

15 Minuten mit 75 Prozent der HF_max, 40 Meter Sprint, 5 Minuten mit 60 Prozent, 3 Minuten bergan mit 85 Prozent, 2 Minuten bergab 65 Prozent, 1,5 Minuten 90 Prozent usw. Abschließend ein Cool-down mit 60 Prozent (GA1).

Das erreichst du damit:

Das schwedische Fahrtspiel ist für all jene geeignet, die auch einmal keine Uhr zum Training mitnehmen wollen. Denn hier ist das Gefühl gefragt.

Polnisch (aerob/anaerob–anaerob)

So funktioniert es:

Bei der polnischen Variante des Fahrtspiels sind die Tempowechsel im Vorhinein genau geplant. Diese Trainingsform stellt schon eine Vorstufe des Intervalltrainings dar.

Beispiel:
2 Minuten mit 85 Prozent der HF_max – dann 4 Minuten 60 Prozent – 3 Minuten 85 Prozent – 6 Minuten 60 Prozent – 4 Minuten 85 Prozent – 8 Minuten 60 Prozent – 3 Minuten 85 Prozent – 6 Minuten 60 Prozent – 2 Minuten 85 Prozent.

5

Crescendo (aerob/anaerob–anaerob)

So funktioniert es:
Die Trainingsmethode des Laufpioniers Ernst van Aaken bietet eine sehr effektive Form des Intensitätstrainings. Auf einer festgelegten Runde mit bekannter Streckenlänge wird ohne Pause die Geschwindigkeit pro Runde erhöht. Eine Runde sollte 1500 bis 2500 Meter betragen.

Beispiel:
Insgesamt 4 Runden von je 2 Kilometern, ohne Pause.
1. Runde 70 Prozent der Hf_max
2. Runde 80 Prozent der Hf_max
3. Runde 85 bis 90 Prozent der Hf_max
4. Runde über 90 Prozent der Hf_max

Zuzüglich je eine Runde Warm-up und Cool-down.

Das erreichst du damit:
Das Crescendo (ital. „anwachsend“) bringt Abwechslung und Belastungshärte ins Training.

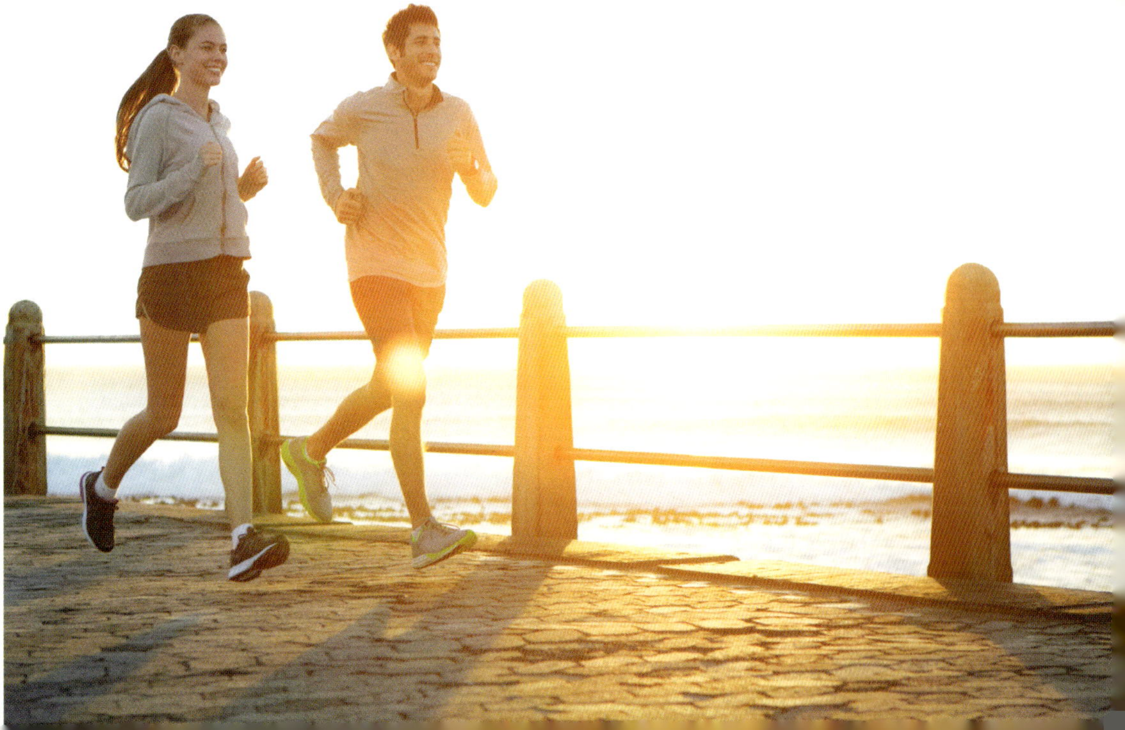

SASCHAS TIPP:
Nach intensivem Training können in den Muskeln lokale Entzündungen auftreten. Kaltes Wasser vermindert dieses Problem. Bespritze die Beine direkt nach dem Lauf 30 bis 40 Sekunden lang mit eiskaltem Wasser oder dusche sie ab. Diese Maßnahme á la Kneipp kann verhindern, dass Schmerzen und Muskelkater entstehen. Warmes Wasser hingegen fördert die Durchblutung und bewirkt, dass sich Muskeln und Sehnen bei chronischen Beschwerden entspannen.

6

Intervallmethode
So funktioniert es:
Das Intervalltraining ist eine Trainingsmethodik im Ausdauersport, die durch einen planmäßigen Wechsel zwischen Belastungs- und Entlastungsphasen, sogenannten Intervallen, in einer Trainingseinheit gekennzeichnet ist. Die Regenerationsphasen werden in sehr lockerer Belastungsintensität absolviert und sollen nicht zu einer vollständigen Erholung führen.

Intervalllängen:
1. Kurzzeitintervalle 15 Sekunden bis 2 Minuten
2. Mittelzeitintervalle 2 bis 8 Minuten
3. Langzeitintervalle 8 bis 15 Minuten

Dabei unterscheidet man zwischen intensiven und extensiven Intervallen.

Intensive Intervalle (anaerob-hoch anaerob)
So funktioniert es:
Die intensive Form des Intervalltrainings vermittelt dem Körper einen hochintensiven Trainingsreiz. Die Anzahl der Wiederholungen, die Länge der Intervalle und deren Intensität sind vor Trainingsbeginn genau fest gelegt. Die Belastungsdauer jedes Intervalls sollte minimal 15 Sekunden, maximal 15 Minuten betragen und das Intervall je nach Dauer mit einer Intensität von 80 bis 95 Prozent der maximalen Herzfrequenz durchgeführt werden.

Das erreichst du damit:
Das intensive Intervalltraining ist der absolute Fatburner – es verursacht einen enormen Nachbrenneffekt. Aber Vorsicht, bitte nicht öfter als einmal pro Woche trainieren.

Trainingsbeispiel:
10 bis 15 x 200 Meter mit 95 % der HF_max (GA2), regenerative Trabpause 200 Meter mit 60 % HF_max (REG)
oder
5 bis 8 x 400 Meter mit 85 % der HF_max (GA2), regenerative Trabpause 400 Meter mit 60 % der HF_max (REG)

Beachte dabei:
- Je kürzer du die Strecke wählst, desto höher die Intensität.
- Je geringer die Belastung, desto höher der Umfang.
- Je höher die Intensität (Distanz oder Wiederholungszahl), desto länger die Pause.

Extensive Intervalle (aerob/leicht anaerob)
So funktioniert es:
Diese Methode des Intervalltrainings wurde durch den tschechischen Langstreckenläufer und mehrfachen Olympiasieger Emil

Zatopek geprägt. Sie entwickelt die mittlere Belastungsbereitschaft des Körpers. Die Intensität liegt im Bereich der sogenannten anaeroben Schwelle. Die Intervalle sind wesentlich länger als die unter der intensiven Belastung und es gibt mehr Wiederholungen Die Belastungsdauer jedes Intervalls sollte hierbei zwischen 2 und 20 Minuten liegen, die Intensität je nach gewählter Intervalldauer zwischen 70 und 85 Prozent der maximalen Herzfrequenz.

Trainingsbeispiel:
6 x 1000 Meter mit 75 % der HF_max (GA1), regenerative Trabpause 500 Meter mit 60 % HF_max (REG)
oder
10 bis 20 x 400 Meter mit 80 % der HF_max (GA1), regenerative Trabpause 200 Meter mit 60 % HF_max (REG)

Das erreichst du damit:
Die Intervallmethode ist für diejenigen Läufer genau das Richtige, die lange Strecken schnell laufen können wollen.

7

Hügelläufe / Bergsprints (hoch anaerob)

So funktioniert es:
Die Bergsprints stellen eine Trainingsanforderung an die Muskulatur und das Kreislaufsystem dar. Es handelt sich hierbei um ein Intervalltraining mit hohem Kraftaufwand am Berg.

Trainingsbeispiel:
10 mal 200 Meter im submaximalen Sprint bergan

Das erreichst du damit:
Bergsprints bringen die richtige Power im hügeligen Gelände.

8

Steigerungsläufe (aerob – anaerob)

So funktioniert es:
Bei Steigerungslauf wird langsam, aber stetig die Geschwindigkeit von einem regenerativen Tempo zum Sprinttempo über eine Strecke von 80 bis 100 Metern entwickelt. Hierdurch behält der Körper, trotz des Ausdauertrainings, seine Belastungsflexibilität.

Das erreichst du damit:
Mit dieser Methode erreichst du mehr Körpergefühl im Training.

9

Wettkampfmethode (hoch anaerob)

So funktioniert es:
Der Wettkampf dient der Leistungskontrolle und Trainingsüberprüfung über eine festgelegte Streckenlänge. Die Belastung liegt hier bei 100 Prozent der Leistungsfähigkeit.

Vorsicht, wähle diese Methode maximal einmal in 4 bis 6 Wochen.

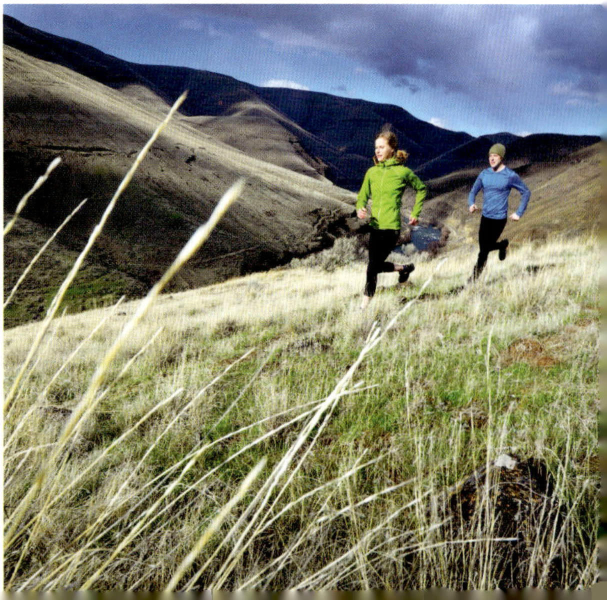

DIE ZEHN GRÖSSTEN MARATHONLÄUFE IN EUROPA

1 Marathon de Paris, Frankreich – 39 125*
2 Virgin London Marathon, Großbritannien – 35 026
3 Berlin Marathon, Deutschland – 29 021
4 Stockholm Marathon, Schweden – 16 067
5 Maratona di Roma, Italien – 14 875
6 Maratona de Barcelona, Spanien – 14 225
7 Marathon Hamburg, Deutschland – 12 851
8 Dublin Marathon, Irland – 12 224
9 Amsterdam Marathon, Niederlande – 12 212
10 Maraton Divina Pastora de Valencia, Spanien – 11 348

* Finisher (2014)

DIE FÜNF GRÖSSTEN 10-KILOMETER-RENNEN IN DEUTSCHLAND

1 Stadtlauf München – 6490 **
2 Asics Grand 10 Berlin – 5232
3 Citynacht Berlin – 4442
4 Berliner Frauenlauf – 4308
5 Alsterlauf Hamburg – 4197

** Finisher (2014)

Quelle: laufmarkt.de

Der schnellste Marathonläufer der Welt ist Dennis Kipruto Kimetto. Der Kenianer lief den Berlin Marathon 2014 in der offiziellen Weltrekordzeit von 2:02:57 Stunden. Der Marathon in Berlin gilt als sicheres Pflaster für Rekorde, findet er doch meist unter idealen Wetterbedingungen Ende September statt und hat ein flaches Streckenprofil. Bei den Frauen hält Paula Radcliffe den Weltrekord von 2:15:25 Stunden, gelaufen beim London Marathon 2003.

Erfolgs-
geschichte

»Es ist erst zu spät, wenn der Deckel zu ist. Vorher ist alles möglich.«

Christophe Sambalé, 46 Jahre

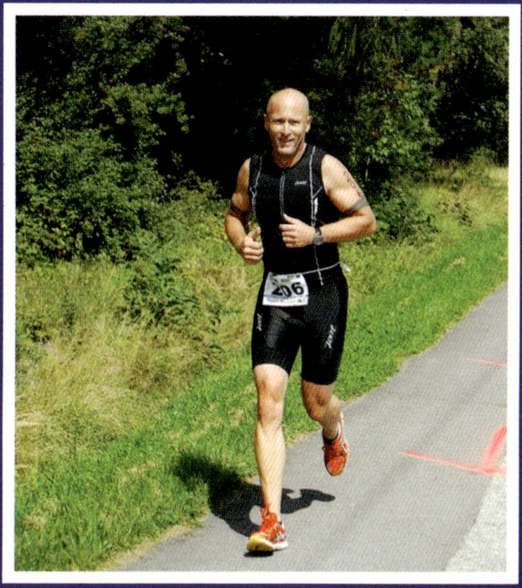

Vor zwei Jahren bin ich dreimal knapp am Herzinfarkt vorbeigeschrammt. Mein Arzt vermutete, dass ich zu viel Stress hätte, und riet mir, mein Leben total umzukrempeln, sinnvollere Dinge zu tun als TV zu schauen, Chips zu essen und Wein zu trinken. Und weniger zu arbeiten. Damals wog ich 97 Kilogramm bei 185 Zentimetern. Zu dieser Zeit machte ich absolut keinen Sport. Ich erinnerte mich an meine Jugend, in der ich aktiv Hockey gespielt habe, und dachte, damit könnte ich doch einfach wieder anfangen. Doch das war schwerer als gedacht. Nach nur 300 Metern Joggen war ich k.o. Heute, zwei Jahre später, trainiere ich vier- bis sechsmal in der Woche anderthalb bis zwei Stunden: In der warmen Jahreszeit Rennrad, Mountainbike und Laufen, im Winter gehe ich Skilanglaufen. Mein Leben hat sich total verändert. Von Beginn an habe ich mir Ziele gesetzt. Zum Beispiel war mein erstes Ziel mit 97 Kilogramm, am Engadiner Skimarathon (42 Kilometer) teilzunehmen – obwohl ich noch nie auf Langlaufskiern gestanden hatte. Außerdem wollte ich einen Halbmarathon laufen. Ich habe diese Ziele erreicht. Die 21 Kilometer bin ich in 2:08 Stunden gelaufen. Ich wiege mittlerweile 85 Kilo bei einem Körperfettanteil von 19,5 Prozent. Für mein Alter ist das anscheinend sehr gut. Seit 20 Jahren habe ich mich nicht mehr so gut gefühlt. Dieser Zustand ist keine Eintagsfliege, sondern eine Grundhaltung geworden. Nächste Ziele sind die Verbesserung der Engadiner-Zeit auf unter drei Stunden und das Absolvieren eines Marathons. Meine Freude ist ansteckend, ich habe Kollegen mitgezogen und kann das nur jedem empfehlen. Es ist erst zu spät, wenn der Deckel zu ist. Aber vorher ist alles möglich!

- Gewichtsverlust: 12 Kilogramm
- Erfolg: Halbmarathon in 2:08 Stunden absolviert

Brauchst du ein bisschen Druck, um das Ganze durchzuziehen? Dann hol dir Motivation durch deine Freunde oder eine Community.

DER TRAUM VOM MARATHON

Die 42,195 Kilometer sind die Königsdisziplin des Laufens. Viele Läufer träumen davon, einmal diese Distanz zu bewältigen. Doch Marathon heißt nicht, einfach nur vier mal zehn Kilometer zu laufen. Die Belastung potenziert sich und stellt den Körper vor eine außergewöhnliche Herausforderung.

Um das Ziel gesund zu erreichen, musst du dich gründlich vorbereiten. Du solltest mindestens über anderthalb bis zwei Jahre lang regelmäßig trainiert haben und über eine gut ausgebildete Grundlagenausdauer verfügen. Dein Trainingsumfang wird sich wöchentlich von etwa 30 bis 40 auf 50 bis 80 Kilometer erhöhen. Und auch wenn du all diese Voraussetzungen erfüllst, bedenke: Nicht jeder Sportler ist in der Lage, diese Leistungsbereiche zu erreichen. Im Jahr 2012 kamen nach Angaben des Deutschen Leichtathletik-Verbandes etwa 110 000 deutsche Läufer bei einem Marathon ins Ziel. Etwa 2,8 Prozent von ihnen erreichten das Ziel in weniger als drei Stunden, 44 Prozent in weniger als vier Stunden.

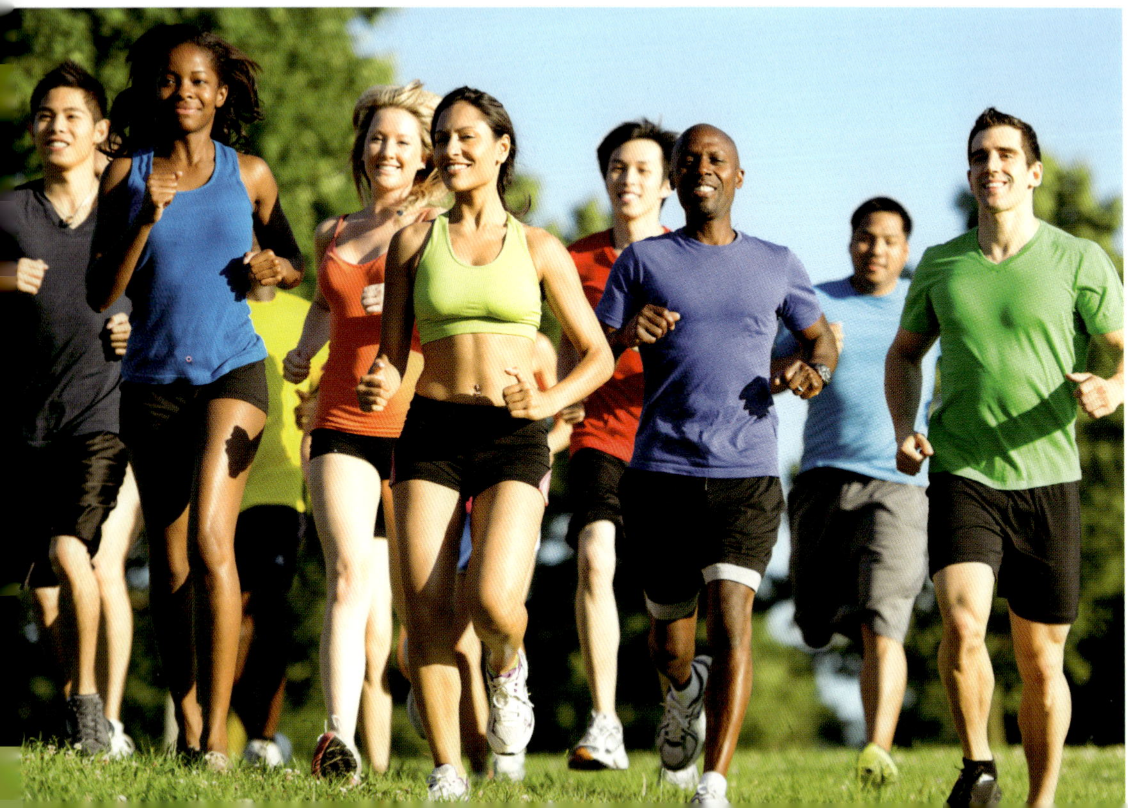

Besonders nach harten Einheiten denke daran: Sport ist keine Bestrafung. Dies alles machst du freiwillig, weil es dir Energie bringt und guttut.

Marathon ist Spitzensport. Lote deine Leistungsgrenzen aus, aber lasse dich nicht frustrieren, wenn du 42 Kilometer nicht schaffst. Es gibt auch weniger hohe Ziele, etwa 10 Kilometer oder Halbmarathon, die es lohnen, sie anzustreben.

Zu den wichtigsten Voraussetzungen zählt, dass du dich vom Arzt untersuchen lässt. Er kann mittels Belastungs-EKG feststellen, ob dein Herz bereit ist für die Anstrengung. Du kannst nur Marathon laufen, wenn du wirklich gesund bist.

Laufe nicht einfach drauflos. Ein Marathontraining muss gut und professionell geplant werden. Viele Sportler unterschätzen, wie aufwendig es tatsächlich ist. Es lässt sich in der Regel nicht mal eben nebenbei absolvieren. Mache dir bewusst, dass du mindestens viermal pro Woche Zeit für den Sport in deinen Alltag einbauen musst. Dazu kommen erhöhte Anforderungen an die Ernährung, Dehnung und Kräftigung sowie ausreichend Zeit zum Regenieren. Wenn du es wirklich ernst meinst, wird das Konsequenzen für deinen Alltag haben, du wirst weniger Zeit für Familie und andere Aktivitäten haben. Schätze deine zeitlichen Möglichkei-

LÄUFERLEXIKON

LEISTUNGSDIAGNOSTIK

Manchmal ist eine Leistungsdiagnostik sinnvoll. Sie gibt dir Aufschluss darüber, wie hoch dein optimales Renntempo ist und welche Endzeit du erreichen kannst. Die Leistungsdiagnostik erfolgt in der Regel in Form eines Laktattests. Der Sportarzt misst die Laktatkonzentration anhand eines Bluttests bei steigender Geschwindigkeit auf einem Fahrradergometer und ermittelt so die aktuelle Leistungsfähigkeit.

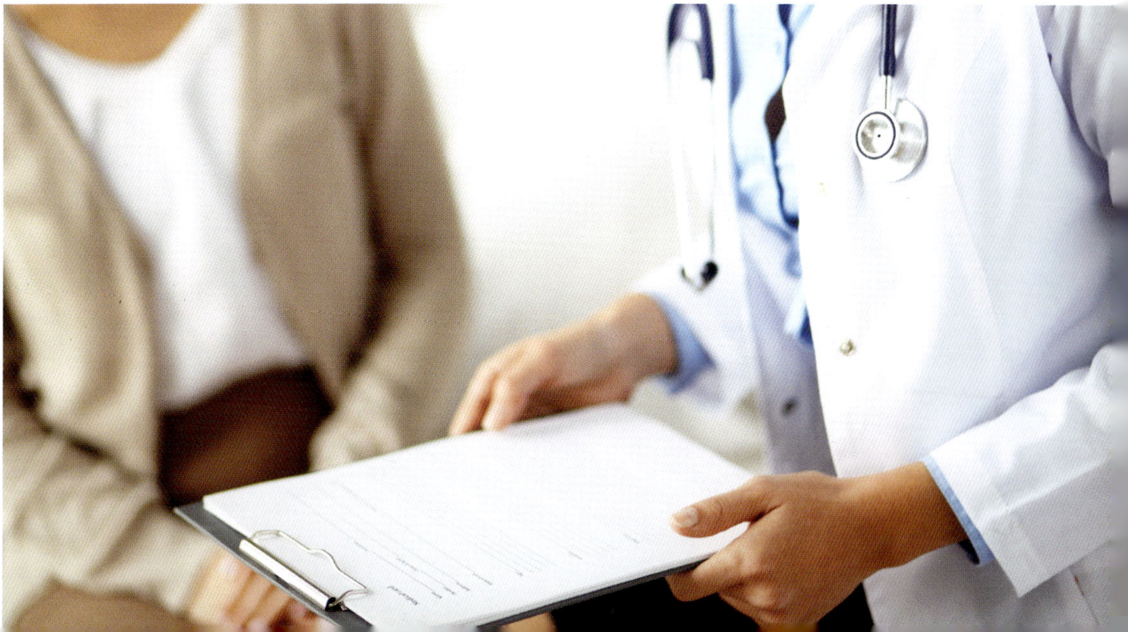

Die Sportverbände haben 18 Jahre als Mindestalter für die Teilnahme an einem Marathon festgelegt. Das ist sinnvoll, weil die Vorbereitung sehr fordernd ist, sich der Halteapparat bei jungen Menschen noch nicht vollständig entwickelt hat und Verletzungen und Verschleißerscheinungen gravierendere Folgen haben können als im höheren Alter.

ten deshalb im Vorfeld realistisch ein. Nichts ist schädlicher, als unter Druck zu laufen. Stehen gerade andere Themen im Mittelpunkt, Nachwuchs oder ein neuer Job etwa, dann verschiebe dein Vorhaben besser ins kommende Jahr.

DIE VORBEREITUNG

Der Marathon ist ein langer Dauerlauf in gemäßigtem, gleichförmigem Tempo, in der Regel auf Asphalt. Das ist grundsätzlich das, was du auch im Training üben musst. Im Marathontraining schaffst du über einen langen intensiven Trainingszeitraum die Voraussetzungen in der Ausdauer und passt deinen Körper an die außergewöhnliche Belastung an. Dabei ist der Trainingsmix entscheidend. Folge dabei einem Plan und hole dir Familie, Freunde und womöglich den Arbeitge-

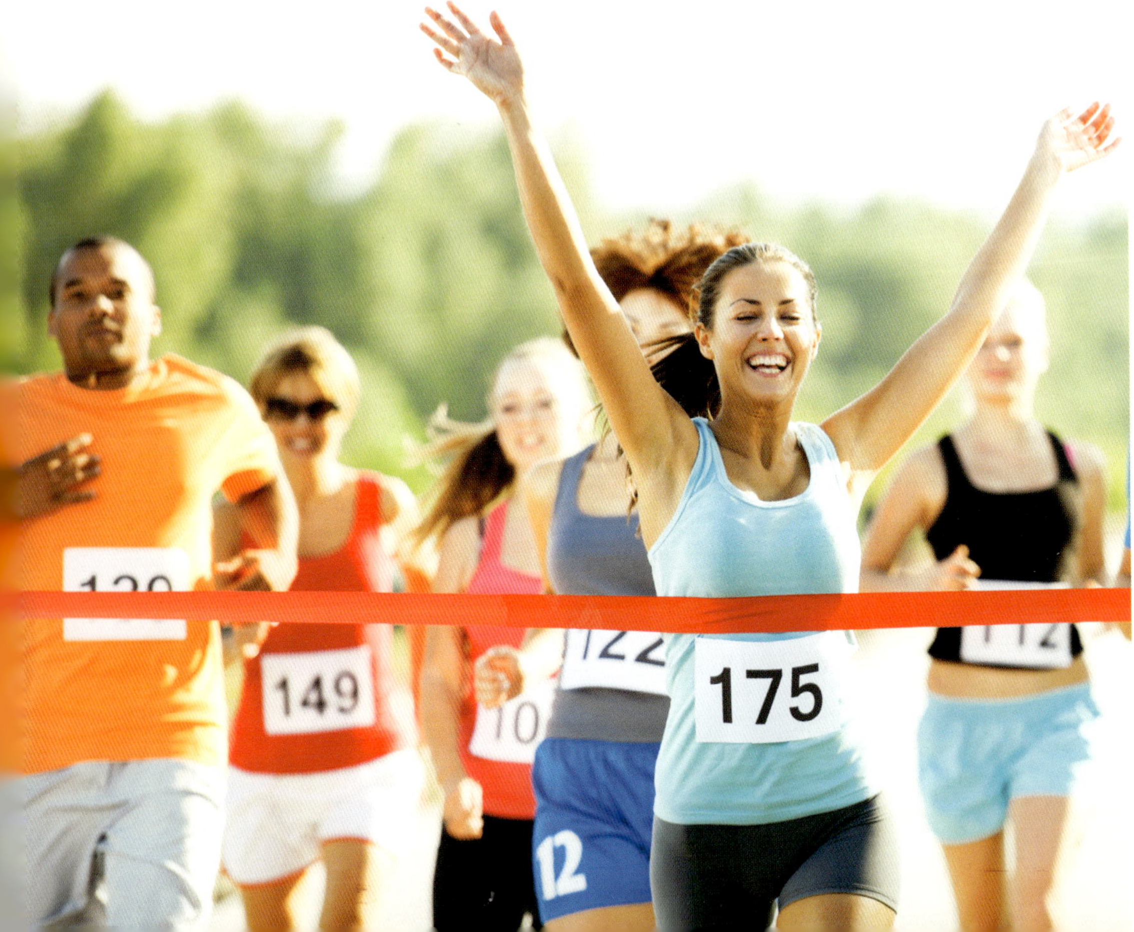

Untersuchungen haben gezeigt, dass Sieger im Wettkampf positive, optimistische, zuversichtliche, gewinnorientierte Gedanken haben, während Verlierer bereits das eigene Versagen durchspielen.

ber mit ins Boot und lasse sie an deinem Vorhaben teilhaben. Du wirst die Rückendeckung und Unterstützung brauchen können.
In der Vorbereitung ist nicht nur die Belastung entscheidend, sondern auch die Regeneration. Gehe rechtzeitig vor dem Rennen vom Gas, um deinem Körper die Möglichkeit zu geben, sich zu erholen. Reduziere das Training in den Tagen vor dem Lauf auf 50 bis 75 Prozent.
Am Tag zuvor solltest du nicht mehr als einen lockeren Lauf von 20 bis 30 Minuten bestreiten, um die Muskeln auf das Kommende vorzubereiten.
Am Morgen des Rennens bist du vermutlich nervös. Lege dir deshalb am besten im Vorfeld eine Marschroute fest, an die du dich akribisch halten wirst. Mache nichts, was du nicht auch im Training ausprobiert hast. Je besser du dich vorbereitet hast, umso ruhiger wirst du schlafen können. Das macht sich im Rennen bezahlt.

DER LAUF

Iss vor dem Lauf nur das, was du schon getestet und für gut befunden hast. Nimm nicht plötzlich neue Schuhe, sondern laufe in den alten bewährten Tretern.
Nur in ausgiebig eingelaufenen Schuhen wirst du den Marathon erfolgreich bestreiten können. Du kannst sie danach immer noch aussortieren. Gehe die ersten Kilometer nicht zu schnell an. Lass dich nicht von der Unruhe am Start anstecken, zumindest nicht im negativen Sinn, denn ein bisschen Adrenalin gehört sicher dazu. Lass die anderen Teilnehmer ruhig an dir vorbeiziehen, womöglich wirst du sie im letzten Drittel wieder einholen, weil du dir die Kraft besser eingeteilt hast. Eine gute Renntaktik ist, die ersten 20 Kilometer langsamer anzugehen als die zweiten. Orientiere dich am besten an den offiziellen Kilometer-Hinweisschildern und den hier ermittelten Zwischenzeiten.

SASCHAS TIPP:
Die Ernährung rund um den Marathon ist besonders wichtig, weil sie dir die nötige Power gibt. Am Tag vor dem Rennen ist Carboloading angesagt, am besten mit Pasta satt. Morgens vor dem Lauf iss etwas Leichtes: Toastbroat mit Marmelade oder Haferbrei mit Beeren z. B., und stecke dir Bananen für unterwegs ein. Trinke regelmäßig, aber in Maßen. Als Richtschnur gilt: etwa alle fünf Kilometer einen Becher Wasser. Nimm dir nur Energieriegel mit, wenn du sie zuvor ausprobiert hast. Das kann sonst böse Folgen haben, denn auch Magen und Darm müssen sich an die außergewöhnliche Belastung eines Marathons anpassen.

DER MANN MIT DEM HAMMER

Bei Kilometer 30 bis 35 kommt immer der Mann mit dem Hammer – so lautet eine weitverbreitete Läuferweisheit. Es stimmt, nach etwa der Hälfte der Distanz beginnt oft das Leiden. Besonders wer anfangs zu schnell gestartet ist, wird nun büßen. Nach rund 30 Kilometern sind dann die gespeicherten Kohlenhydrate aufgebraucht. Der Körper holt sich die Energie nur noch aus der Fettverbrennung, was anstrengend ist und viel Sauerstoff verbraucht. Die Beine werden plötzlich müde, der Atem flacher, jeder Schritt wird zur Qual. Der sogenannte Mann mit dem Hammer, Synonym für einen plötzlichen Leistungseinbruch infolge Kohlenhydratmangels, ist legendär, aber er kommt nicht zwangsläufig. Wer gut vorbereitet ist und ausreichend lange, gemäßigte Einheiten trainiert hat, wird den Übergang womöglich gar nicht bemerken oder kann ihn auf diese Weise nach hinten verschieben. Auch eine kohlenhydratreiche Verpflegung wie z. B. Bananen, Powergels oder Energieriegel unterwegs kann die Wirkung des Hammerschlags abmildern.

NACH DEM LAUF

Du wirst wahrscheinlich erschöpft und überglücklich zugleich sein, lachen und weinen wollen. Alles tut weh, aber die Glückshormone sprudeln nur so. Du kannst einige Tage lang kaum Treppen steigen, schmiedest aber schon Pläne und meldest dich in der Euphorie des Finishers gleich für den nächsten Marathon an. Das ist nachvollziehbar, aber du wirst es bereuen. Der Marathon ist so kräftezehrend, dass du dich nun erst einmal einige Wochen lang ausruhen solltest. Das heißt nicht, dass das Laufen komplett eingestellt werden muss, aber gehe es ruhiger an. Ohne Frage, der Marathon ist ein großer Einschnitt im Läuferleben, nach dem es gilt, sich neue Ziele zu stecken. Dennoch solltest du in den ersten Wochen danach zunächst einmal alles daransetzen, deine Energie wieder aufzuladen. Lass dir nach dem Wettkampf die Beine

SASCHAS TIPP:
Manche Läufer träumen davon, irgendwann in ihrer Karriere einmal einen Ironman-Triathlon zu absolvieren. Ein Ironman besteht aus drei Langstreckendisziplinen, die hintereinander zu absolvieren sind:

- 3,6 Kilometer Schwimmen
- 180 Radkilometer
- Marathon laufen

Ein Ironman ist eine besondere Herausforderung. Abhängig von den individuellen Voraussetzungen bereitest du dich mindestens drei Jahre lang auf ihn vor. Täglich anderthalb bis fünf Stunden Trainingszeit müssen eingeplant werden, um wirklich ins Ziel zu kommen. Im Rennen selbst bist du realistischerweise bis zu 16 Stunden unterwegs: 90 Minuten im Wasser, 8,5 Stunden auf dem Rad und 6 Stunden zu Fuß.

massieren, mache Fußbäder, iss gut und ausgewogen und bewege dich moderat. Die Empfehlung der Fachleute lautet: Volksläufer sollten nicht mehr als drei Marathons im Jahr absolvieren. Selbst Profis schaffen nicht mehr als zwei bis drei jährlich, denn die Vorbereitung ist zeitaufwendig, ebenso die Regeneration.

ULTRALÄUFE

Ein Ultralauf ist ein Lauf, der länger als die Marathondistanz ist. Er kann 50, 100 oder mehr Kilometer umfassen oder sich über 24, 48 oder 72 Stunden erstrecken. Berühmte Ultras sind der GutsMuths-Rennsteiglauf von Eisenach nach Schmiedefeld über 72,7 Kilometer, der Swiss Alpine Marathon über 78,5 Kilometer und 2320 Höhenmeter, der Badwater Ultramarathon vom Death Valley zum Mount Whitney in 60 Stunden (217 Kilometer) und das Sahara Race, das in sechs Tagesetappen über 250 Kilometer führt. Ultraläufer gelten in der Szene als Exoten. Nur erfahrene Marathonis sollten sich an Ultras wagen. Die Vorbereitung ähnelt der auf einen Marathon, wobei die Umfänge der langen moderaten Läufe gesteigert sind.

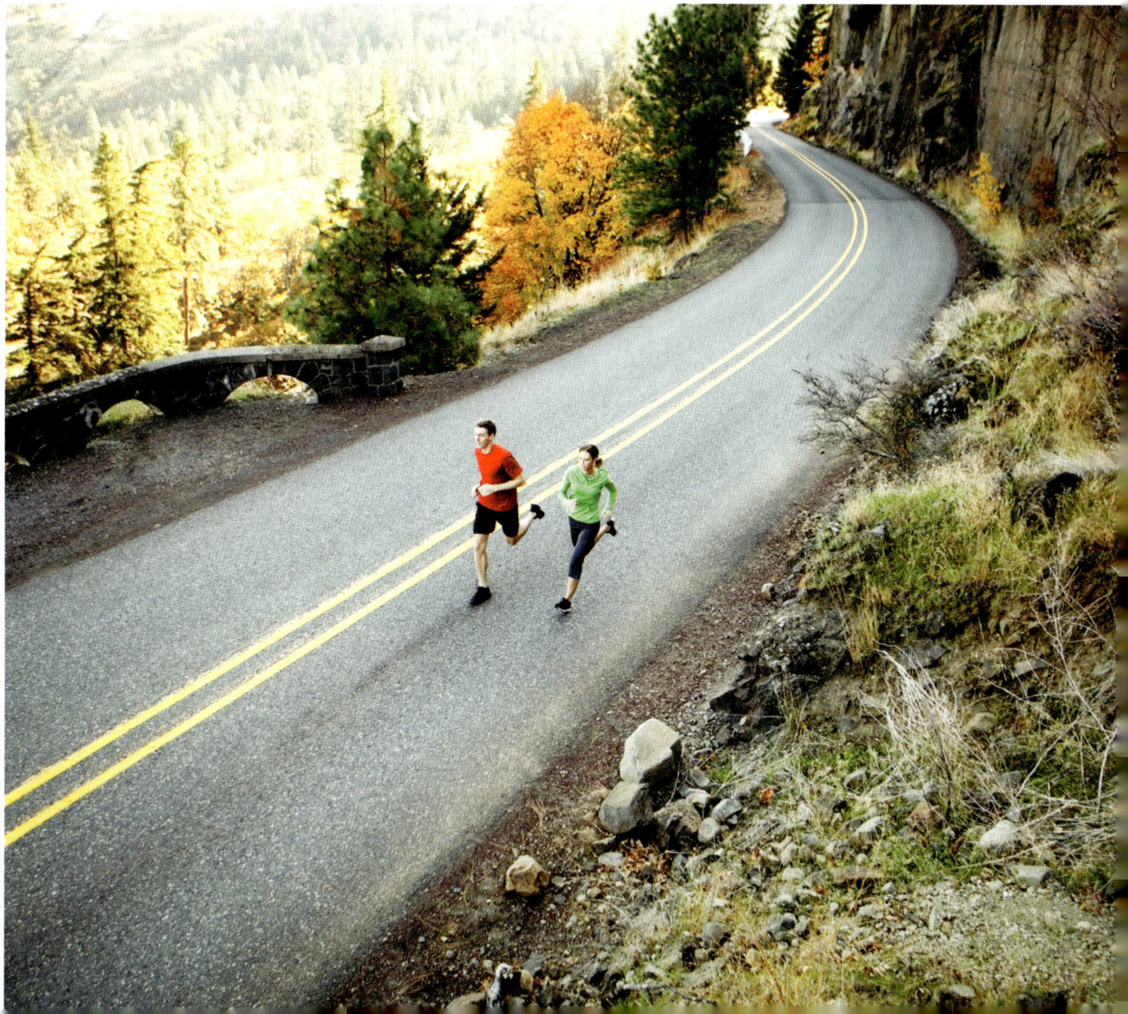

Kaum zu glauben: Der Anthropologe Peter McAllister hat ermittelt, dass die Ureinwohner Australiens auf der Jagd bis zu 37 Stundenkilometer liefen. Zum Vergleich: Der aktuelle Weltrekordler über die 100 Meter Sprint Usain Bolt erreicht ein Tempo von 42 Stundenkilometern. Unter modernen Bedingungen würde der Aborigine locker 45 Stundenkilometer erzielen.

4 HÄUFIGE FRAGEN ÜBER LANGE LÄUFE

1

Wie viele lange Läufe darf ich pro Woche absolvieren?
Lange Läufe von mehr als 10 bis 15 Kilometern sind dann sinnvoll, wenn du dich auf einen Halbmarathon oder Marathon vorbereitest. Ein bis zwei genügen pro Woche, denn das Training sollte immer aus einem Mix verschiedener Formen und Methoden bestehen: einer Tempo- und Intervalleinheit, kürzeren und dabei schnelleren Läufen sowie längeren moderaten Dauerläufen, dazu Stabilisierungs-, Kräftigungs- und Technikübungen.

2

Woran merke ich, ob meine Kondition für einen Halbmarathon reicht?
10- bis 15-Kilometer-Läufe in gutem Tempo fallen dir nicht schwer. Du trainierst bereits seit mindestens ein bis zwei Jahren regelmäßig zwei bis vier Mal pro Woche. Du schaffst 1,5-Stunden-Läufe, ohne danach zusammenzubrechen. Dann ist womöglich der richtige Zeitpunkt gekommen, um in ein systematisches Halbmarathon-Training einzusteigen.

3

Wie schaffe ich es, einmal 10 Kilometer am Stück zu laufen?
Mache dir einen Trainingsplan, dem du Schritt für Schritt folgst. Baue zunächst die Grundlagenausdauer aus und kräftige die Muskulatur. Steigere die Laufgeschwindigkeit, sodass du dich auf deinen Strecken immer sicherer fühlst.

4

Laufe ich in Vorbereitung auf einen Marathon bereits einmal die volle Distanz?
In der Vorbereitung legst du noch keine 42,195 Kilometer zurück. Denn dann wärst du im Wettkampf völlig ausgepowert. Die Distanz läufst du erstmals im Marathon selbst. Der längste Lauf, mit dem du dich vorbereitest, beträgt 32 Kilometer. Lange Läufe über mehr als 20 oder gar 30 Kilometer werden wohldosiert eingesetzt und stehen am Ende der Vorbereitungsphase. Die letzten zehn Kilometer sparst du auf. Wenn du deinem Trainingsplan gefolgt bist und konsequent trainiert hast, wirst du auch den letzten Streckenteil durchhalten, notfalls in reduziertem Tempo.

Nimm dich und deine Bedürfnisse ernst. Ein gesunder Egoismus unterstützt deine Pläne.

LAUFKOORDINATION UND MOTORIK

Eine Vielzahl von Fehl- und Zwangshaltungen in unserem Alltag beeinflusst unsere Bewegungsmuster, unser Gangbild und somit unseren Laufstil. Ein gezieltes Laufkoordinationstraining hilft uns dabei, die richtige und effektive Laufmotorik immer wieder einzustudieren und zu festigen.

Es geht in erster Line darum, fehlerhaft abgespeicherte Bewegungsabläufe zu unterbrechen und neue, effektivere zu erarbeiten. Kraft- und Dehnungsübungen bilden beim Optimieren des Laufstils die Basis; das Motoriktraining ordnet später das Zusammenspiel der einzelnen Muskelgruppen in der Bewegung neu.
Um den Laufstil zu verbessern, wird dieser im Motoriktraining in vielerlei einzelne Sequenzen unterteilt. Jeder Bewegungsteil wird separat im Ablauf neu erarbeitet, verbessert und durch Wiederholung gefestigt. Hierdurch lernt dein Körper, die neue Bewegung später komplett abzurufen.
Eine Koordinationseinheit ist die beste Ergänzung zum monotonen und ausdauertrainingsgeprägten Laufalltag. Der Körper erhält völlig neue und intensive Trainingsreize, die ihn fordern, die Lauftechnik zu verbessern und die Laufleistung nachweislich zu steigern. Du erreichst also mit weniger gelaufenen Kilometern eine bessere Laufperformance in Technik, Kraft und Geschwindigkeit.

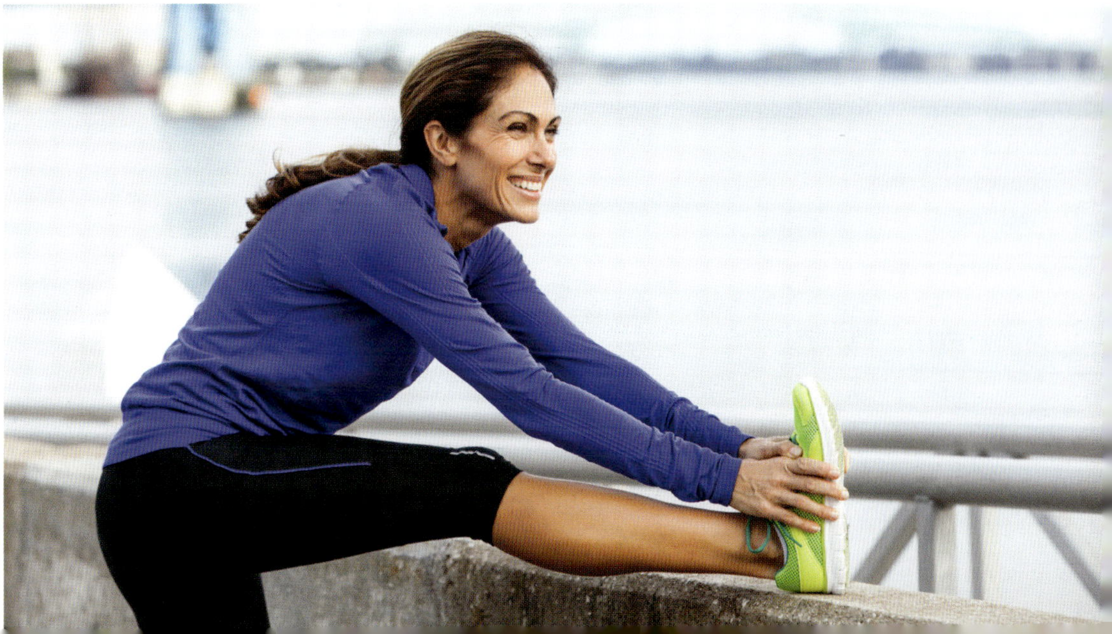

SASCHAS TIPP:

Denke daran, für alle Trainingseinheiten im Bereich der Motorik und Laufkoordination gilt:

- Dein Körper benötigt hierfür immer absolute Konzentration und Lockerheit.
- Alle Motorikübungen werden auf dem Vorfuß durchgeführt.
- Konzentriere dich auf maximale Körperspannung und halte deine Schultern und Arme unverkrampft und locker.
- Halte deinen Körper gerade, die Hüfte gestreckt sowie fixiert und richte deinen Blick nach vorn.
- Das Motoriktraining wird meist in kleinen Serien absolviert.
- Beginne jedes Motoriktraining mit ca. 10 bis 15 Minuten aerobem Warm-up.
- Beende jedes Programm mit ca. 5 bis 10 Minuten regenerativem Cool-down und Dehnung.
- Das Wichtigste aber: Womöglich sind die Übungen anfangs ungewohnt, du kommst dir tollpatschig vor. Lass dich nicht frustrieren. Nach einigen Malen werden sie dir immer besser gelingen, und du wirst beim Laufen sehr bald davon profitieren.

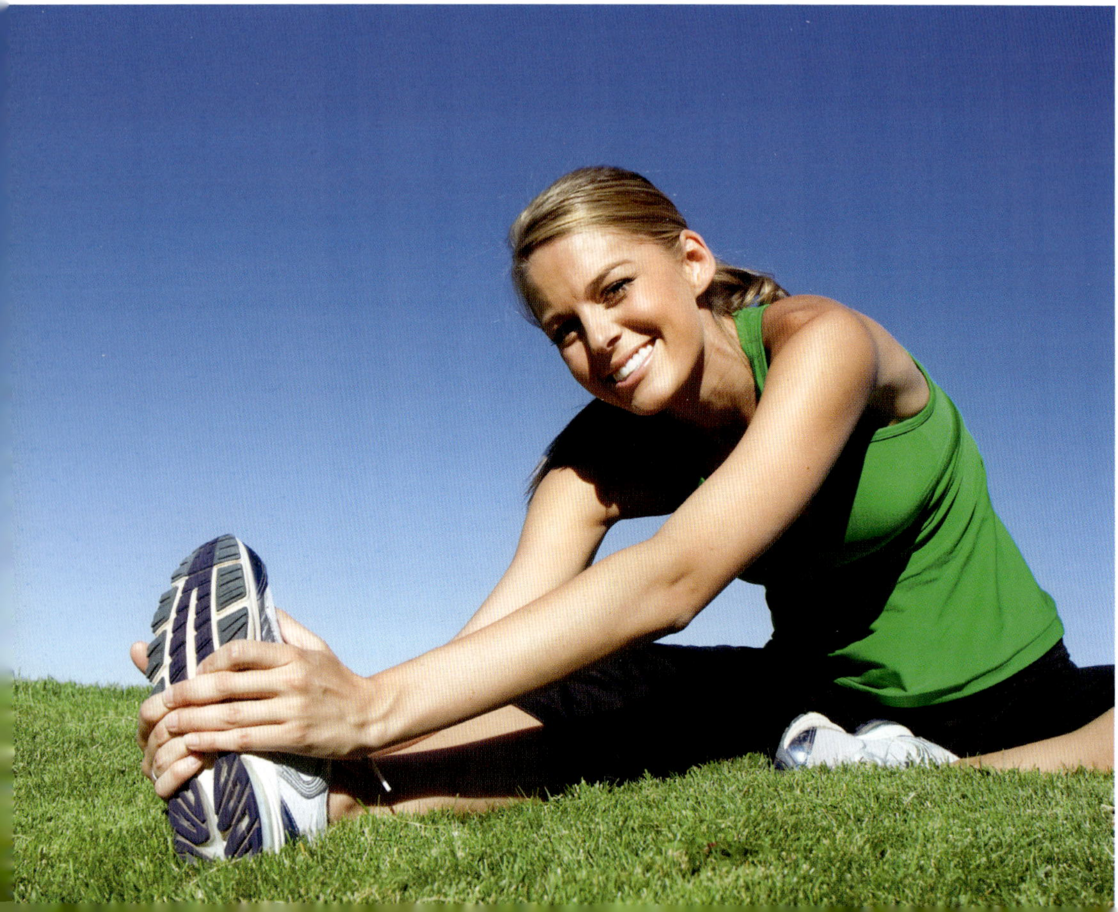

MÖGLICHE TRAININGSSERIEN ZUR VERBESSERUNG DER LAUFKOORDINATION:

Streckenlänge: 20 bis 30 Meter
Trainingsserie: 2 bis 4 Wiederholungen pro Übung und 1 bis 3 Serien
Pause: 20 bis 30 Meter Gehpause oder Trabpause zurück zum Ausgangspunkt
Serienpause: 2 Minuten, inklusive leichter Dehnung und Stretching

ÜBUNGSZYKLUS

Motorikblock I:
Programm für hohe Schrittfrequenzen
1. Fußgelenksläufe (Dribblings) ❶
2. Kniehebeläufe (Skippings) ❸
3. Anfersen ❹
4. 3 x Steigerungsläufe ❽
5. 3 x Minderungsläufe ❾

Motorikblock II:
Programm für mehr Kraft im Laufstil
1. Prellhopser ❻
2. Anfersen-Skipping (alle vier Schritte wechseln) ❸ und ❹
3. Sprungläufe ❺
4. Fußabdrucksläufe ❷
5. 3 x Steigerungsläufe ❽
6. 3 x Minderungsläufe ❾

Motorikblock III:
Programm für mehr allgemeine Koordination
1. Kniehebelauf – Anfersen (linkes Knie/rechtes Knie/linke Hacke/rechte Hacke) ❸ und ❹
2. Überkreuzlauf ❼
3. Dribbling-Skipping-Kombination ❶ und ❸
4. Prellhopser ❻
5. 3 bis 5 x Steigerungsläufe ❽

Die japanischen Tendai-Mönche sind überzeugt: Laufen führt zur Erleuchtung. Seit mehr als 2000 Jahren zelebriert der Orden die Laufaskese (Gyogia). Jede Nacht absolviert der sogenannte Marathonasket auf dem immer gleichen Weg 30 Kilometer in exakt 5:50 Stunden; mit den Jahren steigert sich die Strecke auf zuletzt 84 Kilometer Stücklänge – insgesamt 1000-mal. Seit 1885 haben sich 46 Mönche dieser außergewöhnlichen Herausforderung gestellt.

KOORDINATIONS- UND MOTORIKÜBUNGEN

1

Fußgelenksläufe / Dribblings

So geht's:

Bei dieser Koordinationsübung erfolgt der Abdruck gezielt aus den Zehen und dem Fußgelenk. Die Vorwärtsbewegung wird durch die Unterschenkelmuskulatur eingeleitet. Drücke dich hierbei jeweils kraftvoll mit deinen Zehen vom Boden ab und setze den Fuß beim nächsten Schritt wieder mit den Zehen zuerst auf. Rolle danach mit dem Vorfuß beginnend auf die Ferse ab und beginne von vorn. Achte darauf, deinen Fuß im Fußgelenk dabei maximal zu strecken und die Kontaktzeit am Boden so kurz wie möglich zu halten. Wichtig ist eine hohe Schrittfrequenz, wie weit du kommst ist zweitrangig. Halte deinen Oberkörper und vor allem die Hüfte während der gesamten Übung gestreckt. Konzentriere dich auf eine saubere Ausführung des Armschwungs!

Der Nutzen für deinen Laufstil:

Diese Übung schult deinen Körper im richtigen Abdruckverhalten des Fußes und des Fußgelenks und entwickelt somit die Basis für einen federnden und dynamischen Laufstil.

2

Fußabdruckläufe

So geht's:

Halte deinen Körperschwerpunkt leicht in Rücklage und deine Beine gestreckt. Die Bewegungsdynamik geht aus einem starken Einkrallen und Abdrücken der Füße und Zehen vom Boden hervor. Drücke dich so dynamisch aus dem Fußgelenk beginnend vom Boden ab, dass dein gestrecktes Bein nach oben schnellt, und lande danach wieder auf dem Vorfuß. Versuche, den Schwung bei der Landung abzufedern, beuge dein Fußgelenk und beginne von vorn. Achte hierbei wieder auf sehr kurze Kontaktzeiten am Boden

Der Nutzen für deinen Laufstil:

Ein schneller und guter Laufstil beginnt mit einem guten Abdruck des Fußes vom Boden. Du solltest den Schwung und die Energie aus dem vorangegangenen Laufschritt komplett in den nächsten Schritt mit übernehmen. Versuche hierbei im Fluss der Bewegung zu bleiben. Hierzu sollte sich dein Fuß in greifender Funktion vom Boden abdrücken. Die Kraft entwickelt sich hierbei aus dem Zusammenspiel von Gesäß- und hüftstreckender Muskulatur.

3

Kniehebeläufe / Skippings

So geht's:

Drücke dich kräftig über deinen Vorfuß ab und lasse deine Knie hierdurch etwas nach oben schnellen. Versuche, deine Knie etwa auf Hüfthöhe zu bringen, ohne dass dein Oberkörper in Rücklage fällt. Halte deinen Körperschwerpunkt stets leicht nach vorn orientiert. Achte auf eine hohe Schrittfrequenz, die über die Arme gesteuert wird. Je nach Höhe des Knies kannst du die Intensität dieser Übung selbst gestalten.

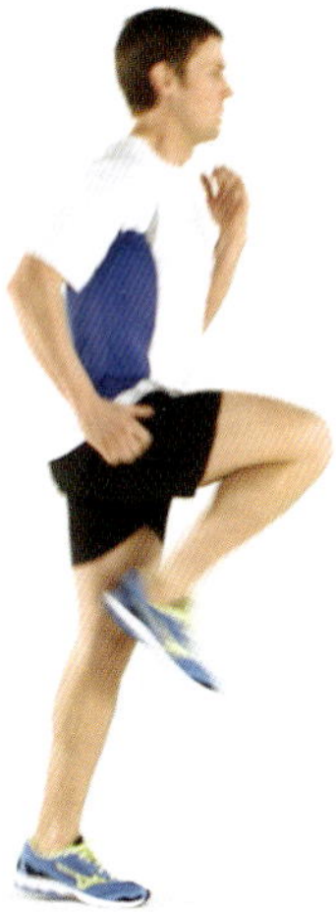

Der Nutzen für deinen Laufstil:

Hierbei trainiert der Körper die aktive Hüftbeugung und automatisiert die richtige Knieposition, die für einen aktiven Fußaufsatz enorm wichtig ist. Zusätzlich unterstützt diese Übung die Entwicklung von Körperspannung und guter Armarbeit.

Variation:

Dribbling-Skipping-Kombination

Steigere die Dynamik und die Kraft deines Abdrucks. Entwickle in dieser Technikaufgabe aus den niedrig gehaltenen Dribblings (siehe S. 176) Schritt für Schritt dynamischere Skippings (siehe links). Deine Knie schnellen durch den zunehmend kraftvolleren Fußabdruck mehr und mehr nach oben. Versuche hierbei, harmonische Übergänge zu schaffen!

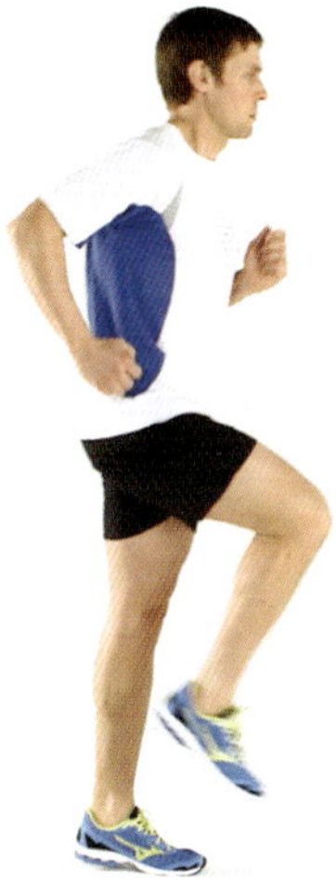

Der Nutzen für deinen Laufstil:

Dein Körper soll die einzelnen Sequenzen eines Techniktrainings auch im Ganzen in deinem Laufstil etablieren. Über das Steigern der Abdruckdynamik fällt es dir leichter, das Erlernte im Laufen umzusetzen. Zusätzlich lernt dein Körper, in Schrittfrequenz und Laufdynamik variabel zu bleiben.

4

Anfersen

So geht's:
Bei dieser Übung lässt du nach einem kraftvollen Abdruck deine Fersen abwechselnd zum Gesäß schnellen. Achte auf eine gute Ganzkörperspannung, halte deinen Körper aufrecht und versuche, die Oberschenkel nicht nach vorne zu schieben. Die Arme unbedingt mit einsetzen!

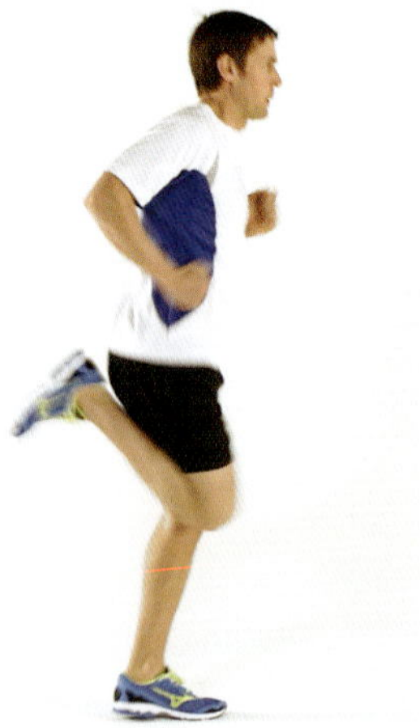

Variation I
Zwischenschritt
Du kannst diese Übung auch mit Zwischenschritt durchführen. Z.B. rechts anfersen, Zwischenschritt, links anfersen, Zwischenschritt usw.

Variation II
Anfersen-Skipping-Kombination
Zweimal rechts anfersen, zweimal links anfersen, zweimal rechts Kniehebelauf, zweimal links Kniehebelauf usw.

Der Nutzen für deinen Laufstil:
Nur eine stabile Hüftposition kann die Anforderungen des Laufens gut und gesund ausgleichen und in Geschwindigkeit übertragen. Der Körper lernt hierbei, die Oberschenkelmuskulatur während der Laufbewegung zu lösen, um mehr Höhe für die Ferse zu gewinnen. Denn: Je höher die Ferse, desto schneller kannst du laufen.

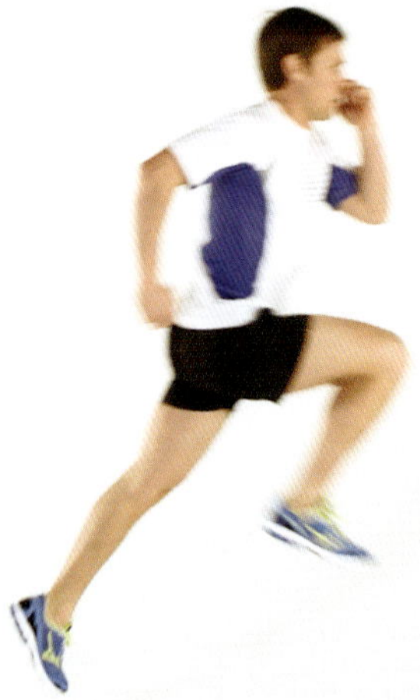

5

Sprungläufe

So geht's:
Stoße dich mit maximaler Kraft vom Boden ab, ziehe dein Knie in Richtung Brust. Versuche, so weit wie möglich zu fliegen. Die Technik ähnelt der Anlauftechnik eines Dreisprungs. Konzentriere dich auf einen extrem kurzen, starken Bodenkontakt.

Der Nutzen für deinen Laufstil:
Die perfekte Übung für mehr Gesamtpower beim Abdruck. Hiermit entwickelst du die Kraft, um einen perfekten Laufstil auch länger umsetzen zu können. Nur für Läufer ohne Knieprobleme geeignet.

6

Hopserläufe mit beidfüßiger Landephase Prellhopser/Sprungskipping

So geht's:

Stoße dich über deinen großen Zeh so kräftig wie möglich ab und ziehe mit deinem Kniehub den gesamten Körper in die Luft. Bleibe in der Flugphase so locker wie möglich. Beachte, dass dein dynamischer Armschwung für die Höhe des Sprungs enorm wichtig ist. Versuche, mit beiden Füßen zeitgleich und nebeneinander zu landen, um dann schlagartig die Seite zu wechseln. Arme und Beine gegengleich: Rechtes Knie schwingt nach oben und linker Arm zieht nach oben.

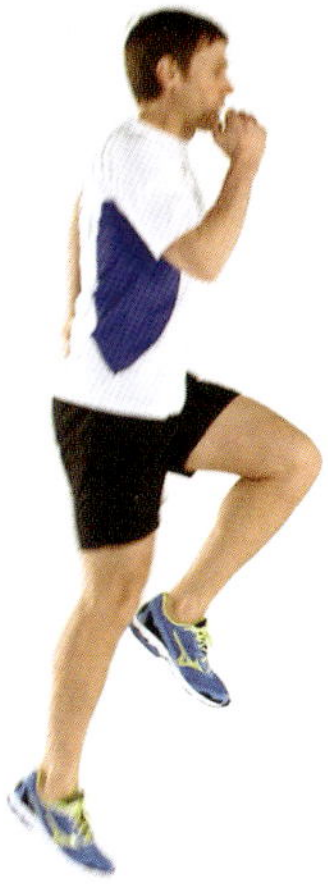

Variation I

Der Hopserlauf kann auf zwei verschiedene Arten durchgeführt werden: in die Weite oder in die Höhe. Dabei wird das Schwungbein entweder weit nach vorne oder weit nach oben geführt.

Variation II

Du kannst die Hopser flach mit hoher Frequenz sowie hoch und kraftvoll mit langer Flugphase durchführen.

Der Nutzen für deinen Laufstil:

Der Hopserlauf ist die effektivste Methode, kurze, schnelle Bodenkontakte zu üben. Zusätzlich trainierst du ein weiteres Mal die Bewegungskombination aus Hüftstreckung und Kniehub.

Gib deinem Körper, was er braucht. Somatische Intelligenz nennen Experten die Fähigkeit unseres Körpers, durch Lust, Abneigung und Bekömmlichkeit zu zeigen, was er braucht und was nicht. Ihre Empfehlung lautet deshalb: Die optimale Kost ist die, auf die ein Mensch Lust hat, die ihm schmeckt und die er verträgt.

7

Seitlichliche Überkreuzläufe

So geht's:

Strecke die Arme auf Schulterhöhe zur Seite aus und versuche, eine gute Grundspannung zwischen den Schulterblättern zu halten. Deine Handflächen zeigen hierbei nach vorne. Laufe danach seitwärts in der Überkreuztechnik nach rechts, ähnlich dem sogenannten Kosakentanz. Drehe dich hierbei mit deiner Hüfte nach rechts, schwinge dein linkes Bein vor dein rechtes Bein und stelle dies nun seitlich versetzt neben das rechte Bein. Ziehe anschließend dein rechtes Bein nach, sodass du wieder hüftbreit landest. Bitte Seitenwechsel nicht vergessen

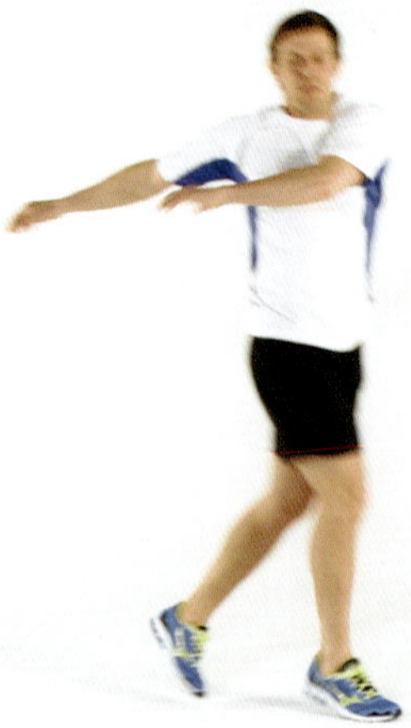

Der Nutzen für deinen Laufstil:

Hiermit schulst du deine allgemeinen koordinativen Fähigkeiten und trainierst zusätzlich den idealen Punkt des Abdrucks über das Gelenk des Großzehs.

8

Steigerungsläufe

So geht's:

Steigere dein Tempo über ca. 80 bis 100 Meter. Versuche hierbei, mit 100-prozentig korrekter Technik zu laufen und deine Geschwindigkeit mit jedem gelaufenen Schritt bis auf ca. 85 Prozent des maximalen Tempos zu steigern.

9

Minderungsläufe

So geht's:

Beginne mit einem 90- bis 95-prozentigen Sprint und reduziere mit jedem Schritt deine Geschwindigkeit über ca. 90 bis 100 Meter. Achte auf fließende Übergänge und auf eine korrekte Technikausführung in allen Geschwindigkeiten.

Der Nutzen für deinen Laufstil:

Mit dieser Übung erlernt der Körper, deinen idealen Laufstil in allen Geschwindigkeitsstufen umzusetzen. Du entwickelst ein Gespür für dein Tempo und erhältst die nötige Grundschnelligkeit trotz lockerer Ausdauerläufe.

SASCHAS TIPP:

Eine Verbesserung der Lauf- bzw. Sprungbewegungen hat auch den Vorteil, dass kräftigere Muskeln und Gelenke vor Verletzungen und Schädigungen schützen.

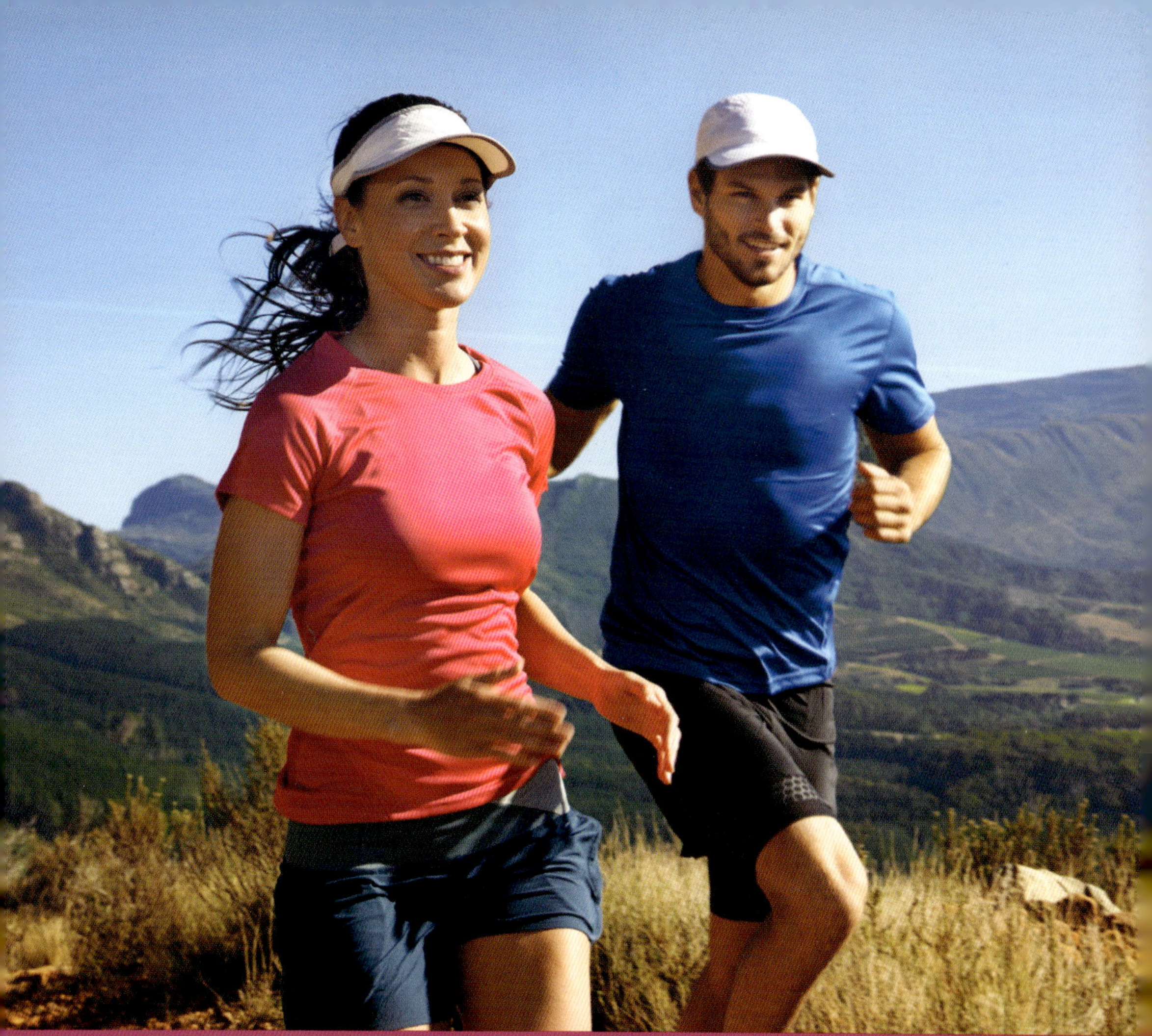

#8

BLEIBE DRAN UND MOTIVIERT

»Fange nie an aufzuhören, höre nie auf anzufangen.«
(Marcus Tullius Cicero)

Wer Sport treibt, fühlt sich jünger – und wer sich jünger fühlt, lebt länger. Das ist nicht nur ein Spruch, wie Forscher vom University College London nun wissenschaftlich nachgewiesen haben. Das gefühlte Alter, das man sich selbst zuschreibt, beeinflusst die tatsächlichen Alterungsvorgänge offenbar tatsächlich positiv.

GUTE UND SCHLECHTE TAGE

Laufen ist Ausdauersport, d.h. der Kern dieses Sports ist seine Dauer. Wer den Einstieg geschafft hat, bei wem die Hochgefühle der ersten Zeit abgeklungen sind, für den besteht die Herausforderung darin, nun am Ball zu bleiben, durchzuhalten und den Sport zur Routine und Alltagsbeschäftigung im positiven Sinne werden zu lassen. Laufen ist daher neben den sportlichen Aspekten zu 50 Prozent eine Sache der Motivation.

Kein Training, kein Lauf und kein Blick auf die Waage fühlen sich gleich an. An manchen Tagen wird es dir besser gehen als an anderen. Manchmal kannst du dich schnell motivieren, manchmal fällt es schwer. Das ist ganz normal, denn du bist kein Roboter, der ein einmal implantiertes Programm immer wieder abspulen kann. Das Wichtigste ist, das Training abwechslungsreich zu gestalten, das Laufprogramm zu variieren, durch Motorik- und Kräftigungsübungen aufzulockern und sich Gedanken über Ernährung und einen gesunden Lebensstil zu machen. Aber

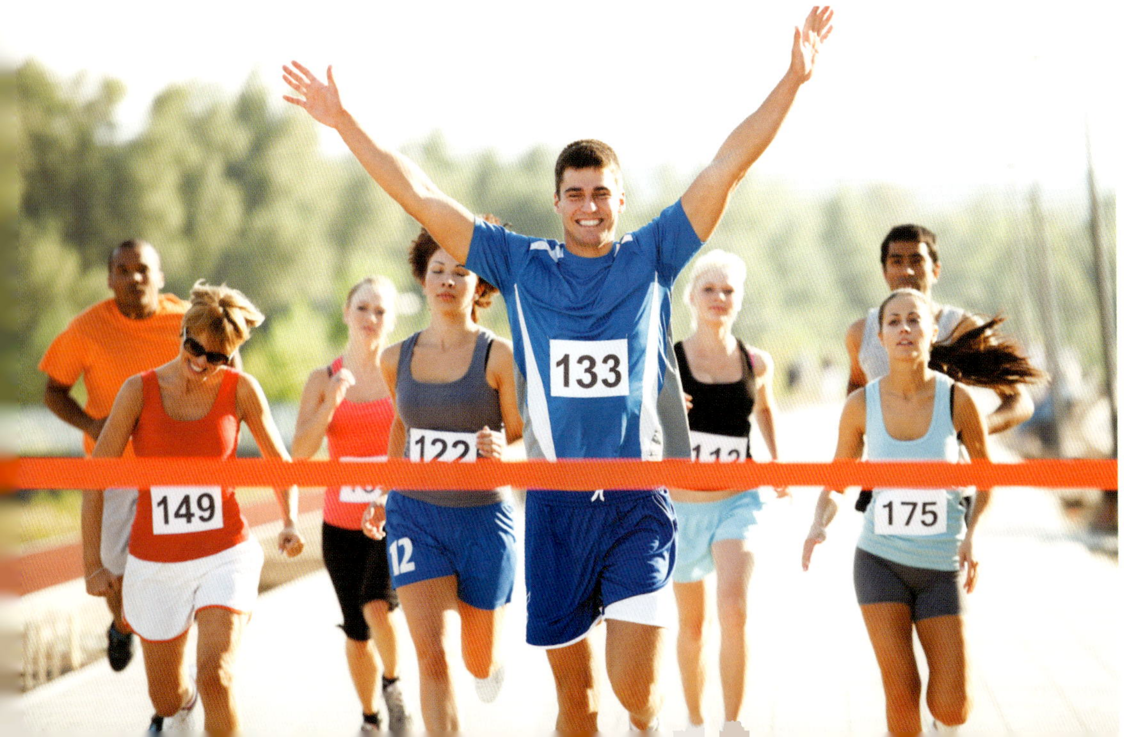

Chi Running heißt ein neuer Trend in der Laufszene. Er verbindet die Prinzipien des Tai Chi mit dem Laufen. Schnelligkeit resultiert dabei aus der Fähigkeit, sich zu konzentrieren und gleichzeitig zu entspannen. Den Unterschied macht der Laufstil: Leichtes Anheben der Füße ersetzt das kraftraubende Abdrücken.

auch sogenannte weiche Faktoren sind wichtige Mittel, damit die Langeweile keine Chance hat. Finde heraus, was dir hilft, damit der Spaß beim Laufen bleibt.

Erfolge kann nur erleben, wer auch weiß, was Misserfolge bedeuten – das ist eine Binsenweisheit, trifft aber für das Lauftraining umso mehr zu. Entwickle deine Taktik, mit Rückschlägen umzugehen und aus Niederlagen das Beste rauszuholen.

Sportmediziner der Deutschen Sporthochschule Köln haben nachgewiesen, dass das Gehirn ein leistungsbegrenzender Faktor bei Ausdauerleistungen ist. Es ermüdet schneller als die lokale Muskulatur und kann die Muskelkontraktionen infolgedessen nicht wie gewünscht aufrechterhalten. Das heißt: Neben der körperlichen Fitness ist die mentale Stärke wichtig. Erst gibt der Kopf auf und dann der Körper.

Motivationstiefs kennt jeder Läufer. Sie sind mal mehr, mal weniger stark ausgeprägt und landläufig als „innerer Schweinehund" bekannt. Häufig treten Ereignisse ein, die die Routine stören, und es gelingt nicht, den Anschluss zu finden, etwa den Wiedereinstieg nach einem Urlaub. Oft ist aber auch eine verletzungsbedingte Pause schuld, die den Elan der ersten Wochen gedämpft hat. Oder einfach Stress, das schöne oder wahlweise schlechte Wetter, die falschen Schuhe, der volle oder wahlweise leere Magen und so weiter und so fort.

Die Reihe der Argumente, warum es gerade jetzt nicht passt zu laufen, ist endlos lang. Die Kunst besteht darin, den lästigen kleinen Begleiter namens innerer Schweinehund so weit einzudämmen, dass er nicht die Herrschaft übernimmt.

LÄUFERLEXIKON

RUNNER'S HIGH

Als Runner's High wird ein beim Langstreckenlauf erlebbares Stimmungshoch bezeichnet. Es tritt ein, wenn genügend Endorphine ausgeschüttet werden. Endorphine sind von Nervenzellen gebildete Eiweiße. Der Sportler erlebt ein schmerzfreies und euphorisches Gefühl, bei dem er die körperliche Anstrengung vergisst. Man ist im Flow, fühlt sich leicht und geht völlig im Laufen auf. Im Flow liegt nach Meinung von Wissenschaftlern eine Art rauschähnlicher Zustand vor, bei dem ein Teil des Großhirns ausgeschaltet ist und kognitive Vorgänge ausgeblendet werden. Aufmerksamkeit, Motivation und Umgebung bilden eine harmonische Einheit. Dieses Gefühl stellt sich nur zeitweilig und meist zufällig ein. Es tritt am ehesten in jenen Momenten auf, wenn Fähigkeiten und Erwartungen im Einklang stehen. Der neuronale Botenstoff Dopamin sorgt dafür, dass du diese Gefühle wiederholen willst.

12 STRATEGIEN GEGEN DEN INNEREN SCHWEINEHUND

1

Packe deine Sporttasche bereits am Vorabend. Stelle sie gleich neben die Tür. So gibt's keine Ausreden mehr.

2

Sport am Morgen vertreibt Kummer und Sorgen. Legst du gleich in der Frühe los, hast du die gute Tat schon vollbracht und kannst sie nicht mehr aufschieben.

3

Geh von der Arbeit nicht direkt auf die Couch. Sitzt man dort erst mal, kommt man oft nicht so schnell wieder hoch. Verabrede dich zum After-Work-Schwimmen oder -Tanzen und nimm die Sachen gleich morgens mit.

4

Lege dir fixe Sporttermine fest. Schreibe diese in deinen Kalender, so kommst du nicht in Versuchung, sie absichtlich zu vergessen.

5

Überliste dich: Für jede Stunde Training, egal ob Kraft oder Ausdauer, landet 1 Euro im Sparschwein.

6

Probiere einfach mal eine neue Strecke aus, biege links statt rechts ab und verlasse die ausgelaufenen Pfade. Lass dich treiben, ohne auf die Zeit oder die Distanz zu achten. Das kann zwischendurch mal ganz erholsam sein.

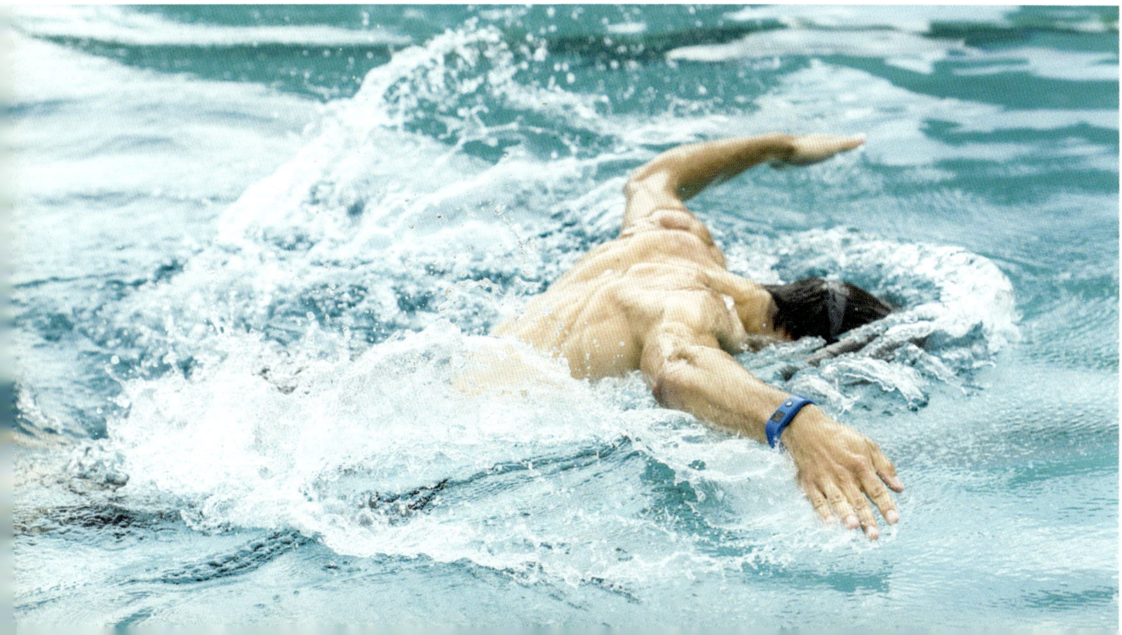

7

Stelle dir alle positiven Effekte und ein schönes Erlebnis nach dem Sport vor, etwa das gute Gefühl, etwas getan zu haben, die warme Dusche oder ein leckeres Abendessen.

8

Wenn die Zeit mal wirklich zu knapp ist, der letzte Termin länger gedauert hat als geplant: Mache lieber ein kleines Übungsprogramm als gar keines. Dein schlechtes Gewissen ist beruhigt, und beim nächsten Mal kannst du wieder voll durchstarten.

9

Verabrede dich mit anderen – so kannst du das Training nicht einfach ausfallen lassen.

10

Wenn an einem Tag mal nichts geht, ersetze das geplante Konditionstraining durch einen flotten Spaziergang oder eine lockere Laufrunde. Halte nicht auf Biegen und Brechen an deinen Vorhaben fest. Wenn du merkst, dass die Form nicht stimmt, kann das eher kontraproduktiv sein.

11

Hast du ein Ziel erreicht, belohne dich mit einem Kinobesuch, gehe in die Sauna oder kaufe dir ein neues Kleidungsstück.

12

Schließe einen Vertrag mit dir: Wenn du nach 10 Minuten unterwegs immer noch schlecht gelaunt bist und keine Lust hast zu laufen, darfst du ohne Selbstvorwürfe umkehren.

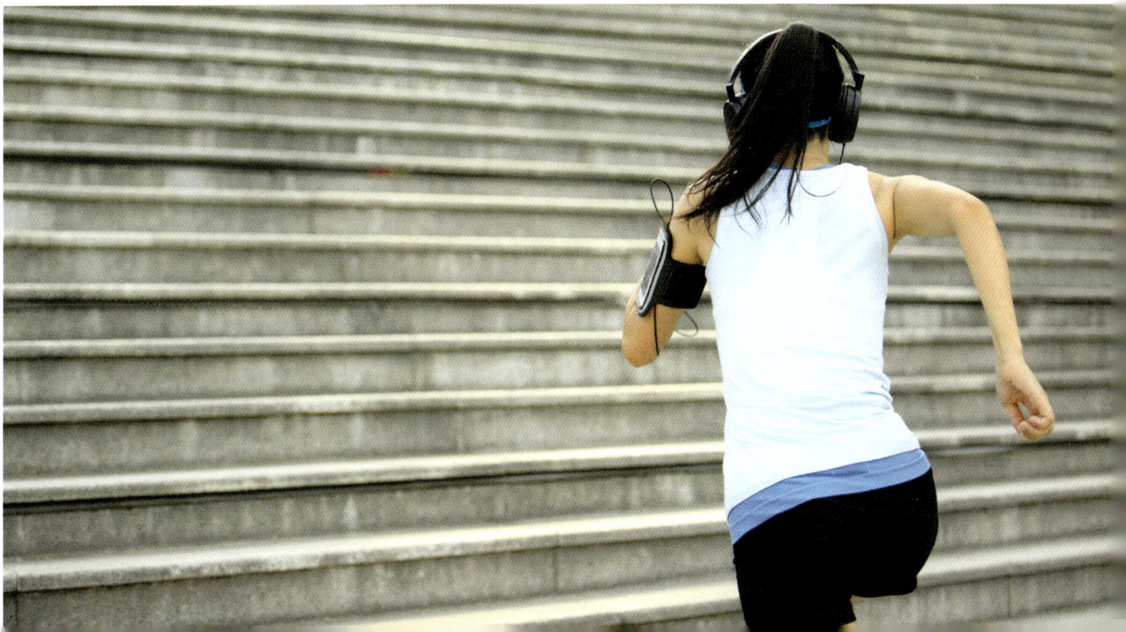

Die weltweit schnellsten Topathleten aus Kenia, Äthiopien und Marokko absolvieren die harten Trainingseinheiten in der Gruppe. Wenn sie so schnell sind, dass niemand mit ihnen mithalten kann, suchen sie sich Partner für einen Teil der Strecke.

LAUFPARTNER, LAUFGRUPPEN

Die Einsamkeit des Langstreckenläufers ist legendär. Klar, Alleinsein hat Vorteile, endlich einmal musst du nicht kommunizieren, kannst dich ganz auf dich, deinen Atem, deine Schritte oder die Natur konzentrieren. Aber lange Läufe können auch schnell eintönig werden, wenn du sie immer allein absolvierst. Aus trainingsmethodischer Sicht spricht vieles dafür, sich Laufpartner zu suchen.

Laufen ist zwar kein Mannschaftssport, doch nicht jeder Läufer möchte immerzu als Einzelkämpfer unterwegs sein. Sport gemeinsam mit anderen kann unheimlich motivieren, Spaß und neuen Schwung bringen. Deutschlandweit gibt es laut DLV fast 4000 Lauftreffs. Zählt man die privaten Laufgruppen hinzu, wird man zwischen Flensburg und Suhl sicher einige Zehntausend finden. Das gemeinsame Laufen hat den Vorteil, dass man sich gegenseitig ergänzen, korrigieren und anspornen kann. Du erhältst Anregungen und kannst dich mit Gleichgesinnten austauschen. Je besser du abgelenkt bist, umso eher vergisst du Zeit und Strecke. Du läufst weiter und lockerer. Gruppentraining legt dich zudem immer auf einen Termin fest, den du nicht ohne Weiteres sausen lassen kannst.

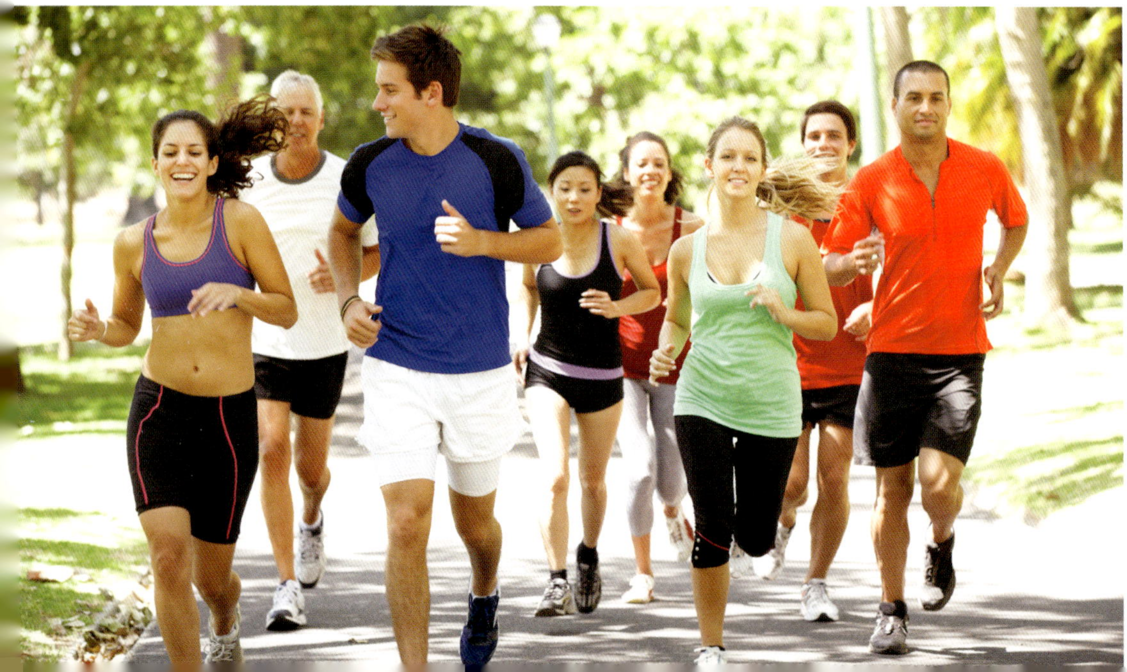

Wenn du dich einer Gruppe anschließt, achte darauf, verbindliche Absprachen zu treffen, wann, wo und wie lange gelaufen wird. Damit das Gruppentraining gelingt, benötigt ihr Übereinstimmung in folgenden Punkten:

- Laufstrecke
- Lauftempo
- Trainingsumfang

Bedenke, dass du in einer Gruppe Rücksicht auf langsame Läufer nehmen musst, sodass es auf der einen Seite schnell zur Unterforderung kommen kann, umgekehrt jedoch auch zu Überforderung, wenn ein schwächerer Läufer sich aus einem Gruppenzwang heraus überlastet. Wer sich auf einen 10-Kilometer-Straßenlauf vorbereiten möchte, meldet sich besser nicht bei einem Lauftreff an, der gemeinsam für einen Marathon trainiert. Die Ziele liegen zu weit auseinander. Suche die Laufgruppe, die zu dir passt. Wenn du dich beim Laufen lieber unterhältst, bist du unter Mitstreitern, die die ganze Zeit schweigen, womöglich falsch und schnell gelangweilt oder, umgekehrt, genervt.
Vielleicht motiviert es dich zu wissen, dass aus Laufpartnern schon oft Partner fürs Leben geworden sind. Nach der Umfrage eines Online-Partnerportals ist Sport die vierthäufigste Gelegenheit, den Partner fürs Leben zu finden. Auch das kann Ansporn sein, sollte dich aber nicht allzu sehr von deinem eigentlichen Ziel zu laufen ablenken.
Verabrede dich mit einer Freundin oder einem Freund, so könnt ihr den Kaffeeklatsch auf die Laufrunde verlegen. Aber auch hier gilt: Wer seine Leistung steigern möchte, sollte sich nicht einem Partner anschließen, der eine gemächliche Runde drehen und plaudern will. Bunkere Fitnesskleidung im Kofferraum. So kannst du spontan an Sportaktivitäten mit Freunden teilnehmen und hast keine Ausreden mehr. Versuche, deinen Lebenspartner für den Sport zu gewinnen. Wenn ihr im Alltag mit Job und Kindern zu wenig Zeit füreinander habt, könnt ihr beim gemeinsamen Lauf gewissermaßen zwei Fliegen mit einer Klappe schlagen. Ihr seid endlich mal für euch, könnt in Ruhe reden (Achtung, keine Tempoeinheit absolvieren) oder einfach nur die Nähe des anderen genießen. Das Gemeinschaftserlebnis schmiedet zusammen. Hier gilt jedoch wie für das Laufen zu zweit allgemein: Ihr solltet ein ähnliches Trainingsniveau haben oder bereit sein, euch der Geschwindigkeit des anderen anzupassen. Sonst ist der Frust vorprogrammiert. Alternativ kann auch der schnellere Läufer seinem Partner einen zeitlichen Vorsprung lassen oder am Schluss eine Extrarunde dranhängen.

Lung-Gom-Läufer sind tibetische Mönche, die während Tranceläufen über 48 Stunden und mehr ohne Pause unterwegs sind. Sie legen dabei mehr als 300 Kilometer zurück und bewegen sich sehr leichtfüßig und schnell. Basis hierfür bildet kein Athletiktraining, sondern eine strenge meditative Praxis. Die Mönche fokussieren sich auf eine spezielle Atemtechnik und schulen ihre Konzentrationsfähigkeit.

SASCHAS TIPP:
Suche dir im Internet einen Trainer oder schließe dich einer kleinen Laufgruppe mit Coach an. Das Laufen unter Anleitung eines Profis kostet zwar, bringt aber auch eine Reihe Vorteile: Ein Coach kann dich beobachten, bringt System in dein Training und wird dich eher an deine Grenzen der Belastung bringen als du dich selbst.

LAUFFOREN

Wenn du lieber alleine läufst, aber dennoch in Austausch mit anderen Freizeitsportlern treten möchtest, sind Internetforen ein geeigneter Ort dafür. Hier findest du neue Laufstrecken in deiner Nähe, Motivation zum Abnehmen oder Trainingstipps. Foren eignen sich vor allem, um Erfahrungen untereinander auszutauschen. Besonders Laufanfänger finden hier schnelle Antworten auf drängende Fragen.

Aber Vorsicht, lass dich nicht beeindrucken von vermeintlichen Wundertaten und Halbwissen, das hier gern von Möchtegern-Experten gepostet wird. Mit der Zeit wirst du ein Gespür entwickeln, wer die Wisser und wer die Besserwisser sind. Einige Foren werden von Trainern und Sportmedizinern moderiert, an die du dich mit Fragen zur Läufergesundheit, Ernährung oder Trainingsplänen wenden kannst. Sie geben wertvolle individuelle Hinweise, die dich einen Schritt weiterbringen können. Aber bitte beachte, dass kein Experte Ferndiagnosen stellen kann. Wenn du individuelle Fragen hast, wende dich offline an einen Arzt oder Coach. Seriöse Aussagen insbesondere zu Schmerzen und Verletzungen sind nur nach eingehender persönlicher Diagnostik möglich.

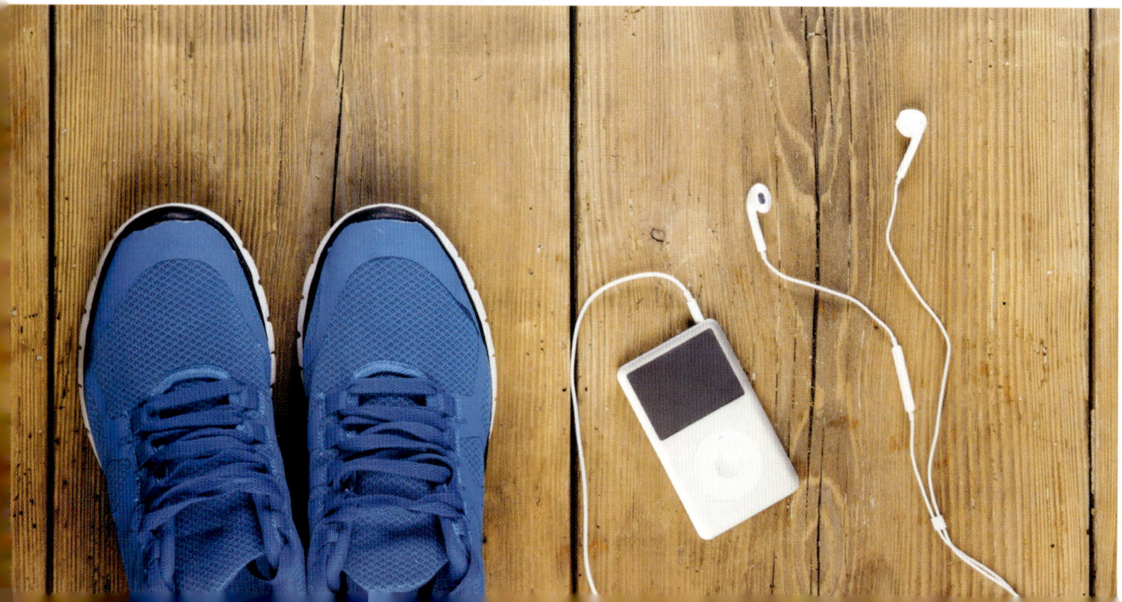

MUSIK

Viele Läufer schwören auf den Soft-Faktor Musik beim Laufen. Musik erfüllt unterschiedliche Aufgaben, kann dich aufputschen oder beruhigen, ablenken oder zur Konzentration beitragen. Einige Läufer schwören auf Wagner, andere auf Heavy Metal.

Aus der Hirnforschung wissen wir, dass Musik auf ganz unterschiedlichen Ebenen wirkt, die uns nur teilweise bewusst sind. Sie aktiviert Areale im Hirn, die nicht unbedingt nur etwas mit dem Musikhören zu tun haben, sondern auch solche, in denen Emotionen verarbeitet und die körperlichen Funktionen reguliert werden. Neurowissenschaftler haben gezeigt, dass Musik genauso wie Sport positive Effekte bringt. Sie führt uns emotional aus einer Befindlichkeit heraus und in eine andere hinein. Im günstigsten Fall sollte der Rhythmus der Lauf-Pulsfrequenz entsprechen, meint der Sportpsychologe Costas Karageorghis von der Brunel University in Uxbridge (England). Entscheidend sind die Beats pro Minute; 110 bis 130 pro Minute wären ideal. Läufer können ihren Trainingseffekt mit Pop, Rock oder gar Klassik um bis zu 20 Prozent steigern. Dabei scheint nicht ganz unwichtig zu sein, welche Art Musik man hört. Sportmediziner von der University of North Carolina in Chapel Hill geben zu bedenken, dass unter dem Einfluss wummernder Beats während des Laufens das Stresshormon Cortisol in die Blutbahn gepumpt wird, was eine unerwünschte Nebenwirkung ist. Nur wer den richtigen Takt für sich findet, kann die Musik leistungsfördernd einsetzen. Und nur wer Spaß daran hat, sollte sie nutzen. Die Experten mahnen: Je leistungsorientierter das Lauftraining ist, umso hinderlicher kann Musik dafür sein. Denn sie lenke von der allgemeinen Körperwahrnehmung ab und verändere zugleich den inneren Rhythmus, meint etwa Uschi Moriabadi von der Deutschen Hochschule für Prävention und Gesundheitsmanagement in Saarbrücken. Der Läufer wird zumindest eine bestimmte Zeit lang versuchen, dem Rhythmus der Musik zu folgen, Puls und Atemfrequenz steigern, und unbewusst überfordert er sich damit womöglich selbst. Abwechslung kann auch ein spannendes Radio-Feature, ein Sprachkurs oder ein Hörbuch auf dem MP3-Player bringen. Während du der Geschichte lauschst, vergisst du die Zeit und drehst womöglich freiwillig eine Extrarunde, um zu erfahren, wer der Mörder ist oder ob die unglücklich Liebenden am Ende doch in einem Happy End zusammenfinden.

SASCHAS TIPP:
Tanze dich frei. Tanzen ist Bewegung, die Spaß macht und viele Kalorien verbrennt. Auch hilft es dir beim Abschalten. Tänze, die dich zum Schwitzen bringen, wie Zumba oder Salsa, verbrennen sogar häufig mehr Bauchfett als monotones Krafttraining.

VOLKSLÄUFE

Setze dir sportliche Ziele. Sie spornen an. Mit einem Ziel vor Augen geht es viel einfacher. Meldest du dich z.B. für einen Volkslauf an, motiviert das noch mehr. Volksläufe gibt es in jeder Stadt und Region. Sie reichen vom 3-Kilometer-Crosslauf über den 10-Kilometer-Silvesterlauf bis hin zum 24-Stunden-Lauf, bei dem die Läufer innerhalb von 24 Stunden eine möglichst lange Distanz zurücklegen. Meist erhältst du eine Urkunde oder Medaille, wenn du das Ziel erreicht hast. Willst du an Volksläufen teilnehmen, beachte Folgendes:

1. Melde dich rechtzeitig an. Die Startplätze sind meistens begehrt und begrenzt.

2. In der Regel stehen sie allen Läufern offen. Du musst nicht Mitglied eines Vereins sein, um daran teilnehmen zu können.

3. Im Gegensatz zum leistungssportlich orientierten Straßenlauf ist der Volkslauf eher ein breitensportliches Event.

4. Die Zeit wird meist über einen an der Startnummer oder dem Schuh installierten Transponder gemessen, manchmal aber auch noch mit der klassischen alten Stoppuhr.

5. Bei größeren Läufen werden die Starter in Gruppen eingeteilt, je nach ihrer Leistung, sodass die schnelleren am Anfang und die langsameren am Ende laufen.

6. Auch wenn es dir nur darum geht, im Ziel anzukommen: Lege dir für deinen Volkslauf eine Rennstrategie zurecht, an die du dich dann auch hältst.

7. Finde dein Tempo und ziehe es durch.

8. Bei kürzeren Läufen musst du unterwegs nicht trinken. Falls du doch etwas Flüssigkeit zu dir nehmen möchtest, bleibe kurz stehen, so vermeidest du, die Hälfte zu verschütten, und beugst Seitenstechen vor.

Die Zahl der Volksläufe in Deutschland steigt stetig an. 2013 fanden nach Angaben des Deutschen Leichtathletik-Verbandes 3613 Laufveranstaltungen statt, 16 Jahre zuvor waren es noch 2885. Sie gehen vorwiegend über zehn Kilometer bis hin zum Marathonlauf.

Hänge dir die zu enge Jeans oder das Kleid, in das du wieder passen möchtest, an die Außentür deines Schranks. So, dass das Kleidungsstück dir jeden Tag ins Auge fällt und dich an dein Ziel erinnert.

9

Oft stehen Zuschauer am Rand der Strecke und feuern die Läufer an. Lass dich davon nicht nervös machen. Genieße es vielmehr, dass alle dir zujubeln.

10

Ziehe bequeme Laufsachen an, je nach Wetterlage am besten nach dem Zwiebelprinzip, um für Temperaturschwankungen gewappnet zu sein.

11

Besonders beim ersten Mal gilt: Habe Spaß daran, mitzumachen, und setze dich nicht selbst unter Druck. Der erste Volkslauf ist immer ein besonderer.

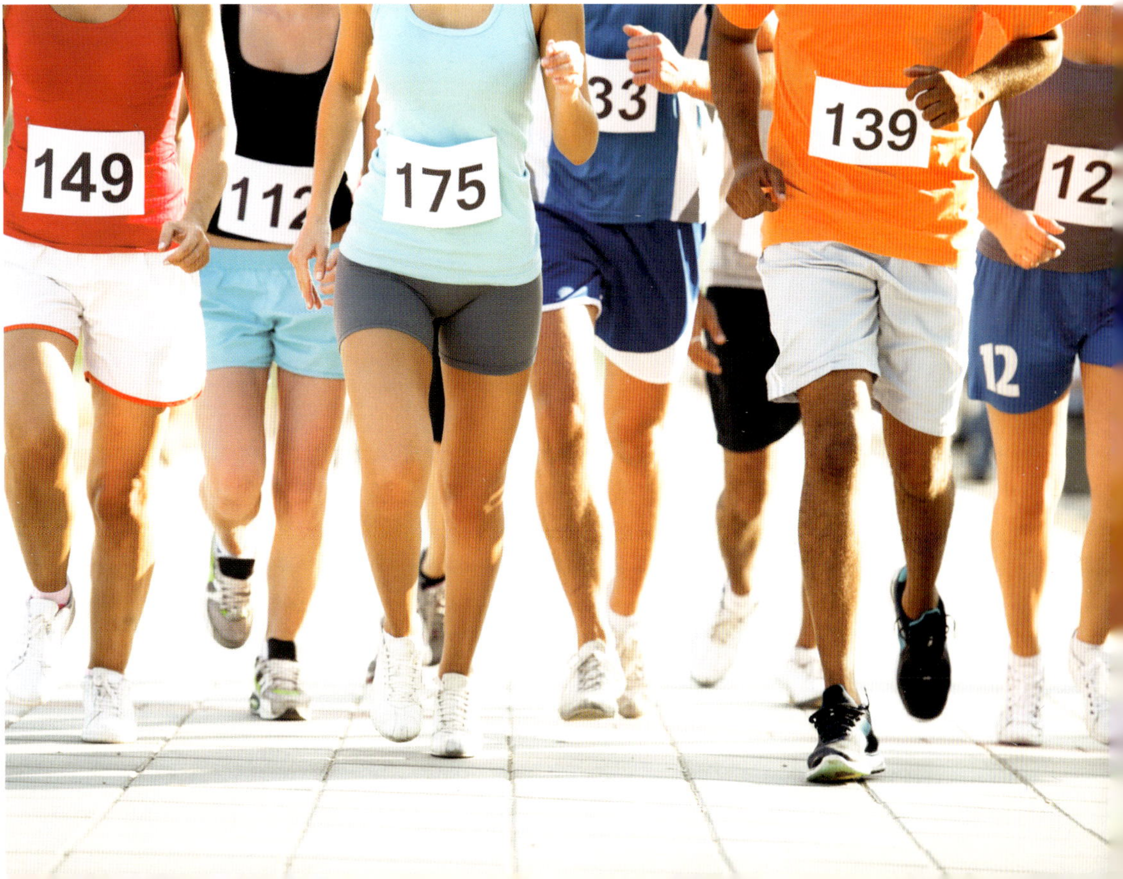

SASCHAS TIPP:
Mache dir die richtigen, d. h. positive Bilder im Kopf. Studien haben gezeigt, dass diejenigen, die mit positiven Bildern im Kopf arbeiten, nach einigen Wochen eine Stunde länger Sport treiben als die, die immer wieder hin und her überlegen, ob sie laufen gehen. Nur bei extremen Wetterlagen solltest du wirklich nicht vor die Tür treten.

GUTES UND SCHLECHTES WETTER

Wer kennt das nicht: Draußen ist es nass und kalt, und nichts kann dich bewegen, deinen Fuß vor die Tür zu setzen. Das Wetter ist eine der beliebtesten Ausreden, um nicht laufen zu gehen. Mal scheint die Sonne zu stark, dann schneit es oder regnet. Doch all das muss kein Grund sein, die Laufschuhe nicht zu schnüren.

Klar, gemütlich ist das nicht. Aber sieh es doch mal so: Alle Schönwetterläufer sind auf dem Sofa, und du hast deine Lieblingslaufrunde einmal ganz für dich allein. Vor allem im Sommer kann der warme Regen angenehm erfrischen. Ziehe dir eine wasser- und windabweisende Funktionsjacke drüber, die zugleich atmungsaktiv ist. Und lege dir Trailrunningschuhe zu. Sie bestehen aus einem wasserabweisenden Obermaterial und griffigeren Sohlen für einen besseren Halt bei Pfützen und verdreckten Strecken. Trockene Füße sind wichtig, denn Nässe kann leicht zu Erkältungen und Blasen führen. Spätestens wenn dir kalt wird, solltest du aber so schnell wie möglich die Laufrunde beenden.

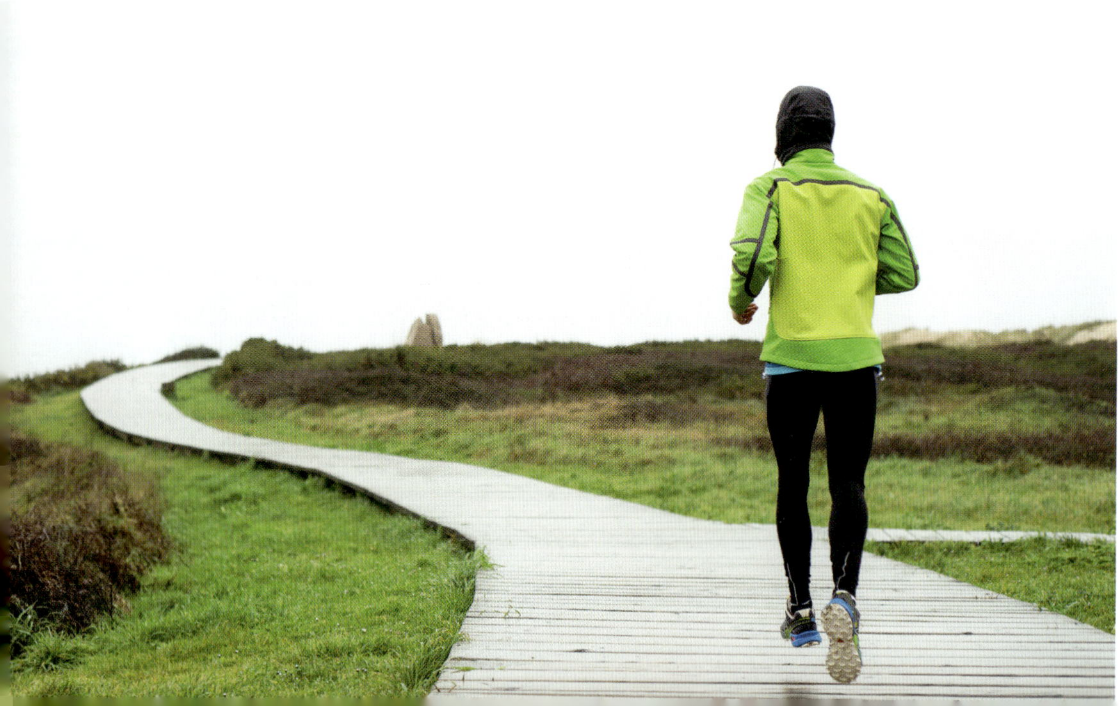

Absolviere ein Work-out als Vorspeise: Bevor du eine Mahlzeit zu dir nimmst, mache fünf Kniebeugen und fünf Hampelmänner. Dein Stoffwechsel kommt in Fahrt und ist bereit für die Nahrungsaufnahme.

LAUFEN IM WINTER

DOS	DON'TS
Zieh dich funktionell, aber nicht zu dick an. Gut sind drei Schichten übereinander und lange Strümpfe. Die halten die Waden warm. Zieh dich nach dem Training rasch um.	Verzichte nicht auf die Mütze, auf Handschuhe und gegebenenfalls eine Gesichtsmaske. Fast 50 Prozent der Körperwärme gehen über den Kopf verloren.
Achte auf Reflektoren an deiner Kleidung, trage eine Warnweste oder Stirnlampe. Du könntest sonst leicht übersehen werden, denn im Winter wird es häufig schon nachmittags dunkel.	Atme weniger durch den Mund, mehr durch die Nase. Das erwärmt die Atemluft mehr.
Laufe nur auf geräumten oder gestreuten Wegen. Die Verletzungsgefahr ist auf verschneiten Strecken zu hoch.	Vertage die Tempoeinheit, denn die belastet die Bronchien zu sehr.
Erwärme dich vor dem Lauf ausreichend mit einem kleinen Aufwärmtraining, am besten schon zu Hause.	Wenn es zu windig ist, bleibe lieber zu Hause, es besteht die Gefahr des Auskühlens.
Sinkt das Thermometer unter minus zehn Grad, verzichte auf den Outdoor-Lauf.	Trinke nicht zu wenig. Denn auch im Winter verlierst du Flüssigkeit, obwohl du möglicherweise weniger Durst verspürst.

Laufe einmal barfuß, denn das kräftigt deine Fußmuskeln um bis zu 30 Prozent mehr als ein Lauf in Schuhen.

LAUFEN IM SOMMER

DOS	DON'TS
Trage Shorts und ein dünnes Funktionsshirt – je luftiger und heller, desto besser. Bevorzuge atmungsaktive Schuhe.	Klettert das Thermometer auf über 30 Grad, solltest du nur noch im Schatten laufen oder einfach schwimmen gehen.
Verlege das Training in die frühen Morgen- oder späten Abendstunden. Temperatur und Ozonwerte sind dann niedriger.	Wer gegen Ozon empfindlich ist, sollte bei Werten höher als 150 Mikrogramm auf starke Anstrengungen im Freien verzichten. Ab einer Ozonbelastung von 360 Mikrogramm (Ozonwarnstufe) sollte gar kein Sport mehr draußen getrieben werden.
Vitamin- und mineralstoffreiche leichte Kost ist umso wichtiger.	Bereits 25 Grad Celsius fordern den Körper bei intensivem Training. Laufe nicht das volle Pensum, sondern reduziere auf 50 Prozent.
Trinke vor dem Lauf ausreichend und nimm dir etwas mit, wenn du länger als eine Stunde unterwegs bist	Laufe nicht weiter, wenn du plötzlich unter Kopfschmerzen, Magenschmerzen oder Krämpfen leidest. Suche sofort Schatten auf.
Dusche vor dem Lauf kalt, um die Körpertemperatur abzusenken.	Gehe nicht ohne Sonnencreme auf die Strecke und setze einen Sonnenhut auf, wenn du eine Runde ohne oder mit wenig Schatten läufst.

Tobe dich im Wasser so richtig aus. Die Bewegungen sind zwölfmal anstrengender als an Land.

IM URLAUB

Auch im Urlaub muss auf Sport nicht verzichtet werden. In der Umfrage eines Online-Laufportals gab fast die Hälfte der Befragten an, dass ein stressfreier kleiner Lauf am Morgen oder Abend ihre Ferien bereichert. Ein Fünftel freut sich darauf, im Urlaub sogar mehr zu laufen. Nur knapp jeder Zehnte lässt die Laufschuhe zu Hause.

Gerade das andere Klima und die unbekannte Umgebung können dir neuen Schwung geben. Es kommt aber auf die richtige Mischung an. Wenn du beschließt, gar nicht zu laufen, kann es sein, dass du nervös und unausgeglichen wirst. Achte umgekehrt aber auch darauf, dass du die Ferien nicht überfrachtest und zum Trainingslager machst. Verlege dich beispielsweise auf Aquajogging. Die Bewegung im Wasser verbraucht durch den Widerstand sogar vergleichsweise mehr Kalorien als an Land. Oder tritt in die Pedale. Eine Fahrradtour lässt dich neue Gegenden erkunden. Ein Besuch im Kletterpark fördert deine Koordination, Ausdauer und Kraft. Spiele Tischtennis, schwimme im See oder fahre Ski – auf diese Weise wirst du auch in den Ferien nicht einrosten. Fährst du zum Baden, nimm Federballschläger, Frisbee oder Volleyball mit. Sei aktiv, anstatt im Café Eis zu essen. Schalte dein Handy auch mal aus. Konzentriere dich während der Aktivität voll und ganz auf dich und deine Bewegung. Lass dich von deinem Handy nicht ablenken.

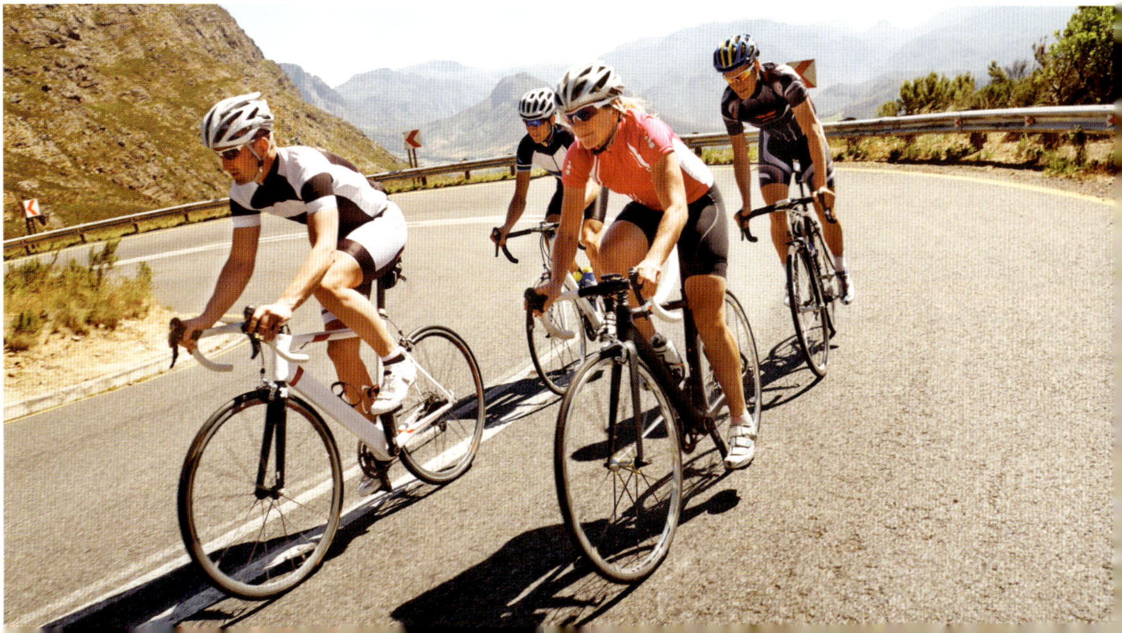

SASCHAS TIPP:
Wenn du dich fragst, ob du im Urlaub Form verlierst, so lautet die Antwort: Ja, das ist wahrscheinlich. Bereits nach sieben bis zehn sportfreien Tagen sind erste Formverluste nachweisbar. Du verlierst an Ausdauer und Tempohärte. Deshalb lautet mein Rat: Wenn du die Möglichkeit hast, verzichte nicht gänzlich auf Sport. Viele Läufer schwören auf einen lockeren Lauf am Strand, durch den Wald oder über die Felder, etwa morgens, wenn die Familie noch schläft.

LAUFEN UND SIGHTSEEING

Mache eine Sightseeing-Tour in Laufschuhen, du wirst dein Urlaubsziel dabei von einer ganzen neuen Seite kennenlernen und vielen Gleichgesinnten begegnen. Gehe dabei folgendermaßen vor:

- Suche dir in Ruhe auf dem Stadtplan eine Route aus.
- Wenn du dir unsicher bist hinsichtlich des Weges, nimm ein Navi mit.
- Lass die Pulsuhr einmal zu Hause, sie lenkt dich nur ab.
- Starte direkt vom Hotel aus.
- Trage den Lauf in dein Trainingstagebuch ein – das motiviert zusätzlich.
- Schließe dich alternativ einer geführten Sightseeing-Lauf-Tour an, die werden inzwischen in sehr vielen Städten angeboten.
- Nutze Online-Tools oder eine App, um zu erkunden, welche Sehenswürdigkeiten in der Nähe liegen, und nimm diese in deine Laufstrecke auf.

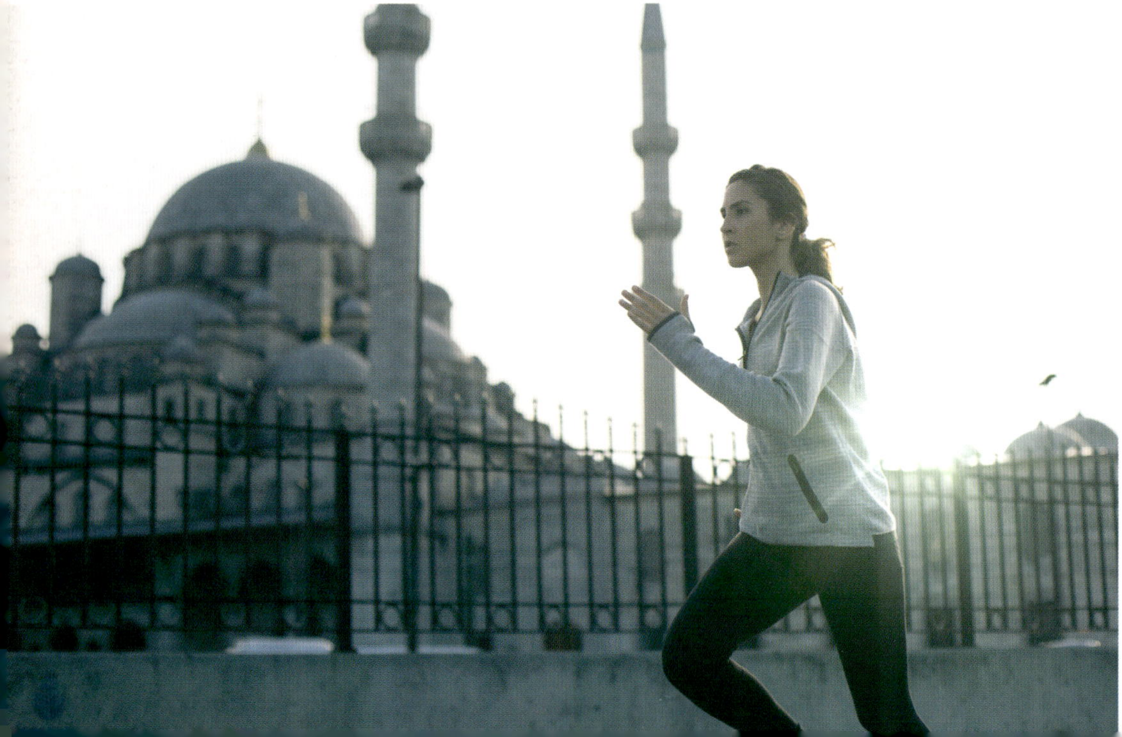

Erfolgsgeschichte

»Durch das Laufen habe ich insgesamt knapp 37 Kilogramm verloren.«

Katherine Maylone

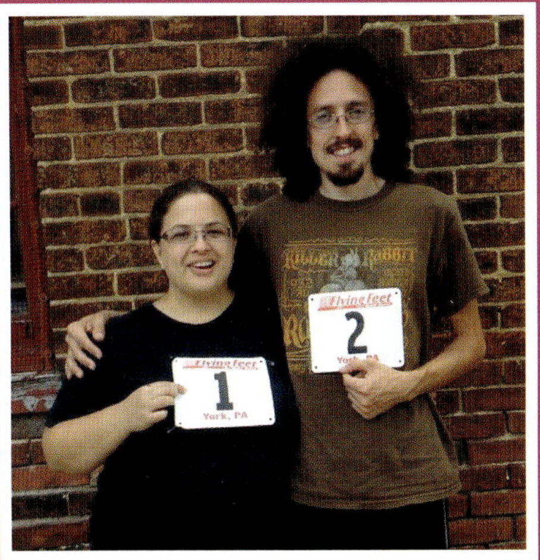

2005 wurde ich am Höhepunkt meiner körperlichen Fitness in einen Autounfall verwickelt, bei dem ich mir Verletzungen an Rücken, Nacken, Knie und Hüfte zuzog. Dass ich nicht mehr aktiv sein konnte, führte bei mir zu schweren Depressionen. Ich hasste die Person, zu der ich geworden war. Nach einem Jahr Physiotherapie und unzähligen Arztbesuchen hörte ich schließlich auf, den Schmerzen mit Medikamenten entgegenzuwirken. Ich beschloss, mich wieder mehr zu bewegen. Innerhalb von vier Jahren erlangte ich schließlich die Kraft zurück, kurze Distanzen mit minimalen Rückenschmerzen zu gehen. Im Jahr 2013 schloss ich eine zweite Ausbildung ab und begann einen Job in der IT-Branche, bei dem ich 50 bis 60 Stunden pro Woche arbeitete. Ich hatte keine Zeit mehr für mich, und nahm binnen eines Jahres wieder 36 Kilogramm zu. Schließlich erreichte ich mein Höchstgewicht von 125 Kilo – und das bei einer Körpergröße von knapp über 1,50 Meter. Nachdem die Firma einen großen Kunden verloren hatte, wurde ich entlassen. Ich dachte: Genug ist genug. Ich fing an, mit meiner Hündin längere Spaziergänge zu machen, anfangs etwa 1,5 Kilometer. Im nächsten Monat schaffte ich bis zu 8 Kilometer. Ich arbeitete dann an der Geschwindigkeit, außerdem stellte ich meine Ernährung um und notierte jedes Stück Obst, alles. Schnell haben sich meine Essgewohnheiten verändert: Ich aß weniger Brot und dafür häufiger Salat-Wraps. Im Frühling 2014 startete ich einen 5-Kilometer-Trainingsplan mit meiner Hündin. Manche Wochen mussten wir wiederholen, aber ich habe ihn abgeschlossen. Durch das Laufen habe ich insgesamt knapp 37 Kilo verloren. Bis zu meinem Ziel habe ich noch weitere 23 vor mir.

- Gewichtsverlust: Hat keine Kleidergröße Extra-Large mehr
- Schafft 8 Kilometer am Stück

Im Alter von 29, 39 oder 49 Jahren denken Menschen intensiver über ihr Leben nach. Das hat ein Forscherteam um Adam Alter von der New York University und Hal Hershfield von der University of California in Los Angeles untersucht. Zum Ende eines Lebensjahrzehnts neigten viele zu radikalerem Verhalten – im Positiven wie im Negativen. Sie gingen zum Beispiel häufiger fremd oder trainierten besonders intensiv für einen Marathon.

AUSGLEICHSSPORT

Andere Sportarten wie Radfahren oder Schwimmen bringen Abwechslung ins Training und dienen der aktiven Erholung. Nach einem Wettkampf helfen sie dabei, die Fitness zu erhalten, ohne sich übermäßig anzustrengen.

Doch nicht nur das, sie nützen auch dem Laufen, indem sie lokaler Überbelastung vorbeugen und verschiedene Muskelgruppen sowie Sehnen und Bänder stärken. Wie wäre es zum Ausgleich mit einem Mannschaftssport, z.B. Volleyball oder Basketball? Regelmäßiges Training fordert deinen Körper. Oder probiere einmal Slacklinen – das Balancieren auf einem Gurtband ist voll im Trend. Gleichgewicht, Koordination und Konzentration sind gefragt. Eine lustige sportliche Alternative, die z.B. bei Grillpartys für Bewegung und Abwechslung sorgen kann.

Alternative Sportarten können dazu eingesetzt werden, hohe Umfänge zu trainieren, indem beispielsweise anstelle eines langen Laufs eine umfangreiche Tour auf dem Rad zurückgelegt wird. Beim Schwimmen, Skilauf oder Rudern erhält dein Körper zusätzlich neue Reize. Besonders leistungsorientierte Läufer profitieren davon, weil sie sich einmal frei vom Bestzeitendruck bewegen können.

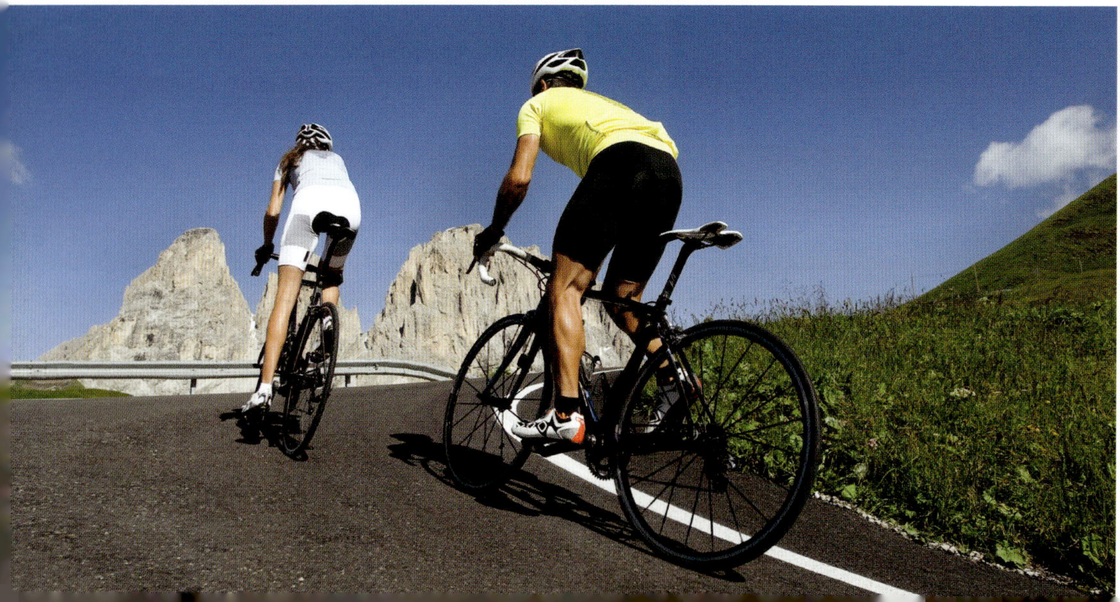

RADFAHREN

So geht's:

Schwinge dich aufs Rad, es muss auch kein Rennrad sein, und fahre los. Radfahren fördert in erster Linie die Beinmuskulatur.

Vorteile:

- Radfahren haben die meisten schon im Kindesalter gelernt.
- Du musst keinen Kurs machen, um die Technik zu erlernen.
- Fast jeder besitzt ein Rad.
- Noch leichter als das Schwimmen lässt es sich einfach und individuell realisieren.
- Radfahren lässt sich gut in den Alltag integrieren. Fahre beispielsweise mit dem Rad in die Stadt und kaufe im Geschäft vor Ort ein, anstatt online zu shoppen.
- Die Bewegungsabläufe unterscheiden sich sehr vom Laufen, weshalb es ein guter Ausgleich ist.
- Du absolvierst es outdoor und bist nicht abhängig von Öffnungszeiten.

Nachteile:

- Du musst unter Umständen in ein Rad investieren. Es können auch Kosten für Reparatur und Instandhaltung anfallen.
- Der Oberkörper wird kaum trainiert.
- Radfahren ist stärker wetterabhängig als Schwimmen. Du kannst es jedoch bei schlechtem Wetter notfalls auch indoor in einem Fitnessstudio praktizieren.
- Du bist nicht sehr flexibel, da du nicht immer ein Rad dabeihast.
- Beim Radfahren passieren nicht selten Unfälle.

SCHWIMMEN

So geht's:

Stürze dich in die Fluten. Sowohl für Einsteiger als auch für Hobbysportler ist Schwimmen optimal, um den Körper in Form zu bringen. Man unterscheidet zwischen Brust-, Kraul-, Rücken- und Delfinschwimmen. Brustschwimmen gilt als Grundschwimmart, während Delfin nur von fortgeschrittenen Schwimmern beherrscht wird. Bei Beschwerden im Halteapparat wird häufig Rückenschwimmen empfohlen.

Vorteile:

- Schwimmen ist einfach. Du hast es vermutlich in der Schule gelernt. Und du musst nicht Mitglied eines Vereins sein, um die Schwimmhalle oder den See nutzen zu können.
- Schwimmen ist in der Regel wetterunabhängig möglich.
- Durch den Auftrieb spüren wir lediglich 10 Prozent unseres Körpergewichts. Das entlastet den Gelenk- und Halteapparat.
- Bei verletzungsbedingten Pausen ist Schwimmen häufig ein idealer Ausgleich.
- Es fördert sämtliche Muskelgruppen.

Nachteile:

- Um im Wasser voranzukommen, ist ein Mindestmaß an Technik notwendig. Gegebenenfalls musst du noch einmal einen Schwimmkurs besuchen.
- Der Zutritt im Schwimmbad ist selten kostenlos.
- Du bist an die Öffnungszeiten des Bades gebunden.

SKILAUFEN

So geht's:

Skilanglauf ist eine nordische Wintersportart und ein gutes Ganzkörpertraining, das häufig in speziell angelegten Loipen absolviert wird. Man unterscheidet Skating (eher fortgeschritten) und klassischen Stil.

Vorteile:

- Beim Skilanglauf werden viele Muskelgruppen trainiert.
- Es kräftigt den Rumpf.
- Es ist ein geeigneter Sport bei Gelenkbeschwerden.
- Du hast ein schönes Wintererlebnis.

Nachteile:

- In der Regel musst du an einem Kurs teilnehmen, um die Technik zu erlernen.
- Du benötigst eine recht kostspielige Ausrüstung, die du jedoch nur eine begrenzte Zeit im Jahr nutzen kannst.
- Skifahren ist nur im Winter möglich, wenn Schnee liegt.
- Überwiegend nur in bergigen oder bergnahen Regionen praktizierbar.

RUDERN

So geht's:

Rudern ist ein kräftigendes Ganzkörpertraining, das überwiegend jene Muskeln trainiert, die im Alltag Fehlbelastungen ausgesetzt sind, wie Rücken-, Schulter- und Armmuskeln.

Vorteile:

- Rudern ist ein effektives Fitnesstraining. Es ist gut für Herz und Kreislauf.
- Dabei werden eine Vielzahl Muskelgruppen trainiert, die beim Laufen nicht beansprucht werden.
- Rudererergometer im Fitnessstudio können das Outdoor-Boot ersetzen.

Nachteile:

- Wenn du nicht nur mal quer über den See rudern möchtest, musst du dich in der Regel bei einem Verein anmelden.
- Die Mitgliedschaft in einem Klub ist kostenpflichtig.
- Rudern ist wetterabhängig und ortsgebunden.
- Du musst die Technik meist erst lernen.

SASCHAS TIPP:

Beachte: Wenn du dich auf einen Halbmarathon oder Marathon vorbereitest, absolvierst du hierfür ein spezifisches Training. Andere Sportarten nützen dir dabei nur bedingt, ja, sie können sogar hinderlich sein, wenn du Muskelgruppen aufbaust, etwa in den Beinen, die dich am Ende beim Laufen gar behindern.

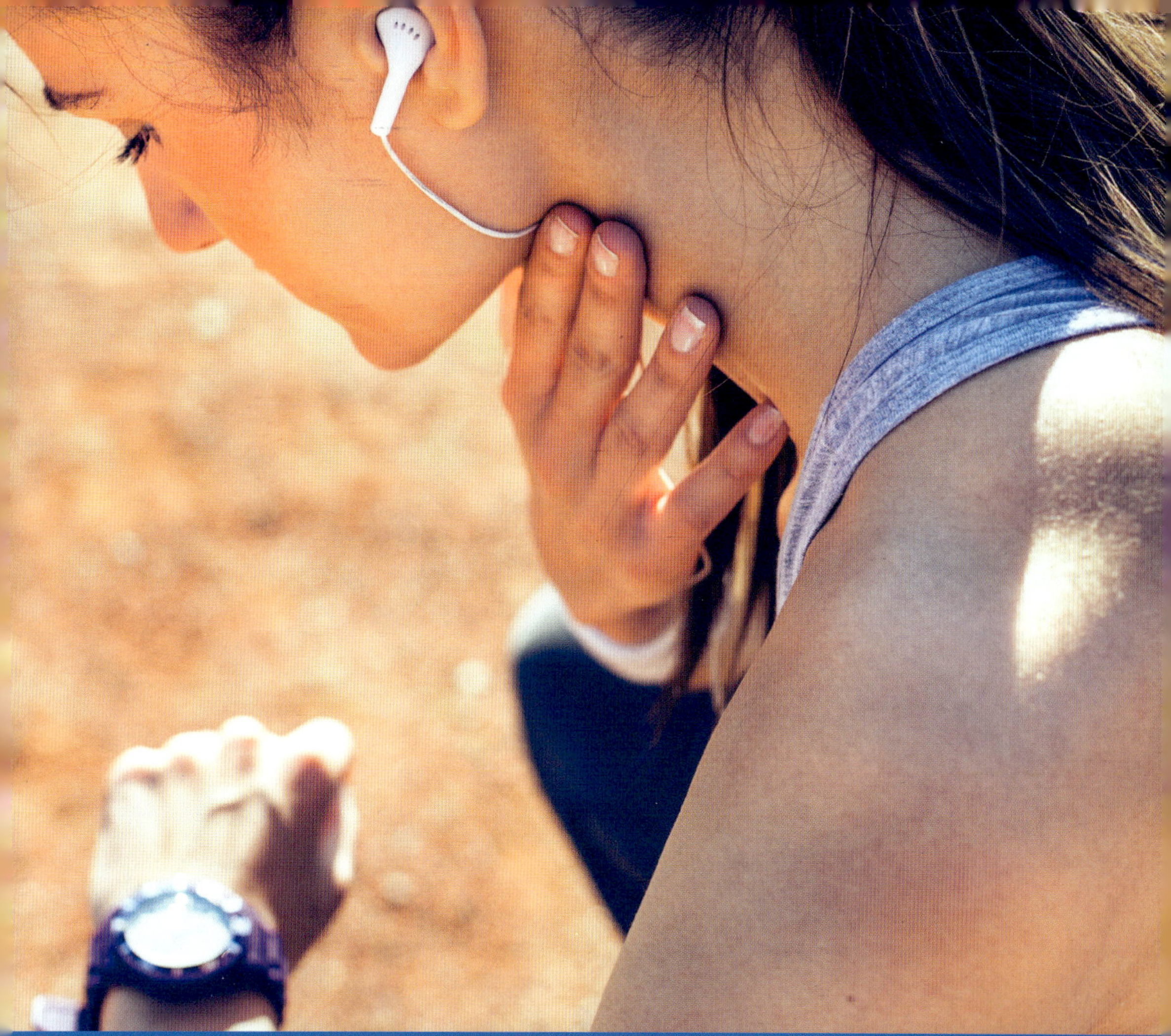

BONUS
RÜSTE DICH AUS

RUNTASTIC-AUSRÜSTUNG FÜR LÄUFER

Laufen ist einfach und kann ohne Hightech-Fuhrpark betrieben werden. Aber mal ehrlich, es macht doch Spaß, sich einige schöne und nützliche Accessoires zuzulegen. Sie bringen Nutzen, Komfort und lassen dich toll aussehen.

Statte dich mit neuer Fitnesskleidung aus. Moderne und funktionelle Work-out-Sachen bringen dir mehr Freude beim Trainieren. Investiere auch in eine Pulsuhr. Sie macht dich zwar nicht automatisch schneller, aber du trainierst effektiver. Lade dir eine App auf den Computer. Sie ersetzt zwar keine Trainingsgruppe, aber sie ist ein Laufpartner, der dich mit anderen Laufenthusiasten verbindet. Runtastic bietet Sportartikel für Herzfrequenzmessung und Tracking sowie Fitnesszubehör für ein unvergessliches Lauferlebnis. Alle Produkte sind mit den Runtastic Smartphone-Apps kompatibel und können auf www.runtastic.com synchronisiert werden.

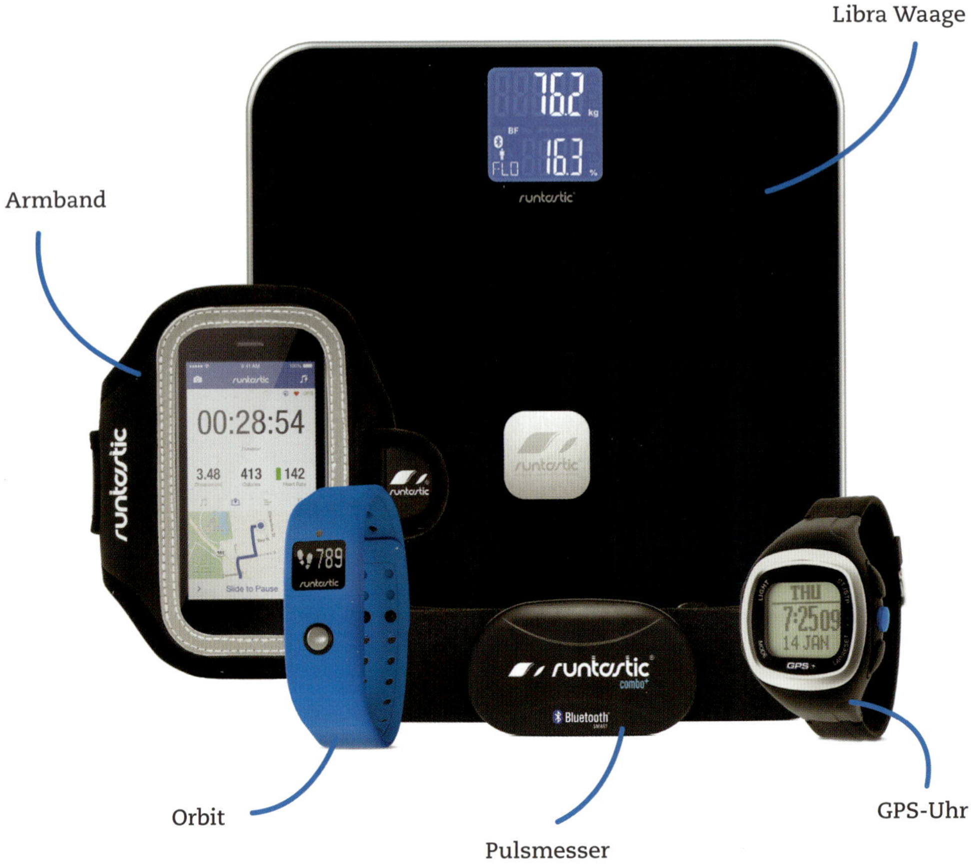

1

Runtastic App (PRO)
Mit der Runtastic PRO App erreichst du deine Fitnessziele mit Leichtigkeit und Spaß. Runtastic PRO nutzt GPS, um deine Sport- und Fitnessaktivitäten wie Laufen, Radfahren, Walken aufzuzeichnen. Die App hält Details wie Zeit, Kalorien, Distanz oder Höhenmeter zu deinen Workouts fest und unterstützt dich dabei, deine Trainingsziele zu erreichen. Die Runtastic PRO App eignet sich für alle Fitnessniveaus, vom Anfänger bis zum Profisportler.

Highlights

- Sprachcoach: Audio-Feedback ganz nach deinen Bedürfnissen
- Auto-Pause: Aktivität setzt automatisch aus, wenn du stehen bleibst.
- Erstelle und finde Routen auf Runtastic.com, lade sie auf dein Smartphone.
- Tritt gegen dich selbst an, indem du versuchst, deine Zeiten zu unterbieten.
- Verschiedene Farben zeigen Änderungen von Geschwindigkeit, Gefälle an.
- Powersong: Integrierter Musikplayer mit Powersong-Option
- Optimiere dein Training und setze dir Ziele für deine Herzfrequenzzonen, den Kalorienverbrauch oder deine gewünschte Geschwindigkeit.
- Beobachte deinen Fortschritt mit Intervalltraining, Coaching und dynamischen Zwischenzeittabellen.
- Geotagging: Mache Fotos während des Trainings und sieh dir die Bilder online auf der Landkarte an.
- Daten zu Wetter, Temperatur und Sonnenauf- bzw. -untergang helfen dir, deine Workouts zu planen.
- Keine Werbung

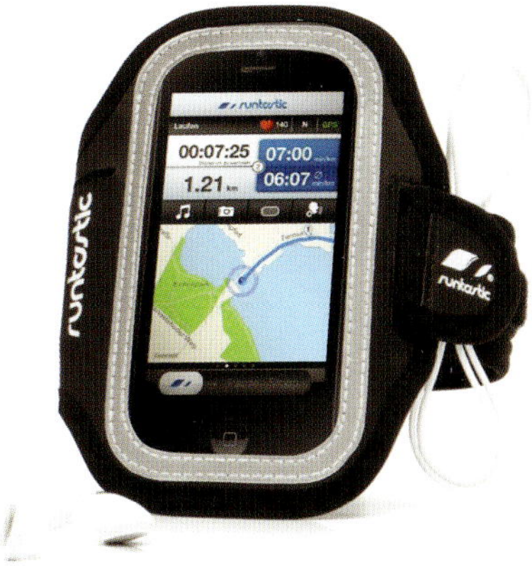

Mehr Informationen zur Runtastic App und zu Zusatzfunktionen findest du auf www.runtastic.com/de/apps

Speichere alle deine Workouts auf Runtastic.com. In der Online-Community findest du detaillierte Analysen, Trainingshilfen, Ansporn durch Vergleiche mit Freunden und vieles mehr. Hier bekommst du auch weitere von Experten erstellte kostenpflichtige Trainingspläne: Wähle zwischen Abnehmen, Anfänger, 10-km-Lauf, Halbmarathon, Marathon oder der perfekten Bikinifigur.
Wenn du Musik zum Laufen brauchst, hole dir die Runtastic Music-Running Compilations mit den perfekten Beats.

2

Orbit & Me App
Runtastic Orbit ist dein verlässlicher 24-Stunden-Aktivitäts-Tracker, mit dem du deine Bewegung, deine Fitnessaktivitäten sowie deinen Schlaf rund um die Uhr aufzeichnen kannst. Orbit versorgt dich mit wertvollen Informationen zu Schritten und Distanz, verbrannten Kalorien, Zeit, Schlafdauer und Schlafphasen und vielem

mehr. Der integrierte Umgebungslichtsensor für optimale Schlafanalyse, ein langlebiger Akku und die kabellose Datenübertragung via Bluetooth® Smart machen den wasserdichten Orbit Tag und Nacht zum Begleiter. Mit der Orbit erhältst du rund um die Uhr Aktivitätsdaten, damit du deine tägliche Bewegung nachvollziehen, persönliche Gewohnheiten verstehen und dein Potenzial ausschöpfen kannst.

Highlights

- 24-Stunden-Tracking: dein Aktivitäts-, Fitness- und Schlaftracker für jeden Tag und überall
- Vielseitig tragbar: am Handgelenk mit Armband, am Gürtel oder BH mit Clip.
- Erhalte wertvolle Informationen über Schritte und Distanz, verbrannte Kalorien, Schlafdauer und -zyklen etc.
- Setze und erreiche persönliche Ziele, verwende den Vibrationsalarm und verfolge deinen täglichen Fortschritt.
- Wasserdicht (100 Meter)
- Integration mit zusätzlichen Runtastic Apps
- Von Runtastic Orbit generierte Daten werden drahtlos mit der Runtastic Me App synchronisiert.

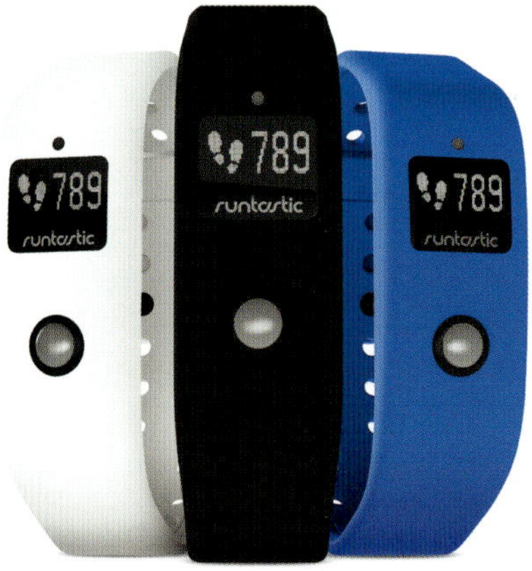

Me App

- Schrittzähler: Behalte deine täglichen Schritte und deine zurückgelegte Distanz im Auge, um tagsüber in Bewegung zu bleiben, auch an stressigen Tagen.
- Beobachte deine verbrannten Kalorien. Eine umfassende Kalorienberechnung aus BMR, AMR, Gewicht, Alter und Geschlecht hilft dir, eine gesunde Balance zwischen Energieaufnahme und -verbrauch zu finden.
- Setze Ziele und lies deinen Fortschritt zu jeder Tageszeit von farbigen Balkendiagrammen ab.
- Vergleiche deine tägliche Statistik mit Vortag, -woche, -monat oder -jahr und finde heraus, wie sehr du dich verbessert hast.
- Lass dich von unseren nützlichen „Tipps des Tages“ zu noch mehr Bewegung motivieren.

Unterstützte Geräte:

- iPhone: 4s, 5, 5s, 5c, 6, 6 Plus
- Android: Bluetooth® Smart Ready Geräte ab Android 4.3
- Windows Phone: Bluetooth® Smart Ready Smartphones ab WP 8.1

Mehr Informationen zu Orbit und zur Me App findest du auf www.runtastic.com/shop/de/runtastic-orbit

3

Runtastic GPS-Uhr mit Pulsmesser

Die Runtastic GPS-Uhr zeichnet die wichtigsten Parameter deiner Sportaktivitäten auf, darunter Geschwindigkeit, Distanz, Dauer, Rundenzeiten, Kalorien und Herzfrequenz, aber auch Steigung und Gefälle sowie die für dein Training relevanten

Herzfrequenzbereiche. Mit der Runtastic Connect Software kannst du deine aufgezeichneten Aktivitäten ganz einfach auf Runtastic.com hochladen. Dein Account bietet dir Zugriff auf deine Fitnessstatistiken und -grafiken, du kannst die Details jederzeit bearbeiten und dich mit der Runtastic-Community vernetzen.

Highlights

- Aufzeichnung von Geschwindigkeit (aktuelle, durchschnittliche und maximale), Distanz und Dauer
- Anzeige von Rundenzeiten, Trainingsbereichen, Kalorien und Herzfrequenz (aktuelle, durchschnittliche, maximale) sowie Trainingszonen inkl. -alarm
- Kompass- und Navigationsfunktion
- Bis zu 14 Stunden Batteriebetriebszeit bei GPS-Tracking
- Speicherung, Verwaltung und Analyse der Aktivitätsdaten auf Runtastic.com

Mehr Informationen zur Runtastic GPS-Uhr mit Pulsmesser findest du auf www.runtastic.com/shop/de/runtastic-gps-watch-with-heart-rate-monitor

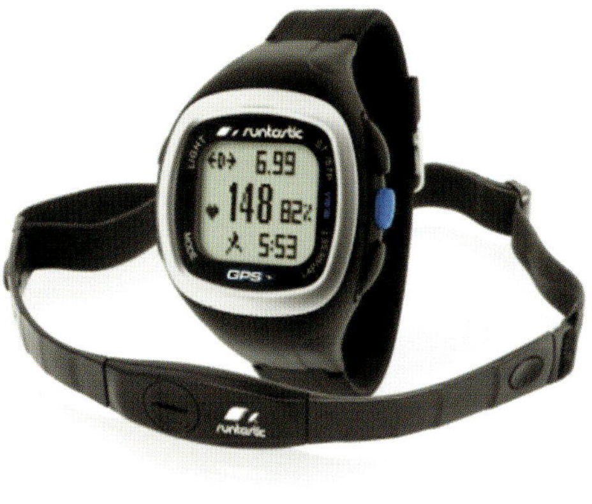

4

BTLE Brustgurt (Runtastic Heart Rate Combo Monitor)

Der Runtastic Heart Rate Combo Monitor ermöglicht die Pulsdatenübertragung unter Zuhilfenahme der Runtastic Apps ohne zusätzlichen Adapter für das Smartphone. Der Brustgurt ist mit den meisten Trainingsgeräten im Fitnessstudio (z.B. Laufband) kompatibel.

Highlights

- Bluetooth® Smart Technologie und 5,3 kHz Übertragung
- Kompatibel mit den Apps: Runtastic PRO, Runtastic Road Bike PRO und Runtastic Mountain Bike PRO
- Batterie selbstständig austauschbar

Unterstützte Geräte:

- iPhone: 4s, 5, 5s, 5c, 6, 6 Plus
- Android: Bluetooth® Smart Ready Geräte ab Android 4.3
- Windows Phone: Bluetooth® Smart Ready Smartphones ab WP 8.1

Mehr Informationen findest du auf www.runtastic.com/shop/de/runtastic-bluetooth-smart-combo-heart-rate-monitor

5

Libra Waage und App

Analysiere wichtige Körperdaten wie Gewicht, Körperfett- und Wasseranteil, Muskel- und Knochenmasse, BMI, BMR und AMR (Kalorienverbrauch) mit unserer intelligenten Waage. In Kombination mit der Runtastic Libra App kannst du dir persönliche Ziele setzen und somit spielend dein Wohlfühlgewicht erreichen. Der

Datenaustausch zwischen der Waage und deinem Smartphone oder Tablet erfolgt über Bluetooth Smart (4.0). Die Waage erkennt bis zu acht verschiedene Benutzer automatisch. Deine Messungen werden wie gewohnt in deinen persönlichen Account auf Runtastic.com übertragen. So hast du jederzeit Zugriff auf deine Werte, detaillierte Statistiken und Analysen.

Highlights

- Messung von acht verschiedenen Körperwerten
- Automatischer Datenaustausch mittels Bluetooth® Smart (4.0)
- Automatische Erkennung und Zuordnung von bis zu acht Benutzern
- Hochresistente, beschichtete Glasplatte mit ITO-Elektroden
- Messbereich bis zu 180 Kilogramm
- Speicherung, Verwaltung und Analyse persönlicher Daten auf Runtastic.com

Unterstützte Geräte:

- iPhone: 4s, 5, 5s, 5c, 6, 6 Plus
- iPad: Air, Air 2, der 3. Generation, der 4. Generation, mini der 1. Generation, mini der 2. Generation, mini 3

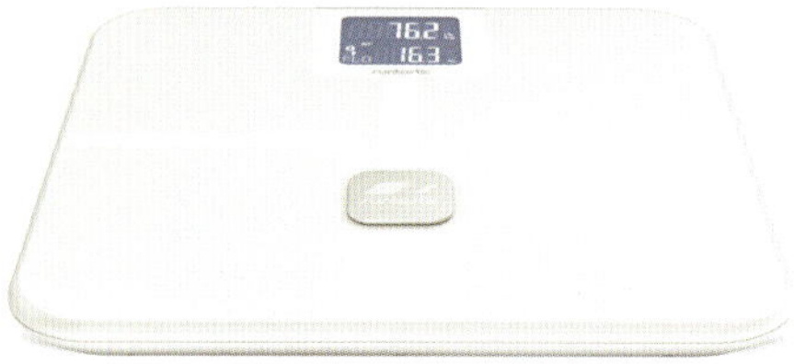

Libra App

Die Libra Waage funktioniert optimal mit der kostenlosen Runtastic Libra App. Deine Körperwerte werden nach dem Wiegen gemeinsam mit den Daten deiner Runtastic Apps in dein Benutzerprofil auf Runtastic.com geladen.

Highlights

- Berechne deinen Kalorienbedarf basierend auf deinem jeweiligen Aktivitätslevel und persönlichen Angaben (Gewicht, Alter, Körpergröße etc.).
- Setze dir konkrete Ziele und erreiche sie mit der App (abnehmen, Muskelmasse steigern, Körperfettanteil reduzieren etc.).
- Kabelloser Datentransfer von der Waage auf dein iPhone

Mehr Informationen zu Runtastic Libra findest du auf www.runtastic.com/shop/de/runtastic-libra-scale

6

Sportarmband 3.0

Mit dem Runtastic Sportarmband kannst du dein Smartphone während deiner sportlichen Aktivitäten mitnehmen. Es hat ein durchsichtiges Display, ein Schlüsselfach, mehrere Reflektoren und einen größenverstellbaren Klettverschluss.

Highlights

- Leicht, elastisch und mit schützender Neopren-Konstruktion
- Bedienung des Smartphones durch das Sichtfenster möglich
- Kopfhöreranschlussmöglichkeit
- Reflektor, Schlüssel- und Geldschlitz
- Passend für alle gängigen Smartphones wie iPhone 5s, iPhone 5c, iPhone 5, iPhone 4s, Samsung Galaxy S3 und S4, HTC One, Nokia Lumia etc.

Mehr Informationen zum Runtastic Sportarmband 3.0 findest du auf www.runtastic.com/shop/de/runtastic-sportsarmband

Register

Bibliografische Information der Deutschen Nationalbibliothek
Die Deutsche Nationalbibliothek verzeichnet diese Publikation in der Deutschen Nationalbibliografie. Detaillierte bibliografische Daten sind im Internet über http://dnb.d-nb.de abrufbar.

Wichtiger Hinweis:
Dieses Buch ist für Lernzwecke gedacht. Es stellt keinen Ersatz für eine individuelle Fitness- und medizinische Beratung dar. Wenn Sie medizinischen Rat einholen wollen, konsultieren Sie bitte einen qualifizierten Arzt. Der Verlag und die Autoren haften für keine nachteiligen Auswirkungen, die in einem direkten oder indirekten Zusammenhang mit den Informationen stehen, die in diesem Buch enthalten sind.

1. Auflage 2015

Nymphenburger Straße 86, D-80636 München
Tel.: 089 651285-0
Fax: 089 652096
Für Fragen und Anregungen: info@rivaverlag.de

Fachberatung: Sascha Wingenfeld
Redaktion: Klaus Bartelt
Umschlaggestaltung: Kristin Hoffmann, München
Umschlagabbildung: Getty Images/Tetra Images, Erik Isakson; Rückseite: Shutterstock: links und 2. von links; iStockphoto: rechts und 2. von rechts
Bildnachweise: Andre Druschel: 10; iStockphoto: 4, 11, 13, 15, 27, 29, 31, 35, 39, 40, 42, 44, 53, 56, 57, 66, 67, 76, 78, 83, 86, 89, 105, 110, 112, 116, 131, 135, 141, 145, 151, 154, 156, 157, 159, 161, 163, 166, 167, 168, 171, 173, 174, 181, 182, 185, 186, 188, 191, 192, 195, 196, 198, 201; privat: 21, 43, 59, 95, 117, 147, 165, 197; Runtastic: 8, 25, 36, 45–51, 63, 109, 119–130, 135, 138, 140, 176–180, 184, 203, 204, 205, 206; Valentin Casarsa: 19; Shutterstock: 37, 55, 58, 65, 68, 72, 81, 107
Satz: Elisabeth Gronau
Druck: Florjancic Tisk d.o.o., Slowenien
Printed in the EU

ISBN Print: 978-3-86883-662-2
ISBN E-Book (PDF): 978-3-86413-813-3
ISBN E-Book (EPUB, Mobi) 978-3-86413-814-0